“十四五”职业教育国家规划教材

“十三五”卫生高等职业教育校院合作“双元”规划教材

U0802790

供护理、助产及相关专业用

护理礼仪与人际沟通

主　编

位汶军　过玉蓉

副主编

崔亚敏　洪　梅　张自珍　杨天琼

编　者（按姓名汉语拼音排序）

崔亚敏（山东中医药高等专科学校）

过玉蓉（江西医学高等专科学校第一附属医院）

洪　梅（漳州卫生职业学院）

李　慧（铁岭卫生职业学院）

罗　珊（唐山职业技术学院）

谭　庆（重庆三峡医药高等专科学校）

王锐烽（阜阳职业技术学院）

位汶军（山东中医药高等专科学校）

夏　霖（湖南环境生物职业技术学院）

杨天琼（遵义医药高等专科学校）

张彬渝（遵义医药高等专科学校）

张自珍（湖南环境生物职业技术学院）

赵　颖（菏泽医学专科学校）

郑华丽（江西医学高等专科学校第一附属医院）

北京大学医学出版社

HULI LIYI YU RENJI GOUTONG

图书在版编目（CIP）数据

护理礼仪与人际沟通 / 位汶军，过玉蓉主编 .—北京：北京大学医学出版社，2019.8（2024.9 重印）
ISBN 978-7-5659-1998-5

Ⅰ. ①护… Ⅱ. ①位… ②过… Ⅲ. ①护理 - 礼仪 - 高等职业教育 - 教材 ②护理学 - 人际关系学 - 高等职业教育 - 教材 Ⅳ. ① R47

中国版本图书馆 CIP 数据核字（2019）第 111971 号

护理礼仪与人际沟通

主　　编：位汶军　过玉蓉
出版发行：北京大学医学出版社
地　　址：（100191）北京市海淀区学院路 38 号　北京大学医学部院内
电　　话：发行部 010-82802230；图书邮购 010-82802495
网　　址：http://www.pumpress.com.cn
E-mail：booksale@bjmu.edu.cn
印　　刷：北京瑞达方舟印务有限公司
经　　销：新华书店
责任编辑：韩忠刚　崔玲和　**责任校对：**靳新强　**责任印制：**李　啸
开　　本：850 mm × 1168 mm　1/16　**印张：**13.75　**字数：**390 千字
版　　次：2019 年 8 月第 1 版　2024 年 9 月第 16 次印刷
书　　号：ISBN 978-7-5659-1998-5
定　　价：35.00 元

出版说明

《国务院办公厅关于深化医教协同进一步推进医学教育改革与发展的意见》要求加快构建标准化、规范化医学人才培养体系，全面提升人才培养质量。明确指出要调整优化护理职业教育结构，大力发展高职护理教育。《国家职业教育改革实施方案》指出要促进产教融合育人，建设一大批校企“双元”合作开发的国家规划教材。新时期的护理职业教育面临前所未有的发展机遇和挑战。

高质量的教材是实施教育改革、提升人才培养质量的重要支撑。为深入贯彻《国家职业教育改革实施方案》，服务于新时期高职护理人才培养改革发展需求，北京大学医学出版社在教育部、国家卫生健康委员会相关机构和职业教育教学指导委员会的指导下，经过前期广泛调研、系统规划，启动了这套“双元”数字融合高职护理教材建设。指导思想是：坚持“三基、五性”，符合最新的国家高职护理类专业教学标准，结合高职教学诊改和专业评估精神，突出职业教育特色和专业特色，与护士执业资格考试大纲要求、岗位需求对接。体现以人为本、以患者为中心的整体护理理念，强化技能训练，既满足多数院校教学实际，又适度引领教学。实践产教融合、校院合作，打造深度数字融合的精品教材。

教材的主要特点如下：

1. 全国专家荟萃

遴选全国近 40 所院校具有丰富教学经验的骨干教师参与建设，力求使教材的内容和深浅度具有全国普适性。

2. 产教融合共建

吸纳附属医院或教学医院的临床护理双师型教师参与教材编写、审稿，学校教师与行业专家“双元”共建，保证教材内容符合行业发展、符合多数医院护理实际和人才培养需求。

3. 双重专家审定

聘请知名护理专家审定教材内容，保证教材的科学性、先进性；聘请知名职教专家审定教材的职教特色和规范。

4. 教材体系完备

针对各地院校课程设置的差异，部分教材实行“双轨制”。如既有《正常人体结构》，又有《人体解剖学》《组织学与胚胎学》；既有《护理学基础》，又有《护理学导论》《基础护理学》，便于各地院校灵活选用。

5. 职教特色鲜明

结合护士执业资格考试大纲，教材内容“必需、够用，图文并茂”。以职业技能和岗位胜任力培养为根本，以学生为中心，贴近高职学生认知，采用布鲁姆学习目标，加入“案例/情景”“知识链接”“小结”“实训”“自测题”等模块，提炼“思维导图”。

6. 纸质数字融合

将纸质教材与二维码技术相结合，融 PPT、图片、微课、动画、护理技能视频、模拟考试、护考考点解析音频等于一体，实现了以纸质教材为核心、配套数字教学资源的融媒体教材建设。

7. 课程思政融入

全面贯彻党的教育方针，落实立德树人根本任务，将课程思政全面融入教材。坚持中国化时代化马克思主义人民至上的立场，运用系统观念，守正创新，传承精华，守护人民生命健康安全，建设中国特色高质量医药卫生类职业教育教材体系。

本套教材的组织、编写得到了多方面大力支持。很多院校教学管理部门提出了很好的建议，职教专家对编写过程精心指导、把关，行业医院的临床护理专家热心审稿，为锤炼精品教材、服务教学改革、提高人才培养质量而无私奉献。在此一并致以衷心的感谢！

本套教材出版后，出版社及时收集使用教材院校师生的质量反馈，响应《关于推动现代职业教育高质量发展的意见》，按职业教育“岗课赛证”融通教材建设理念及时更新教材内容；对照《高等学校课程思政建设指导纲要》《职业教育教材管理办法》等精神要求，自查自纠，在修订时深入贯彻党的二十大精神，更新数字教学资源；力争打造培根铸魂、启智增慧，适应新时代要求的精品卫生职业教育教材。

希望广大师生多提宝贵意见，反馈使用信息，以臻完善教材内容，为新时期我国高职护理教育发展和人才培养做出贡献！

"十三五"卫生高等职业教育
校院合作"双元"规划教材审定委员会

序

湛蓝天空映衬昆明湖碧波粼粼，湖畔长廊蜿蜒诉说历史蹉跎，万寿山风清气爽，昂首托起那富贵琉璃的智慧海、吉祥云。护理融有科学、技术、人文及艺术特质，其基本任务是帮助人维持健康、恢复健康和提升健康水平。护士被誉为佑护健康与生命的天使。在承载这崇高使命的教育殿堂，老师和学生们敬畏生命、善良真诚、严谨求实、德厚技精。

再览善存之竖版护理教材——《**护病新编**》（1919 年，车以轮等译，中国博医会发行），回想我国护理教育发展历程，尤其 20 世纪 80 年代以来，在护理和教育两个领域的研究与实践交汇融合中，护理教育经历了“医疗各科知识 + 护理、各科医学及护理、临床分科护理学或生命周期分阶段护理”等三个阶段。1985 年首开英护班，1991 年在卫生部相关部门支持下，成立全国英护教育协作会，从研究涉外护理入手，进行护理教育改革；1989 年始推广目标教学，建立知识、技能、态度的分类目标，使用行为动词表述，引导相应教学方法的改革；1994 年开始推进系统化整体护理；1997 年卫生部颁布护理专业教学计划和教学大纲，建构临床分科护理学课程体系，新开设精神科护理、护士礼仪等六门课程。2000 年行业部委院校统一划转教育部管理，为中高职护理教育注入了现代职业教育的新鲜“血液”。教育部组织行业专家制定了专业目录，将护理专业确定为 83 个重点建设专业之一，并于 2003 年列入教育部技能型紧缺人才培养培训工程的 4 个专业之一，在国内首次采用了生命周期模式，开始推进行动导向教学；2018 年高职护理专业教学标准（征求意见稿）再次采纳了生命周期模式。客观地看，在一个历史阶段，因为教育理念和教学资源等差异，院校可能选择不相同的课程模式。

当前，全国正在落实《**“健康中国 2030”规划纲要**》和《**国家职业教育改革实施方案**》，在人民群众对美好生活的向往和护理、职业教育极大发展的背景下，护理教育教学及教材的改革创新迫在眉睫。北京大学医学部是百余年前中国政府依靠自己的力量开办的第一所专门传授现代医学的国立学校，历经沧桑，文化厚重，对中国医学事业发展有着卓越贡献。北京大学医学出版社积极应对新时期、新任务和新要求，组织全国富有教学与实践经验的资深教师和临床专家，共同编写了本套高职护理专业教材，为院校教改与创新提供了重要保障。

教材支撑教学，辅助教学，引导学习。教学过程中，教师需要根据自己的教学设计对教材进行二次开发。现代职业教育不是学科化课程简版，不应盲目追求技术操作，不停留在零散碎片的基本知识或基本技能的“名义能力”层面，而是从工作领域典型工作任务引导学习领域课程搭建，以工作过程为导向，将知识和操作融于工作过程，通过产教融合和理实一体，系统地从工作过程出发，延伸到工作情境、劳动组织结构、经济、使用价值、质量保证、社会与文化、环境保护、可持续发展及创新等方面，培养学生从整体角度运用相对最佳的方法技术完成工作任务。这些职业教育需达成的基本能力维度与护理有着相近的承载空间，现代职教理念和方法对引导我国护理教育深化与拓展具有较大的意义。

本套教材主编、编者和出版社老师们对课程体系科学建构，教学内容合理组织，字里行间精心雕琢，信息技术恰当完善。本套教材可与情境教学、项目教学、PBL、模块教学、任务驱动教学等配合使用。新技术的运用丰富了教学内容，拓展了学生视野，强化了教学重点，化解了教学难点，提示了护考要点，将增强学生专业信心，提高学生学习兴趣。

教材与教学改革相互支撑，相辅相成，它们被人类社会进步不断涌现的新需求、新观念、新理论、新方法、新技术引导与推动，永远不会停步。它是朝阳，充满希望；是常青树，带给耕耘者硕果累累。

刘晨

前　言

护理礼仪与人际沟通是护理人文素质教育的重要组成部分，近年来受到了人们普遍重视。本教材以护理服务对象健康为中心，以培养学生具有良好的职业素质为核心，以“贴近学生、贴近岗位、贴近社会”三位一体为指导思想，以“必需、够用”为度，以紧扣护士执业资格考试基本要求为出发点，按照职业岗位构筑课程体系。本教材既适用于护理专业、助产专业学生使用，也可作为临床护士继续教育的实用性教材。

全书包括护理礼仪和人际沟通两部分内容。护理礼仪阐述护理礼仪的发展、作用、特点、原则和提高礼仪修养的途径和方法；详细介绍了护士的仪容及仪表礼仪，举止礼仪，工作礼仪，社交与其他礼仪；阐述如何进行礼仪、形体模拟训练。人际沟通介绍学习人际沟通课程的重要性、人际沟通能力的养成；详细阐述了人际关系、护患关系与护患心理、人际沟通以及沟通技巧。

本教材有以下几个特点：

1. **以教学指导意见为纲领，贴近新时代实际**　注重体现新时代高等职业教育的特点，以教育部新的教学指导意见为纲领，注重针对性、实用性。以培养学生综合素质及职业技能为主线，体现“工学结合”的教学模式，并紧扣全国护士执业资格考试大纲要求。

2. **突出质量意识、精品意识，满足人才培养的需求**　全书内容系统、丰富。通过对理论知识的阐述，体现科学性、系统性，遵循“必需、够用”原则，注重礼仪和沟通知识与临床实际相结合，突出护理的职业性及内容的实用性。

3. **以学生为中心，以促进就业为导向**　坚持以学生为中心，强调以就业为导向，以能力为本位，以岗位需求为标准的原则。本教材由多年从事教学及临床实践工作的人员编写而成，在内容的编排上将理论与实践融为一体，以案例为载体实施教学，增加了可操作性和实践性。教材内容涵盖全国护士执业资格考试所有考点，满足学生“双证书”及相关岗位需求，利于促进学生就业。

4. **注重数字融合创新，呈现形式多样化** 努力按照数字融合教材编写的思路和要求，创新教材呈现形式，内容通俗易懂、图文并茂、形象生动。书中穿插了大量真实的图片，表述直观，学生可以通过数字化平台获取更多的教学资源，有利于增强学生的学习兴趣。

护理礼仪与人际沟通是一门非常年轻的综合性学科，很多内容还在发展和研究之中，同时也受编者水平和时间限制，对于书中存在的错误及不足之处，恳请使用本教材的广大师生和护理界同仁给予指正，以便再版时改进。

编　者

二维码资源索引

资源名称	资源类型	页码
知识拓展：手术室迎送患者“六个一”	音频	58
温水擦浴法	视频	58
考点：护士在术前、术中、术后的礼仪规范	下载资源	58
知识拓展：打造使患者信任的护士职业形象	下载资源	60
考点：求职前的准备内容	音频	64
考点：求职信及个人简历书写要求、格式及内容	下载资源	67
考点：面试前、中、后的礼仪要点	下载资源	69
知识拓展：最经典的 35 个面试问题	下载资源	69
考点：会议礼仪前准备、参会礼仪要点	下载资源	72
考点：电话礼仪的基本内容	音频	73
考点：护理文书记录注意要点	音频	74
知识拓展：送礼之学问：送给谁？送什么？	下载资源	76
考点：涉外礼仪的基本原则	音频	78
知识拓展：美国人收礼、送礼的习惯	下载资源	84
考点：称谓的注意事项	下载资源	85
考点：为他人介绍的顺序	音频	87
知识拓展：职场礼仪小常识	下载资源	88
知识拓展：出国旅行小贴士	下载资源	93
考点：站姿、蹲姿、行礼、凝视、微笑	下载资源	117
考点：行姿	音频	118
知识拓展：人际沟通的详细过程	下载资源	124
考点：学习人际沟通课程的途径和方法	下载资源	127
考点：培养人际沟通能力的重要性	音频	129
知识拓展：人际关系行为模式	图片	135
知识拓展：安徽桐城六尺巷	图片	136
知识拓展：测测你的宽容度	下载资源	136
知识拓展：人际关系综合诊断量表	下载资源	138
考点：人际关系的概念、特点、行为模式、基本原则和影响因素	音频	138
考点：人际认知概念、效应；人际吸引的概念和规律	音频	143
考点：建立良好人际关系的策略	音频	145
知识拓展：护患关系的基本过程	下载资源	149
考点：护患关系模式、应遵循的原则、建立良好护患关系的策略、患者角色适应不良的行为表现	下载资源	154
知识拓展：南风和北风	音频	157

目 录

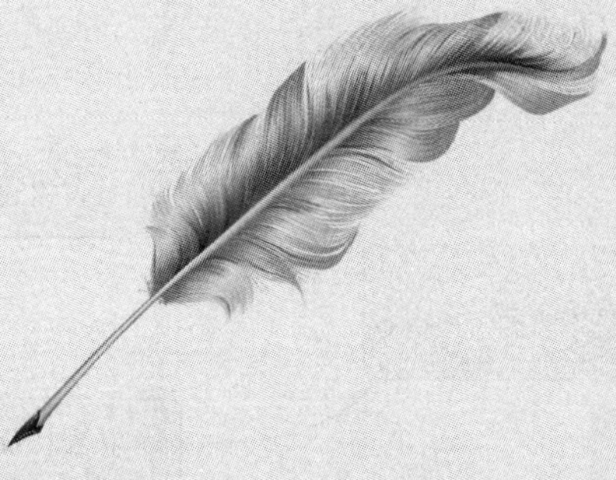

上篇 护理礼仪

第一章 护理礼仪概述

思政之光

思维导图

音频：
护理礼仪概述

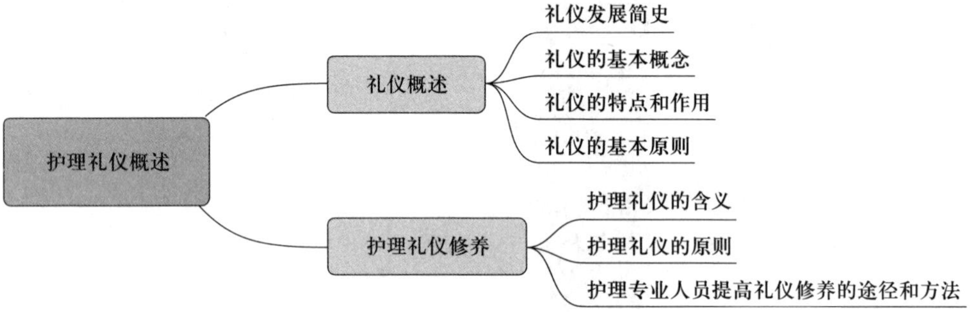

学习目标

1. 知道礼仪的发展简史。
2. 复述礼仪的概念、特点、作用及原则。
3. 复述护理礼仪的含义、特点、作用。
4. 说出护理专业人员提高礼仪修养的途径和方法。
5. 在实践中运用礼仪的素养，做到知行合一。

第一节 礼仪概述

案例 1–1

是什么让他们失去机会？

一位老师带领应届毕业生参观某大公司，经理亲自接待，安排秘书为每位学生倒水。席间大多数学生坦然接受服务，没有表示感谢，甚至有位女生表示自己只喝可乐，只有王莹说了句："谢谢，辛苦了。"参观结束后，经理向学生赠送纪念册，大多数学生伸手随意接过，没有起身，也没有致谢，只有王莹起立并双手接过经理递过来的纪念册，客气地说了声："谢谢您！"最后，只有王莹收到了这家公司的录用通知。有的学生很疑惑："她的成绩没有我好，为什么我没收到录用通知？"老师叹着气说："我给你们创造了机会，是你们自己失去了机会。"

思考： 1. 王莹被录用的原因是什么？

2. 王莹的行为最符合礼仪基本原则中的什么原则？

一、礼仪发展简史

礼仪起源于人类之初的原始社会。当时生产力水平低下，人类处于愚昧状态，因而人们对自然产生了崇拜感和恐惧感，并由此形成了人类早期的宗教与祭祀活动，伴随这些活动的宗教礼仪也就应运而生。这时的礼仪较为简单和虔诚，内容包括：为祭天敬神而确定的一些仪式；明确血缘关系的婚嫁礼仪；区别部族内部尊卑等级的礼制；制定一些在人们的相互交往中表示礼节和表示恭敬的动作，如在路上相遇，要主动丢掉狩猎所用的石块或利器，并让对方触摸、检查手掌，以表示对对方的友好和信任，这个礼俗沿袭至今便成了握手礼。

随着人类对自然与社会各种关系认识的逐步深入，礼仪的内容和形式得到了进一步扩大和发展。在中国长达2000多年的封建社会里，礼仪一直是维护封建社会等级秩序的工具。这一时期的礼仪内容主要涉及国家政治的礼制和家庭伦理两大类，其重要特点是尊君抑臣、尊夫抑妇、尊父抑子、尊神抑人。

辛亥革命以后，受西方资产阶级“自由、平等、民主、博爱”等思想的影响，中国的传统礼仪规范受到强烈冲击。“五四”新文化运动对腐朽、落后的礼教进行了清算，那些繁文缛节逐渐被抛弃，符合时代要求的礼仪被继承、完善、流传，同时接受了一些国际上通用的礼仪形式，新的礼仪标准、价值观念得到推广和传播。

新中国成立后，逐渐确立了以平等相处、友好往来、相互帮助、团结友爱为主要原则的新型社会关系和人际关系。改革开放以来，随着中国与世界的交往日趋频繁，西方一些先进的礼仪、礼节陆续传入我国，同我国的传统礼仪一起融入社会生活的各个方面，构成了社会主义礼仪的基本框架。

二、礼仪的基本概念

礼仪（etiquette）是人们在社会交往中共同遵守的行为准则和规范。“礼仪”是“礼”和“仪”两个字的合成词，在中国，最早的“礼”和“仪”是分开使用的。在古籍中，“礼”的含义十分丰富，概括起来主要有3个：一是指等级制度及其相应的礼节；二是指尊重和礼貌；三是指礼物。与“礼”相比，“仪”的内容更具体：一是指容貌和外表；二是指礼节和仪式；三是指法度与准则。将“礼”和“仪”合起来使用始于《诗经·小雅·楚茨》：“为豆孔庶，为宾为客。献酬交错，礼仪卒度，笑语卒获”。中国古代的“礼仪”从本质上讲是道德教化，它不仅指表面的形式，更主要是指道德的内涵。

在西方，“礼仪”一词来源于法语etiquette，原意是“法庭上的通行证”，因为法庭规则被写在进入法庭的通行证上，进入法庭的人要严格遵守。这些类似中国的“仪”的“准则与法度”的含义。当“礼仪”一词进入英语后，演变成了“人际交往的通行证”。

纵观古今中外对于“礼仪”含义的理解，可以看出，站在不同的角度，可以对礼仪的内涵做出相应的界定。

（1）从个人修养的角度来看，礼仪可以说是一个人的内在修养和素质的外在表现，也就是说，礼仪即教养、素质在一个人行为举止中的体现。

（2）从道德的角度来看，“道德仁义，非礼不成”。礼仪可以被界定为为人处世的行为规范或标准做法、行为准则。

（3）从交际的角度来看，礼仪可以说是人际交往中实用的一种艺术，也可以说是一种交际方式或交际方法。

礼仪是在人际交往中形成的约定俗成的行为规范、交往程序与准则，是通过尊重、敬意、友好、关心等进行沟通与交流，增进了解，表达心意的一种形式。礼仪具有丰富的内涵，是对礼貌、礼节、仪表、仪式等具体形式的统称。

（一）礼貌

礼貌是指人们在交往过程中通过语言、动作表示对交往对象的尊重、友好和敬意的行为规范，主要表现出一个人的内在品质和素养，常通过身边的一些小事体现出来，如见面时尊称他人、主动问好、道谢等，又如学生迎面与老师相遇，学生主动向老师说："老师好"，并站立一边，让老师先行。

（二）礼节

礼节是指人们在社交场合表现尊重、友好、慰问、祝福或哀悼等的惯用形式。礼节是礼貌在语言、行为、仪态等方面的具体表现，可反映一个人良好的品质素养，如接待来宾时见面行礼、握手、献花，还有一些国家可以拥抱、亲吻等。

（三）仪表

仪表是指人的外表，如服饰、仪容、举止等方面的内容。

（四）仪式

仪式是指具有专门程序规范的活动，如签字仪式、升旗仪式、揭牌仪式等。

三、礼仪的特点和作用

（一）礼仪的特点

1. **继承性**　礼仪将人们在交往中的行为定势以准则的形式固定并沿袭下来，这构成了礼仪的继承性。每一个民族的礼仪文化都是在传承本民族固有传统礼仪文化的基础上，不断吸收其他民族的礼仪文化而发展并完善起来的。

2. **差异性**　礼仪作为一种行为准则和约定俗成的规范，会受到地域、民族、政治、经济、文化因素的影响而存在差异。例如各国家及民族的见面礼各不相同，印度人采用合十礼，欧美人采用拥抱礼、亲吻礼表示亲近，日本人、朝鲜人、韩国人采用鞠躬礼表示敬意。

3. **变动性**　礼仪是一种社会历史发展的产物，会伴随时间、地点、环境、人物等方面的变化而变化。另外，随着社会的发展和历史的进步，社交活动会出现更多的新特点、新问题，这也要求礼仪有所变化，与时代同步。

4. **实践性**　礼仪来源于社会实践，并且直接服务于社会实践。礼仪具有很强的实践性、操作性，礼仪"贵在应用"。

5. **通用性**　礼仪是公共道德的基础内容，是在人类公共生活的基础上产生、形成的，是同一社会中全体成员调节相互之间关系的一种行为规范，因此礼仪也应当成为社会中各民族、各阶级、各党派、各团体共同遵循的准则。

6. **规范性**　礼仪是一种规范。礼仪规范的形成是对人们在社会交往实践中所形成的一定礼仪关系，通过某种风俗习惯和传统的方式固定下来，通过专家集中概括出来，见之于人们的生活实践，形成人们普遍遵循的行为准则。这种行为准则不断支配人们的交往行为。

7. **限定性**　在特定的时间、特定的场合、特定的范围内礼仪会行之有效，发挥良性作用。反之，离开了这个特定的时间、场合及范围，礼仪则未必适用，这一特性称为限定性。如"再见"在日常生活中是人们经常使用的礼貌用语，但是在医院这个特定场合，护士护送患者出院时说"再见"反而会引起患者反感。所以一定要明确礼仪使用的时间、场合及范围，否则可能会引起不必要的争端。

（二）礼仪的作用

1. **沟通功能**　在人际交往过程中，如果每个人都能够正确地运用礼仪，用热情的问候、亲切的微笑、友善的目光、文雅的谈吐、得体的举止对待交往对象，可更好地表达自己的尊重、敬佩、友好与友善，增进人与人之间的了解与信任，帮助人们获得成功的交流和沟通，必将促进社会交往的进一步发展，进而营造和谐、宽松的人际关系，有利于工作和生活。

2. **维护功能** 礼仪是整个社会文明进步的标志。人们学礼、知礼、用礼，在维护社会秩序、保持人际交往的和谐和社会的稳定方面，礼仪起着重要的作用。因为人们通过礼仪的规则自觉地约束个人的行为，保证了人与人之间的相互尊重及家庭的和睦，进而维护了社会的稳定。

3. **教育功能** 礼仪蕴含着丰富的文化内涵，是一种高尚、美好的行为方式。它潜移默化地影响着人们的心灵，通过评价、劝阻、示范等教育形式纠正人们不良的行为习惯，人们遵守礼仪原则的行为，就是一种榜样，影响着周围的人，人们在耳濡目染、口耳相传之中受到教育，陶冶情操，净化心灵，改正缺点，提高修养。礼仪的这种教育作用无形中端正了人们的品行，促进了社会精神文明的进步。

4. **美化功能** 礼仪讲究和谐，重视内在美和外在美的统一，使心灵美、仪表美、举止美形成一个有机整体。人们运用礼仪塑造自身良好的形象，充分地展示个人的良好修养与优雅风度，对自身起着美化的作用，进而人际关系会更加和睦，生活将变得更加美好，这就是礼仪所发挥的美化作用。

5. **协调功能** 礼仪是社会活动中的润滑剂，它传达的是对他人的尊重，尊重可以使对方在心理上得到满足和快乐，进而产生好感和信任。通过完美的礼仪表现，人们可以联络感情、协调关系，这对营造平等、团结、友爱、互助的新型人际关系起着重要的协调作用。

6. **提高功能** 对社会来讲，礼仪是社会文明程度、道德境界和生活习俗的反映，是精神文明的重要组成部分。若每个人都能够学好礼仪、遵守礼仪、运用礼仪，将有助于社会风气的净化、精神品位的提升，从而提高整个社会的文明程度。

四、礼仪的基本原则

在社会交往中，人们遵守一定的礼仪原则，能创造出安定、愉快、和谐的氛围，使人心情舒畅。在不同的时间和场合，针对不同的对象，人们遵循的礼仪原则是基本一致的，即遵守、自律、尊重、宽容、平等、从俗、真诚、适度等原则。

1. **遵守原则** 在人际交往中，任何人都有自觉遵守礼仪，应用礼仪的义务，每位参与者都要自觉、自愿地遵守礼仪，以社会认同的礼仪规则去规范自己的言行举止，这就是遵守的原则。任何人，不论身份高低、职务大小、财富多少，都有自觉遵守礼仪的义务，否则会受到公众的指责，社会交往就难以成功。

2. **自律原则** 礼仪规范由“对待他人的要求”和“对待自己的做法”两部分组成，其中最重要的就是对自我的要求，这是礼仪的基本出发点。如果不能律己，只会律人，不讲慎独与克己，遵守礼仪就无从谈起。因此，每个人都要有自我约束、自我对照、自我反省、自我控制的能力，自觉按礼仪规范做事，严于律己，以礼待人，而不是依靠其他的强制力量来实施，这就是礼仪的自律原则。古人云“己所不欲，勿施于人”，只有每个人都按照要求规范自己的言行，人际交往才会和谐、顺利。

3. **尊重原则** 即尊重他人，要求人们在人际交往过程中要将对他人的尊重、恭敬、友好放在首位，互尊互敬、友好相待、和睦相处，做到敬人之心常存，以实现人际交往的良好沟通。实际上，礼仪并不在于追求单纯的形式美，它最核心的内容是对他人的尊重、重视与关爱。尊重是相互的，你尊重别人，别人才会尊重你。护士对患者的尊重包括对其生命、人格和利益的尊重。

4. **宽容原则**　人们在人际交往中，既要严于律己，又要宽以待人。要容忍他人、理解他人、体谅他人，而不是求全责备、咄咄逼人、过分苛求。要有容人之短、海纳百川的胸襟与量度，因为每个人的思想、性格及认知水平是有差别的，不能用一个标准去要求所有的人，不强求他人与自己完全保持一致，要给对方以个人发挥和自我判断的自由，这是尊重对方的一种具体表现。只有这样，才能化解生活与工作中的矛盾与冲突。要学会虚心接受别人的批评和意见，只要不是恶意，就应以宽容大度的姿态对待，有则改之，无则加勉。

5. **平等原则**　平等是礼仪的核心要求，只有平等相交，才能体现出对人的尊重。在社会交往中，对任何人都一视同仁，以诚相待，给予同等礼遇，这便是平等的原则。不能因为交往对象在国籍、种族、性别、年龄、文化、职业、地位、身份、财富以及与自己的关系等方面的不同就区别对待，厚此薄彼，给予不平等的待遇。护士是一个特殊的服务群体，与患者接触最密切、交流最广泛，每位患者身上都有优点和缺点，如果护士不能平等地对待患者，一切礼仪都将变得毫无价值，因为其一言一行都将直接影响到护理队伍乃至整个医院的形象和声誉。

6. **从俗原则**　礼仪与各民族的风俗习惯、宗教信仰等有很大关系。在现实生活中，由于国情、民族、宗教信仰及文化背景的不同，存在着“十里不同风，百里不同俗”的情况。礼仪交往要求人们尊重对方，入乡随俗，与当地绝大多数人的习惯和做法保持一致，以避免误会和产生矛盾，也体现对当地人的一种尊重，这便是从俗的原则。切忌自以为是，妄自尊大，随意批评和否定他人的风俗习惯。

7. **真诚原则**　指人们在与人相处时，要做到以诚待人，言行一致，表里如一，使交往的对方理解和接受你的真诚。真诚是人与人相处的基本态度，是一个人外在行为与内在道德的统一。做人若口是心非、阳奉阴违、当面一套背后一套，即使在礼仪方面做得无懈可击，最终还是得不到别人的尊重和信任。在生活中，并非人人都有美丽的外表、优美的姿态、潇洒的风度和得体的谈吐，但只要真诚待人，让别人感受到诚意，同样能赢得他人的尊重和礼遇。

8. **适度原则**　是指运用礼仪时须注意技巧，把握分寸，合乎规范，适度得体。具体要求是感情适度、谈吐适度、举止适度。既要热情大方，又不能阿谀奉承；既要诚挚友好，又不能虚伪客套；既要坦率真诚，又不能言过其实；既要优雅得体，又不能夸张造作；既要彬彬有礼，又不能低声下气；既要尊重习俗，又不能粗俗无礼。

音频：
知识拓展：首都市民文明公约

➤ **知识拓展：**首都市民文明公约。

知识链接

公民道德“三德”及其基本内容

社会公德：文明礼貌、助人为乐、爱护公物、保护环境、遵纪守法

职业道德：爱岗敬业、诚实守信、办事公道、服务群众、奉献社会

家庭美德：尊老爱幼、男女平等、夫妻和睦、勤俭持家、邻里团结

音频：
考点：礼仪的定义、特点、作用、原则

➤ **考点：**礼仪的定义、特点、作用、原则。

第二节　护理礼仪修养

案例 1–2

护士小美的困惑

小美是一位爱美的护士，她工作有责任心，护理技术过硬。但上班时，她总是梳着长发马尾辫，化着浓妆；与患者沟通时，她经常双手叉腰或抱胸靠桌而立，面无表情。患者对其很不满意。护士长多次提醒并让其认真学习护理礼仪条例，可小美仍然我行我素。年终考核时，对照护理礼仪条例，小美被扣除护理礼仪考核分数，总评不及格。小美很困惑：我工作态度认真、护理技术过硬，还能不及格？她认为是护士长“太过认真和苛刻”，遂反映到护理部。护理部主任责成其加强学习，写出反思总结，并认真执行护理礼仪条例，否则将扣除年终奖金。

思考： 1. 此案例中，护士长及护理部主任的做法反映了护理礼仪的什么特征？

2. 护理礼仪在临床工作中有什么作用？

护理礼仪是指护士在进行医疗护理和健康服务过程中形成的、被大家公认的和自觉遵守的行为规范和准则。护理礼仪主要研究护士工作行为和交往艺术，是一门新兴的综合性应用学科，也是人文科学的重要组成部分。它应现代护理事业发展的需求而产生，对提高护士的现代素质和缓解护患关系具有重要意义。因此，学好和用好护理礼仪知识对护士非常重要。

一、护理礼仪的含义

护理礼仪是护理工作者在为患者进行医疗、护理和健康服务过程中应自觉遵守的行为规范和准则。护理礼仪是一种职业礼仪，它既是护理工作者素质和修养的外在表现，也是护理人员职业道德的具体体现。

（一）学习护理礼仪的意义

护理服务是医疗服务的重要组成部分，是涉及百姓生活的社会精神文明的“窗口”行业。学习必要的专业护理礼仪知识，培养良好的礼仪修养是现代医学和社会进步的必然要求。

1. 学习护理礼仪是适应护理快速发展的需要　随着护理内涵的扩展，护士的角色由单一的“照顾者”变成了健康促进者、患者权益维护者、研究者、平等合作者、协调者、健康教育者及心理咨询者等多种角色。这些角色要求护士具有良好的礼仪修养。

2. 学习护理礼仪是建立良好护患关系的需要　由于社会环境的影响，加上交往初期个人的戒备心理，要想建立良好的护患关系，需要护士有良好的礼仪修养和积极、有效的交流技巧，这就要求护士用礼仪规范自己的言谈、举止。

3. 学习护理礼仪是塑造护理队伍形象的需要　护士学习礼仪，用礼仪约束自己的行为，使举止得体、仪表优雅、言行更符合社会对护士的角色期待，塑造护士白衣天使的美好形象。

（二）学习护理礼仪的方法

礼仪修养不是与生俱来的，也不能一蹴而就，需要靠后天的不懈努力和精心教化逐渐形成。将文明的行为标准真正转化为个人自觉的、自然的行为，这是一个渐进的过程。

1. 充分认识礼仪的重要性　思想决定行动，行动决定习惯。护士要认识到学习礼仪的重要意义，通过学习、评价、认同、模仿和实践，逐渐把礼仪转化为一种行为习惯，使礼仪成为自觉行动和惯性做法。

2. **自觉学习礼仪知识**　教材的多样性、广播电视的普及性、互联网的快捷性，使护士可以通过多种途径学习礼仪知识。护士应充分利用这些资源，处处留心，学习积累，同时护士也可以从社会交往实践中学习。

3. **积极参加礼仪实践**　护士学习礼仪必须坚持知行统一，将礼仪知识运用到日常生活中和护理实践中。实践不仅可以使人加深对礼仪的理解，强化对礼仪的印象，还可以检验及判断个人掌握、运用礼仪的实际水平。

4. **努力提高自身修养**　学习礼仪不是单纯的动作表演、姿态的训练和语言的规范化，而必须以良好的修养为基础。一个人无论具有多么优越的先天条件，经过多么精心的修饰，如果没有内在修养作为内涵支撑，所有的动作、姿态和语言都只是机械的模仿。内涵永远重于外表。所以，护士必须不断提高自身的内在修养。

二、护理礼仪的原则

护理礼仪是护理人员在整个护理中为了塑造个人和组织的良好形象所应遵循的尊重患者、尊重患者家属及其他工作人员的礼节和注重仪表、仪态、仪容等方面的规范和程序。

1. **言谈礼仪**　礼貌的语言体现了护士良好的文化修养。恰到好处地应用言谈礼仪，可以解除患者的思想顾虑和减轻其心理负担，使患者感到被尊重和同情，对建立起良好的护患关系起到一种桥梁作用，同时使患者积极配合治疗，有利于患者的康复。护士护理患者不能只看到他的疾病，而忽视了其人格。患者在患病期间，不仅需要精心的治疗和护理，还需要被理解、关心、体贴和尊重。因此，护士与患者交谈时，应使用敬语、谦语、雅语。对于患者的称呼，要注意尊重患者的文化、职业、习惯等，采用恰当的称谓。护士对患者合理、恰当的称谓可以使患者感到亲切、自然、被尊重而产生愉悦的心理，不可以床号代替称呼。语气应和蔼、亲切，采用商量的语气，不要用命令的语气，要善于耐心开导、安慰与鼓励患者。患者从护士的话语中感到温馨、体贴、信任，可以有效地减轻或消除紧张情绪。

2. **举止礼仪**　指人们的仪姿、仪态、神色、表情和动作，体现了对患者的尊重举止。护士举止端庄，可获得患者的信任和尊重，护士态度热情，使患者产生亲切感和温暖感，同时也体现了护士内在的文化修养。护士在操作中应做到动作轻巧，节奏明快，操作行为规范，使患者产生信赖感。护理人员的举止要做到：举止端庄、得体、文雅、适度，符合身份与场合。护士礼貌待人，使患者在与护士的交往中心理上呈现快乐、期望、羡慕等情绪反应，从而对身体康复起到积极的作用。

微笑是护患交往的金钥匙。白衣天使的微笑是美的象征，是爱心的体现，它可以缩短人与人之间的心理距离，为深入沟通与交往创造温馨、和谐的氛围。当患者身患重病，满怀期待来到病房求医时，不仅得到医护人员的热情接待、精心治疗和护理，而且从护士的微笑中得到信任，看到真诚。在任何情况下，微笑都要大大方方，不可矫揉造作，但也不要太深沉。

3. **仪表礼仪**　仪表是指人的外表姿容，包括人的服饰、仪容、姿态。仪表可在人际交往中给他人留下第一印象。如护士的燕式工作帽，搭配上洁白的不同款式的工作装，显示出高雅、圣洁；在妇产科、儿科病区工作的护士着淡粉色工作装，则给予产妇及患儿温暖、柔和和亲切感，可减轻其紧张、恐惧心理。护士的白色、软底、坡跟工作鞋，搭配肉色袜，使护士的着装自然、和谐、美观、大方。体态礼仪富有感染性，体态实际上是一种体态语。体态是展示自己才华和修养的重要外在形态，训练有素的护士体态有良好的站姿、端庄的坐姿、稳健的行姿、典雅的蹲姿、熟练而有序的操作等，良好的体态语言可给人以温文尔雅、彬彬有礼的美感，使患者可在护士动态的护理中感到心情舒畅，情绪稳定。

三、护理专业人员提高礼仪修养的途径和方法

在现代整体护理工作中，加强护士礼仪修养的培养已经成为提高护士全面素质的一个重要方面。而护理工作人员的整体素质包括思想素质、业务素质、心理素质和技能素质等，是保证护理工作在高标准、高质量、高要求下完成的必要条件，对促进医疗事业在护理方面的进步有着非常重要的意义。

（一）礼仪修养是护士必备的基本素质

护士的礼仪不仅反映从事护理工作人员的外在精神状态，更是内在思想素质、道德品质、敬业精神和自身修养等深层次的体现。护理工作的服务对象是一个特殊的群体（老、弱、病、伤、残等），他们比正常人更加需要尊重、安慰、关心和理解，而恰当的仪表、仪态、言行举止不仅能密切护患关系，而且对患者的康复起到重要的作用。因此，礼仪修养是护士必备的基本素质。

（二）礼仪的培养是护理工作的前提

1. **打牢敬业精神和职业道德及道德修养根基，增强责任感**　目前，敬业精神和职业道德仍然是影响护理人员发挥作用的首要因素。护士的道德修养、思想品质、敬业精神直接制约其语言交际的能力，影响患者治疗的效果，决定护士对待护理工作及患者的根本态度。作为一名合格的护士，不但要以南丁格尔为榜样，还要以希波克拉底誓言为准则，不断地修身立德，自觉培养良好的职业道德观念和敬业精神。具备了全心全意为患者服务的责任感和事业心，时时、事事、处处为患者着想，以患者为重，才能对护理工作有高度的责任心，才能在工作中自然流露出真情实感，给患者带来舒适感和安全感，才能增进护患双方之间的协调配合，达到事半功倍的治疗效果。

2. **注重科学文化知识培养**

（1）具有丰富的医学护理知识：护理人员只有掌握了丰富的医学专业基础知识，适应现代护理发展要求，才能熟练操作各种现代化护理设备，才能不断提高护理技术；同时还要加强非专业科学知识和技能的学习，由专科护士向全科护士过渡，全面提升护理人员的整体素质，从容应对各种情况的发生。

（2）具有扎实的科学知识和礼仪学知识：作为一名护理人员，要具备心理学、伦理学、社会学、人际沟通学等科学知识，以全面提高个人的文化素质，更好地理解和感悟礼仪在护理工作中的重要意义。良好的护士礼仪能使护理人员在护理实践中满怀自信心、自尊心、责任心；优美的仪表、端正的态度、亲切的语言、优雅的举止，使患者在心理上得以平衡和稳定，融洽了护患关系，有效地消除患者由于陌生环境带来的紧张及焦虑心理。

3. **树立良好的形象**　良好的护士礼仪无声地营造着完美的医疗环境，护士热忱的态度、优质的护理、饱满的精神面貌直接显示医院的管理水平。因此，应着力培养护理人员的形象意识，在护理实践过程中时刻保持良好的精神状态，自觉地按照礼仪的基本要求去规范、检点言行举止，以自身的形象换得公众的认可，为自己实施的高水准、高水平护理技术以及自己所代表的医院赢得美誉。

（三）把握灵活机动的原则

护士礼仪的许多规范是具体、严肃而又程序化、形式化的，但这并不意味着它一成不变。在礼仪的运用上，要根据患者的身体状况，视病情、民族、生活习惯、周围环境、文化层次等灵活运用，使礼仪得体，有礼有节，达到护士礼仪规范要求。

自测题

一、选择题

1. 礼仪是人际交往中得到共同认可的（　　）
   A. 爱好　　B. 思想　　C. 语言
   D. 行为规范和准则　　E. 仪式
2. 某省在召开一次护理学术会议时，组织者在与会人员离开会场后发现地面上、椅子上散落着空的矿泉水瓶、纸片、果皮等，这些观众违反了（　　）
   A. 真诚原则　　B. 遵守原则　　C. 尊重原则
   D. 从俗原则　　E. 适度原则
3. 凡事过犹不及，因此在社交场合运用礼仪时应该遵守礼仪的（　　）
   A. 适度原则　　B. 宽容原则　　C. 平等原则
   D. 自律原则　　E. 真诚原则

（4 ~ 5 题共用题干）

护士小李，专科护理毕业 2 年，正赶上全市卫生事业单位公开招聘护士。小李通过努力，笔试及面试均取得了优异成绩，顺利被录取到一家三级甲等医院。

4. 今天是小李护士第一天到医院上班，她身着洁白的工作服，佩戴胸卡、胸表，扣齐所有扣子，头戴燕尾帽，头发收起在脑后用发套网住。这体现了护理礼仪的（　　）
   A. 规范性　　B. 包容性　　C. 综合性
   D. 制约性　　E. 可行性
5. 小李护士在护理一名外籍患者时，询问对方有没有谈恋爱，这违反了（　　）
   A. 热情有度通则　　B. 信守约定通则　　C. 尊重隐私通则
   D. 爱护环境通则　　E. 女士优先通则

二、简答题

1. 简述护理礼仪的定义。
2. 作为一名护士，应该如何提高自身的修养？

三、案例题

小李，23 岁，是一名急诊科的护士。有一天，来了一位胃穿孔患者，医生诊断后需要立即进行手术治疗。因此，小李急忙跑到病房，对家属说：“快快快，赶快去交钱，不交钱没法手术”。

思考：

1. 护士小李在护理工作中没有遵循哪项礼仪原则？
2. 如你是当班护士，应如何与家属沟通？

（过玉蓉　郑华丽）

第二章 护士的仪容及仪表礼仪

思政之光

思维导图

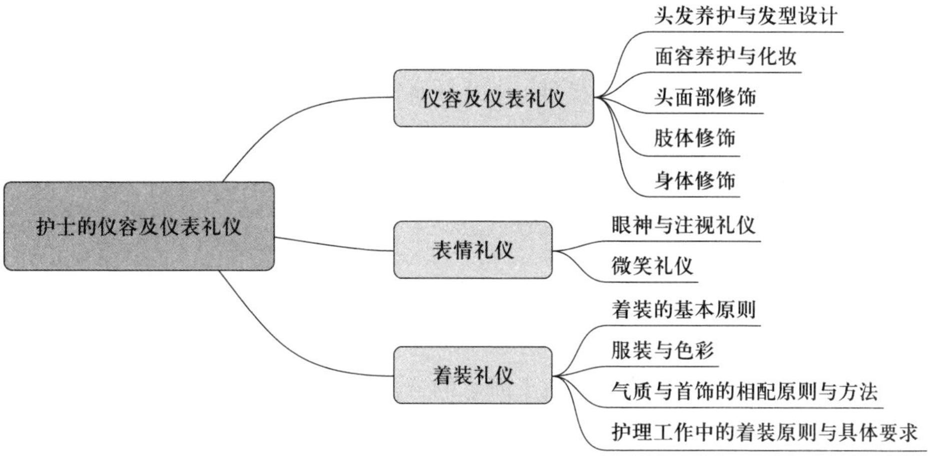

学习目标

1. 解释仪表、仪容的概念。
2. 描述护理人员仪表礼仪、仪容修饰的基本原则。
3. 举例说明护士发型、面部、肢体修饰礼仪。
4. 归纳护士的化妆礼仪。
5. 在护理工作中能够按照仪容、仪表礼仪的要求塑造和规范自己的职业形象。

第一节　仪容及仪表礼仪

案例 2-1　某合资公司，中、外双方预定在某年某月某日进行谈判，中方为了慎重起见，特意从某大学里挑选了一位女大学生做翻译。她梳着一头披肩长发，身材、长相、语言无可挑剔。谈判如期进行。在谈判中，外方向中方提出要求，你们必须换翻译，否则我们无法进行谈判！这时，中方感到很纳闷，便问："是她翻译得不好？还是她长得不漂亮？"外方说："她翻译得很好！长得也很漂亮，但她的头发甩来甩去，使我们无法集中精神。"

思考：这名女大学生应该怎样修饰自己的仪表及仪容？

一、头发养护与发型设计

（一）头发养护

在正常情况下，一般人习惯“从头开始”观察和注意他人。位居头顶之处的头发，处于人体的“制高点”，自然不会被错过，而且还经常会给他人留下十分深刻的印象。所以，仪容修饰要从“头”做起。

1. 头发的清洁

（1）定期清洗：要使头发经常保持健康秀美、清爽悦目的状态，必须注意对头发的清洗。定期清洗头发，通常每周清洗 2 ~ 3 次。头屑多者，应酌情增加洗发次数，保持清洁。

（2）定期修剪：根据自身气质特点和面型选择合适的发型，并定期修剪。

（3）梳理整齐：应每天梳理头发，且在头发乱后随时梳理。梳理时，应注意不宜当众梳理，应用梳子梳理，不宜用手。断发、落发、头皮屑不宜乱扔。

2. 头发的养护　养护头发的关键是对头发进行营养调理与补充，这样头发才能健康和秀美。

（1）护发：保护头发，就要有意识地避免接触强碱或强酸性物质，并尽量防止头发被长时间暴晒。洗发后，酌情应用适量的护发剂。不要经常烫发、染发，也应尽量避免用化学合成药品来滋润头发。

（2）调整饮食：多进食有益于滋养头发的食物，如各种新鲜水果、蔬菜、蛋黄、瘦肉、牛奶等，这些食物富含维生素及矿物质，脂肪含量低。适当进食黑豆、黑芝麻、核桃等，以补充氨基酸及钙、铁等多种微量元素。

（3）调整生活习惯：控烟、控酒，避免其对头发产生不良影响；患有脂溢性脱发的人应忌食辛辣食物，否则会加重脱发。

（4）游泳后护发：在海边游泳时，由于海水的含盐量高，当盐分积聚在头皮或发表后，会阻碍头发的生长，令头发表皮层剥落，使头发变得干枯。游泳池中的水所含氯也是头发之大敌，游泳后应彻底冲洗头发，以减少氯对头发的损害。

（二）发型设计

1. 男士发型　男士发型统一的标准就是干净、整洁，并且要注意经常修饰、修理头发，头发不应过长。一般认为，男士前部的头发不要遮住自己的眉毛；侧部的头发不要盖住自己的耳朵，同时不要留过厚或者过长的鬓角；后部的头发应不要长过西装衬衫领子的上部，这是对男士发型的统一要求。

2. 女士发型　女士在选择适合自己的发型时，应先分析、研究一下自己的面型、体型，有了彻底的了解后，才会选择出最适合自己面型的发型。

（1）面型与发型：面型是决定发型的最重要因素之一，而发型由于其可变性，又可以修饰面型。人的面型一般可分为方形、圆形、长形、三角形、倒三角形等。

1）方形：就是俗称的国字脸。脸的宽度接近脸的长度，轮廓清晰。方形面型的特点是棱角突出、下颌稍宽，显得个性倔强，缺乏温柔感。因而，在选择发型时，应掩盖太突出的棱角，增加柔和感，使方中见圆（图 2-1）。

2）圆形：接近于孩童脸。双颊较宽，因此应选择前部或顶部半隆起的发型，可以在视觉上冲淡脸圆的感觉。适合偏分或垂直向下的发型，使人显得挺拔而秀气（图 2-2）。

3）长形：长形的面型上、下的落差较大，横向距离又小，且额头较宽。应选择优雅可爱的发型冲淡脸的长度。顶发不宜太丰隆，前额处的头发适当下斜，两颊部位适当蓬松，可以留长发，也可以齐耳，发尾要松散流畅，也可以做成自然卷曲状，以发型宽度来缩短脸的长度（图 2-3）。

4）三角形：三角形面型的特征是上窄下宽。在选择发型时，应平衡上、下宽度，可用波浪形发卷增加上部分的分量，也可用头发掩饰较为丰满的下部。不宜将额发向上梳，以免暴露额头太窄的缺陷（图 2-4）。

5）倒三角形：倒三角形面型的特点是上宽下窄，可以选择掩饰上部、增宽下部的发型，面额旁的头发要蓬松，以遮掩较宽的上部分。不应选择往上梳的高头型、直短发和长发等自然款式，会使窄小的面部更加单调（图 2-5）。

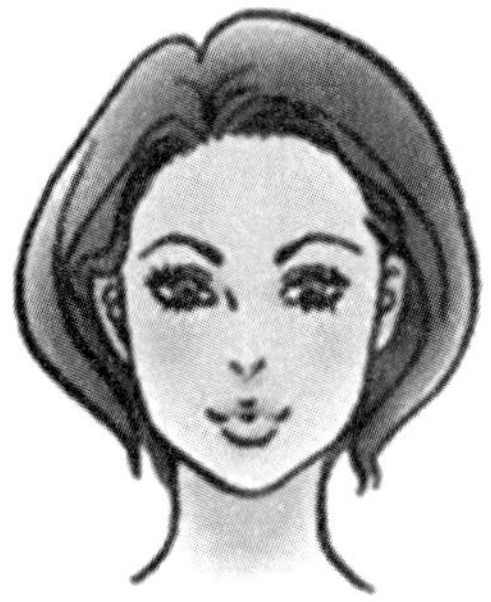

图 2-1　方形面型的发型修饰

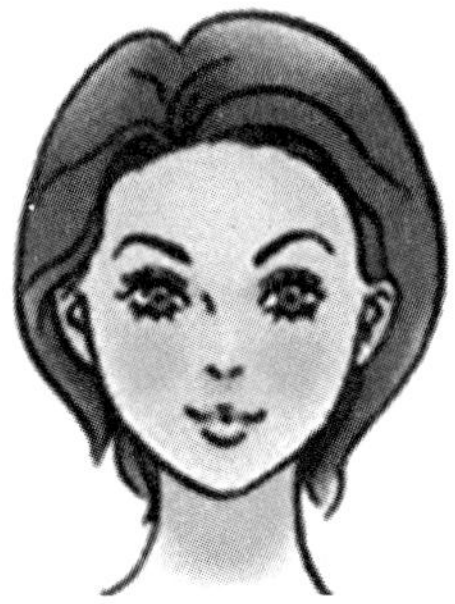

图 2-2　圆形面型的发型修饰

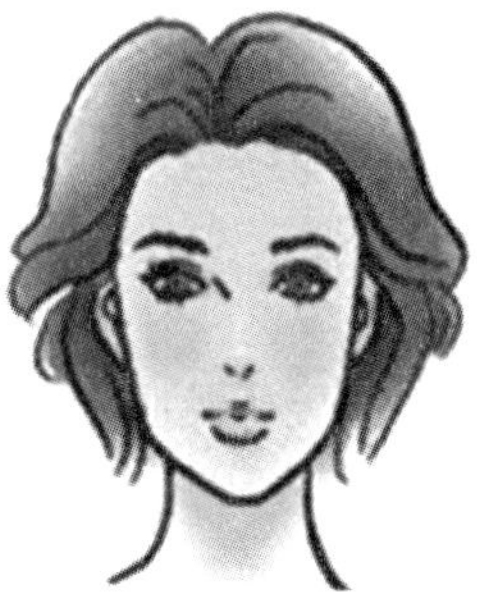

图 2-3　长形面型的发型修饰

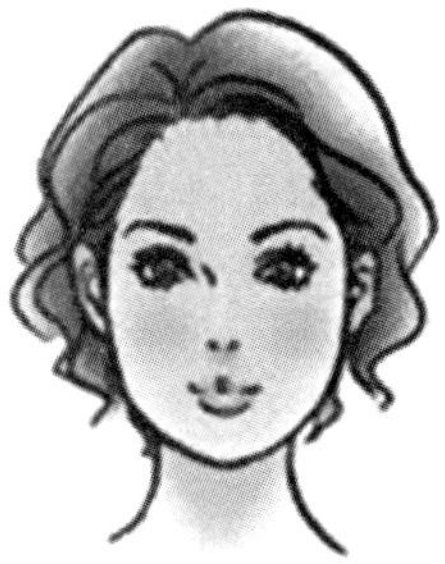

图 2-4　三角形面型的发型修饰

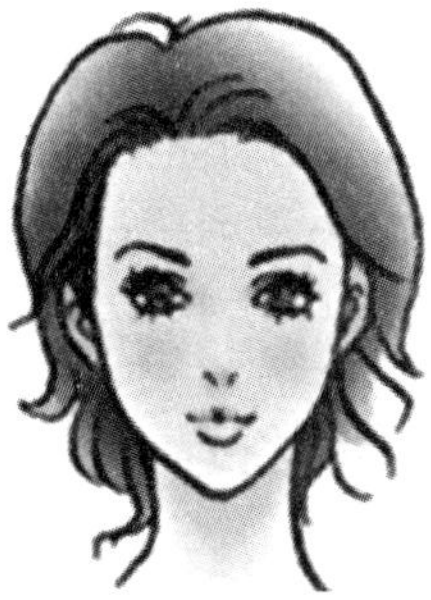

图 2-5　倒三角形面型的发型修饰

（2）发型与体型：人的体型大致分为 4 类，瘦高型、矮胖型、高大型、矮小型。体型与发型的适宜搭配，见表 2-1。

表 2-1　体型与发型的搭配

体型	适宜的发型	不适宜的发型
瘦高型	发型要求生动饱满，适宜留长发、直发，头发长至颌与锁骨之间较理想，且要使头发显得厚实、有分量	避免将头发梳得紧贴头皮、削得太短薄，过于蓬松或高盘于头顶上，会造成头重脚轻的感觉
矮胖型	选择有层次的短发，运动式发型或高盘发型	不宜留披肩长发、大波浪发型，头发不宜过于蓬松或过宽
高大型	发型应以大方、简洁为宜，一般选择直发、大波浪卷发、束发、盘发	不宜选择过短的发型，头发不宜过于蓬松
矮小型	发型应以秀气、精致为主，适合盘发，烫发时应将花式、块面做得小巧而精致	避免粗犷、蓬松的发型，不适宜留长发

3. **发型与发质**

（1）油性发质：发质较油者，宜留短发，便于清洁。

（2）粗硬发质：发质比较粗硬者，不宜留短发，以免难于梳理整齐。同时避免复杂的花样，需要做比较简单而且高雅大方的发型。

（3）柔软发质：这种发质比较容易整理，做任何发型都非常方便。由于柔软的头发比较服帖，因此俏丽的短发比较适合，能充分表现出个性美。

（4）发量稀少：头发较少者，不宜留长直发，可选择短发或者烫发。

4. 年龄、职业

（1）年龄：青少年发型以简单、自然为主，不宜烫、染头发；中年人发型以整洁、简单、大方、优雅为主。

（2）职业

1）运动员和体育爱好者的发型：头发宜短，线条简单流畅，波纹平淡自然，发型持久，易于梳理。这种发型对露天作业的工人、农民也较为适宜。

2）文艺工作者的发型：要求新颖多样，突出个性，富有艺术气息。

3）接待及服务人员的发型：接待及服务人员的发型应以整洁、美观为主，给人以健康明朗、文明礼貌的良好印象。

4）教师、机关人员的发型：要求线条简单、波纹平淡自然，发型优美大方、朴实端庄。

5. 护士的工作发型

（1）女性护士：女性护士在工作中需戴护士帽，戴护士帽时应采取戴帽时特殊的发型（详见本章第三节）。

（2）男性护士：男性护士不能光头、留长发、留辫子。头发应前不过额头，后不及领口。男性护士一般以两边的头发不超过两耳为准，不宜留大鬓角。男性护士要注意经常修剪头发，呈现饱满的精神面貌。

二、面容养护与化妆

面部是最为动人之处，仪容在很大程度上指的是人的面容。面容修饰在仪容修饰之中占有举足轻重的地位。护士的整体形象体现奉公敬业、朴实高雅的医学职业精神，护理人员应进行适当的面容修饰。

（一）面部养护的要求

1. 讲究面部卫生　护理人员在日常生活中每天应做好面部的清洁工作，使用洁面乳，用温水洗面，早晚各一次，洗面时要认真、细致，注意清洁耳后、鼻孔、眼角、颈项等容易被忽略的地方，保持面部干净、清爽。

2. 加强面部皮肤的保养　应对面部皮肤进行合理的保养和护理，保持面部滋润与健康。其要点是：保证充足的睡眠；多吃富含维生素A及维生素C的食物；多喝水；保持愉快的心情；每个季节应根据自身皮肤特点选用护肤品，尤其是冬季，避免面部皮肤出现脱皮和干裂现象；如果面部出现痤疮、疱疹，应及时诊治，避免感染。

（二）化妆

化妆是人类美化自身的一种重要手段，其目的是在自然美的基础上强化个性独特的美。护士自然、亲切、和悦、娇美的面容给人以健康及富有生机的美感，对患者来说具有美的感召力。

1. 化妆的要求

（1）扬长避短：在化妆时，要注意适度矫正，做到修饰得体，以使自己化妆后能够扬长避短。

（2）真实自然：化妆要求美化、生动，更要求真实、自然，切忌浓妆艳抹，应达到化妆的最高境界，做到“妆成有却无”“雕而无痕迹”，即没有人工修饰的痕迹，显示出天然的美丽。

（3）整体协调：高水平的化妆强调的是整体效果，应使妆面协调、全身协调、场合协调、身份协调，以体现出自己的不俗品位及高雅的气质。

2. 化妆的方法

（1）洁面：选择适合自己肤质的洁面乳进行洁面，用温水洁面。洁面前，先清洗双手，用双手将温水轻拍湿润面部。将洁面乳放置手心，搓出泡沫，以打圈手法由下向上、由内向外地轻揉，特别注意油脂分泌较多的部位。然后用温水冲洗干净面部。洗净后再用冷水轻拍面部或用蘸了冷水的毛巾轻敷面部，使毛孔收缩。

（2）护理皮肤：洁面后，用化妆水轻拍皮肤，等化妆水干后，涂抹乳液或日霜，稍后涂上隔离霜或 BB 霜。隔离霜对保护皮肤很重要，它的作用是隔离紫外线、空气中的污染物，隔离彩妆，它是皮肤的一层保护膜。护理皮肤是化妆的基础。

（3）修眉：杂乱的眉毛通常会影响化妆的整体效果，女士应养成定期修整眉毛的良好习惯。眉毛主要由眉头、眉腰、眉峰、眉尾构成。理想的眉毛结构是，眉头位于内眼角上方偏里侧一些；眉峰的位置在眉尾到眉头的 1/3 处；眉尾的位置在鼻翼和外眼角的延长线上。在修剪眉毛时，应参照标准眉形，结合自身眉形特点，先用眉笔勾勒出轮廓，再用修眉刀轻轻剔去多余眉毛。把过长的眉毛修剪到合适的长度，眉尾部分宜留得稍短，越靠近眉头，越要留得长一些。使眉毛具有立体感，但不宜修得太短。

（4）上粉底：上粉底可以用粉扑，也可以用手。先将粉底液或粉底霜涂抹在额头、两颊、鼻梁和下颌处。再用粉扑或手指由内向外涂抹均匀。特别注意发际、鼻侧、鼻翼下、唇角和眼周。上粉底的目的是为了遮盖脸上的瑕疵，使面部看上去光滑、细腻、面色均匀。

（5）按蜜粉：用大粉扑沾上蜜粉，揉匀，用按压方式顺着绒毛的逆方向按匀。再用大修容刷把绒毛顺好，并去除多余的粉。按蜜粉是为了使妆更牢固。

（6）画眉：对于东方女性来讲，浅褐色或浅棕色的眉笔最为适宜。画眉时，按修饰好的眉形一根一根地画，这样画出的眉形会显得自然。画完之后，可以用眉刷沿着眉形刷几下，使眉笔的颜色与眉毛很好地合为一体。

（7）上眼影：在眼窝处先打底，由内眼角沿睫毛边向外描绘，以不超过眉尾和眼角连线为宜。再在上眼睑从内向外 1/3 处开始向外画上第 2 个颜色，宽度以稍微超过双眼皮为宜。

（8）画眼线：眼线的作用在于使眼睛轮廓鲜明。画上眼线时，眼睛向下看，眼线笔由眼尾向眼角描画，画完后，可用棉棒从眼角至眼尾将眼线涂匀。

（9）刷睫毛膏：睫毛膏的作用是使睫毛显得更长、更密和更翘，从而使眼睛更有神。可以先用睫毛夹把睫毛变得卷翘，然后刷睫毛膏。睫毛膏一般选择黑色，可以让睫毛显得浓黑。涂睫毛膏时，应用 Z 字形的涂抹方式轻轻地刷睫毛。涂完后，最好用睫毛刷刷去多余的睫毛膏，使睫毛一根一根地分开。

（10）涂腮红：是否涂腮红，看个人的需要。如果面色比较苍白，用点腮红可以让面色红润；而如果面色偏红，就不能用腮红。腮红颜色一般有红色、橙色、橘色等。腮红的涂抹方法有很多种，如圆形、扇形、斜长、颊侧、综合式腮红等，不同的涂抹方式会有不同的效果。不同的面型也要选用不同的涂抹方式。一般可以颧骨为中心，涂在颧骨两侧。

（11）涂唇膏：唇膏是所有化妆品中最能起到立竿见影效果的单品，因此也是必备的化妆品。涂唇膏时，可以先用唇线笔勾画唇形，然后在唇部涂上唇膏，涂抹时应用力均匀，不能一边深一边浅。

3. 化妆的禁忌

（1）勿当众化妆：参加正式场合应提前定妆，不宜当众化妆；在工作岗位上化妆往往会给人留下三心二意、用心不专的印象；在国际交往中化妆则会被他人误会；在异性面前化妆容易使自己的形象失色，有失稳重。如有特殊情况，可在化妆间或洗手间进行化妆。

（2）日常生活、工作岗位不宜化浓妆：日常生活、工作岗位上应化淡妆，体现优雅、端庄的气质，不宜浓妆艳抹。

（3）勿妨碍他人：有人将自己的妆化得过浓、过重，令人窒息。因此化妆要注意与地点、场合相协调，不要过浓，使用的化妆品气味要淡雅。

（4）适时补妆：不要使妆面残缺。由于出汗、流泪等因素使妆容出现残缺时，应及时补妆，保持妆容完美。补妆应在洗手间进行，避免当众补妆。

（5）化妆品专用：化妆品应专人专用，不应借用他人的化妆品，既不卫生，又失礼貌。

（6）勿评论他人的妆容：由于个人文化修养、皮肤及种族差异，每个人对化妆的要求及审美标准都是不同的，所以对他人的妆容不应妄加评论，以体现对他人的尊重。

三、头面部修饰

1. **眼部**　“眼睛是心灵的窗户”。在人际交往中，眼睛是被他人注视最多的地方之一，所以应重视眼部的清洁和眼睛的保养。要及时清除眼部的分泌物，注意眼病的预防与治疗。戴眼镜者要注意及时清理镜片上的污垢；在工作场所或社交场所一般不要戴太阳镜或墨镜。应根据自己的面型和眉形轮廓特点进行眉毛修饰，达到整体协调、和谐美观的效果。

2. **耳、鼻部**　耳、鼻部修饰除要保持局部清洁外，还要注意不当众做耳、鼻部的清洁动作，如掏耳朵、挖鼻孔、擤鼻涕等，也不应让鼻毛及耳毛长出体外，这些都是不雅行为，应予以避免。

3. **口部**　保持良好的口腔卫生是保持良好形象的重要细节。每天定时刷牙，保持牙齿的清洁和口腔无异味。在上班及交际之前，忌吃葱、蒜、韭菜等气味较重的食物，不吸烟、不饮酒。上班时间应避免打哈欠、打喷嚏、吐痰、打嗝等不雅的行为。男性护士还要定期剃净胡须，保持清爽、整洁的形象。

4. **颈部**　颈部是面容的自然延伸，是容易被人忽略的地方。在颈部修饰中，除应保持清洁外，重要的就是防止颈部皮肤过早老化失去弹性，与面容出现较大的反差，故应重视颈部的保养。

四、肢体修饰

1. **手与手臂**　手臂往往被人们视为交往中的“第二张名片”。首先，要勤于洗手，保持清洁。其次，要经常修剪指甲和洗涮指甲，不染甲、美甲、佩戴首饰等，长指甲、染成各种颜色的指甲不但不符合日常工作的要求，还会藏污纳垢，带来细菌，同时给人以庸俗、不稳重之感。再次，应注意手臂皮肤的保养，使手臂保持细腻、润滑，保持健康的美感。

2. **腿及足部**　女性在工作时应穿长裤或过膝的裙子，不穿短裤或超短裙；男性工作着装不可穿短裤，应保持足部卫生，勤洗鞋袜，避免散发异味；不穿残破的鞋袜；不在他人面前脱掉鞋子；在工作及其他正式场合不得穿拖鞋，也不能赤脚穿鞋。

五、身体修饰

1. **体型修饰**　人的魅力是一种能量，是由内而外散发出来吸引别人的气质。如果说学识、阅历、修养是魅力之本，容貌、服饰、身材则是魅力之形。如果想更有魅力、更有气质，就要先从管理外在的形——身材着手。注重体型修饰，需要摄入健康的饮食，规律运动，建立良好的生活习惯，才能拥有匀称的身材、健康的肤色，由内而外焕发出神采魅力。

2. **体态修饰**　人的一举一动都代表着他的性格、思维，并具有一种含蓄的内在美。这种美体现在身体上即为人的体态美，例如优雅的站姿，稳重的坐姿，稳健、轻盈的行姿等。一个妆容美丽、穿着讲究、体型健美的人，如果不注意自己的体态、举止，就会被这些不适宜的动作破坏了自己的美。即使是一个相貌并不出众的人，如果有一种美丽的姿势和风度，那么，在人际交往时同样会给他人留下美好的印象。

第二节　表情礼仪

一、眼神与注视礼仪

人的眼神是面部表情中最丰富生动的，也是最善于传情达意的。在人与人的交往中常通过眼神来表达情感和思想，许多时候甚至无声胜有声。所以，在人际交往中，用眼神来传递礼仪，可以收到更好的效果。

（一）视线接触时间

与人交谈，视线接触对方面部的时间应占全部谈话时间的 30% ~ 60%。超过这一数值被认为是对谈话者本人比对谈话内容更感兴趣；低于这一数值则说明对谈话者和谈话内容都不感兴趣，因此要把握好这一时间度。长时间凝视对方会被认为是对私人空间或势力范围的侵犯，是不礼貌或挑衅的行为；完全不看对方则可被认为是自高自大、傲慢无礼的表现，或者试图去掩饰什么，如空虚、慌张等。

（二）视线停留部位

从视线停留的部位可反映出 3 种人际关系状态：一是视线停留在对方两眼与胸部的三角形区域，被称为亲密注视，多用于朋友间的交谈；二是视线停留在对方双眼和嘴部之间的三角形区域，被称为社交注视，是社交场合常见的视线交流位置；三是视线停留在对方前额的一个假定的三角形区域，称为严肃注视，能制造紧张气氛，如果视线停留在这一区域，就会使对方感觉到有正事要谈，使自己保持了主动。

（三）注视角度

1. **平视**　即视线呈水平状态，一般适用于在普通场合与身份、地位平等之人进行交往。
2. **侧视**　即位于对方一侧，面向对方平视。它的关键在于面向对方，否则即为斜视。
3. **仰视**　即主动位于低处，抬眼向上注视他人，表示尊重、敬畏之意，适用于面对尊长。
4. **俯视**　即抬眼向下注视他人，它可对晚辈表示宽容、怜爱，也可视为轻慢、歧视。

知识链接

多样的眼神礼仪

世界各族民众往往用特定眼神来表示一定的礼节或礼貌。

远视礼：南美洲的一些印第安人，当同亲友或贵客谈话时，目光总要向着远方，似东张西望状。

眯目礼：在波兰的亚斯沃登地区，当已婚女子同丈夫的兄长相谈时，女方总要始终眯着双眼，以示谦恭之礼。

眨眼礼：在安哥拉的基母崩杜仁，当贵宾光临时，总要不断地眨着左眼，以示欢迎之礼。来宾则要眨着右眼，以表答礼。

二、微笑礼仪

人体最有魅力的表情语言就是微笑，它是礼貌待人的基本要求，是心理健康的标志，是各国通用的礼节。

真诚的微笑是内心真情的流露与优雅的面部表情的完美结合。

（一）微笑的方法

1. **基本微笑法**　口眼结合，眼中充满笑意。基本微笑的特征是笑不露齿，嘴角两端略提起，准备发“一”字音。

2. **标准微笑法**　在基本微笑的基础上，心里想着愉快的事情，嘴角周围肌肉最大限度地伸展，面容祥和，嘴角微微上翘，露出 6 ~ 8 颗牙齿。

（二）微笑的作用

微笑似阳光，可以驱散乌云；似春风，可以驱散寒意。护士甜美的微笑胜似一剂良药，可安抚患者的情绪，缓解紧张的气氛，消除误会，减轻患者的痛苦，带给患者全身心的舒适。微笑用于各行各业，是企业成功的秘诀。微笑是最好的社交工具，可有效地缩短彼此之间的心理距离，给人们留下美好的印象。微笑的具体作用如下：

1. **调节心境**　微笑可使人心情愉快，心态平和。

2. **提升自信**　微笑是最自然、最大方的礼节。在社交中面带微笑是对个人能力和学识有自信的表现。

3. **真诚友善**　微笑体现一个人的亲和力，流露出友好和善意。乐观包容的人会有真诚的笑容。

4. **乐于敬业**　在工作中面带微笑是职业的需要，也体现出一个人爱岗敬业的精神。

护士在工作中应善于控制自己的不良情绪，保持良好的心境，微笑服务于每一位患者，给患者留下美好、深刻的印象，建立和谐的护患关系，提升护理质量，避免护患纠纷。

音频：
考点：微笑的作用

➢ **考点：**微笑的作用。

（三）微笑的练习

1. **第一阶段**　放松嘴唇周围肌肉。

2. **第二阶段**　给嘴唇肌肉增加弹性。张大嘴使嘴唇周围的肌肉最大限度地伸展，再闭合张开的嘴，拉紧两侧的嘴角，使嘴唇在水平面上紧张起来，并保持 10 秒，慢慢地聚拢嘴唇，保持 10 秒，可口中咬住筷子或对镜练习。

3. **第三阶段**　形成微笑。

4. **第四阶段**　保持微笑。维持上面的表情 30 秒。

5. **第五阶段**　修正微笑。避免嘴角上升时歪斜，避免笑时露出牙龈。

6. **第六阶段**　修饰有魅力的微笑。反复练习，定会拥有迷人、独具魅力的微笑。

第三节　着 装 礼 仪

一、着装的基本原则

1. **TPO 原则**　国际着装标准，即 TPO 原则。TPO 是 3 个英文单词的缩写，分别代表时间（time），如早晚、季节、时代等；地点（place），如场合、位置、职位；目的（object），如目标、对象。着装应该与当时的时间、所处的场合和目的相协调，才能给人以美好的感觉。

（1）时间原则

1）符合时代要求：着装应顺应时代发展和潮流趋势要求，勾起人的审美情趣。过分超前和滞后都会使他人产生不悦情绪，影响彼此的沟通和交流。

2）符合季节更迭：服装的选择要适合季节、气候的特点。夏天的服饰应以透气、吸汗、凉爽为原则；冬天的服饰应以保暖、御寒、庄重为原则，要避免因穿着过于单薄而发抖、面色及嘴唇发绀，影响自我形象。

3）符合时间变化：注意白天和晚上穿衣的不同。白天工作时，女性应穿着较正式或职业套装，以体现严肃、专业性，晚上可随意一些。若出席酒会，就需加一些修饰，如穿晚礼服、高跟鞋，戴上有光泽的配饰。

（2）地点原则

1）与地点相适应：因地域、民族、文化、宗教信仰、自然条件、风俗习惯的不同，人们着装有很大差异。着装应尊重所处地区的服饰礼俗，如到相对传统或保守的国家或地区，如阿拉伯国家，更应注意，以免失礼。

2）与环境相适应：若在自己家里接待客人，可以穿着舒适、整洁的休闲装；如果是去单位拜访，穿职业装会显得专业；外出时，要顾及当地的传统和风俗习惯，如去教堂或寺庙等场所，不能穿过于暴露或过短的服装。

（3）目的原则：在交际场合，着装是带给他人自身信息的“介绍信”，对社交成功起到至关重要的作用。如应聘面试、业务洽谈、会议场所等，穿职业装会给对方留下自信、干练、真诚、大方的印象，能得到对方的认可，所以着装的选择带有一定的预期目的。

2. **适体性原则** 服饰应与年龄、肤色、体型相适宜。不同年龄段的着装要求不同：青少年穿着以自然、质朴、大方为原则，凸显热情、单纯、健康的青春美；中年人的着装应体现成熟、庄重、高雅的气质；老年人可巧用服饰掩饰自己的年龄和体型，选择有色彩但色彩较暗的，如砖红色、驼色、玫瑰紫色等，款式相对休闲的服装显现华贵、优雅的风韵，同时还应量体裁衣，也就是据体型选择服装，扬长避短，隐丑显美，提升自信心。因此，选择服装时，应根据肤色不同进行搭配，可增加服饰的表达功能。

3. **个性化原则** 着装的个性化原则主要指依个人的性格、年龄、身材、爱好、职业等要素着装，力求反映人的个性特征。选择服装时要因人而异，着重在展示所长，遮掩所短，显现独特的个性魅力和最佳风貌。

4. **整体性原则** 穿着打扮应从头到脚统筹考虑和精心搭配，使各部分相互辉映，自成一体，色彩、结构、质地等方面体现完美及和谐。例如，穿西服时应配同色系的皮鞋，而不宜穿布鞋、运动鞋、拖鞋等。

5. **整洁性原则** 服饰整洁反映一个人的卫生习惯。在社交场合，服饰整洁是对他人尊重的最基本体现。衣服不能沾有污渍，不能有绽线的地方，更不能有破洞。纽扣等配件应齐全，尤其是衣领和袖口处要注意整洁，否则会显得失礼。

下载资源：
考点：着装的基本原则

➢ **考点：**着装的基本原则。

二、服装与色彩

服装色彩的搭配是一门学问，没有不美的色彩，只有不美的搭配。下面介绍常见配色方式。

1. 粉红色配黑色、紫红色、灰色、墨绿色、白色、米色、褐色、海军蓝色。
2. 红色配黑色、白色、蓝灰色、米色、灰色。
3. 橘红色配白色、黑色、蓝色。
4. 咖啡色配米色、鹅黄色、砖红色、蓝绿色、黑色。
5. 黄色配紫色、蓝色、白色、咖啡色、黑色。
6. 绿色配米色、黑色、白色、暗紫色、灰褐色、灰棕色。
7. 墨绿色配粉红色、浅紫色、杏黄色、暗紫红色、蓝绿色。

8. 蓝色配白色、粉蓝色、酱红色、金色、银色、橄榄绿色、橙色、黄色。
9. 浅蓝色配白色、酱红色、浅灰色、浅紫色、蓝灰色、粉红色。
10. 紫红色配蓝色、粉红色、白色、黑色、紫色、墨绿色。
11. 紫色配浅粉色、黄绿色、蓝灰色、白色、紫红色、银灰色、黑色。

三、气质与首饰的相配原则与方法

首饰的选择往往反映了一个人的个性和气质，也使得外在的装饰与内在的气质相吻合，给人以愉悦的感觉。首饰可塑造自己的迷人魅力和个性，使人与之相得益彰，交相辉映，起到画龙点睛的作用。

（一）首饰佩戴原则

在较为正规的场合使用恰当的首饰不但可起到美化外在形象的作用，同时还能向他人传递一个人的内涵和修养，在佩戴首饰时应遵循以下规则：

1. **数量**　数量上的规则是以少为佳。在没必要佩戴首饰的情况下，可以一件也不佩戴。若有意同时佩戴多种首饰，也不应该超过 3 件，多戴难免会产生浅薄庸俗之感。除耳饰、手镯外，同类首饰不超过一件。唯新娘可以例外。

2. **色彩**　饰品的色彩应以同色为佳。若同时佩戴 2 件或 2 件以上首饰，应使其色彩一致。戴镶嵌首饰时，尽可能与主色调保持一致，忌色彩斑斓。

3. **质地**　首饰的质地以同质为好。假如同时佩戴 2 件或 2 件以上首饰，应使其质地相同。戴镶嵌首饰时，应使被镶嵌物质地一致，托架也尽可能协调一致。另外还须注意高档首饰，尤其是珠宝首饰，多适用于隆重的社交场合，在工作、休闲时佩戴是不合适的。

4. **季节**　佩戴首饰时应与季节相吻合。一般而言，季节不同，所戴首饰也应不同。金色、深色饰品适于冷季佩戴；银色、艳色饰品则适合暖季佩戴。

5. **身份**　首饰的佩戴要与自己的身份、性别、年龄、职业、工作环境相适宜，不能相差太远，也不能只顾自身的爱好。

6. **体型**　佩戴首饰时，要使其为自己的体型扬长避短。

（二）常用首饰的搭配方法

首饰可分为头饰、手饰（臂饰）、胸饰、脚饰、佩戴饰 5 部分，如戒指、耳饰、胸针、手镯、手链等，佩戴时要尽力使其与气质、服装、场合协调，并努力使之在搭配、风格上相互协调。

1. **戒指**　戒指的佩戴有一定的讲究。在很多地区，戒指戴在左手示指（食指）上被认为代表求爱；戴在中指则表示订婚；环指上的戒指被认为是结婚戒指；将戒指戴在小指表示无恋爱或终身单身；拇指通常不戴戒指。在不少国家，未婚女子将戒指戴在右手而不是左手。在古罗马，戒指作为印章，是权利的象征。

2. **项链**　项链是首饰中常用的一种，在各个场合都可以佩戴。项链的恰当佩戴能够起到扬长避短的修饰作用。在佩戴项链时，需注重搭配技巧，应与佩戴者年龄、身份、服装、肤色相协调；同时，项链应搭配同色、同质地的耳饰或手镯，这样可以收到最佳效果。

3. **手镯和手链**　佩戴手镯时可只戴一只，也可以同时戴上两只。戴一只时，通常应戴于左手。戴两只时，左、右各一；也可以都戴在左手上。不能在一只手上戴多只手镯。男性一般不戴手镯。手链与手镯不同的是，男女均可佩戴手链，但一只手上仅限戴一条手链，并应戴在左手上。不宜在一只手上戴多条手链、双手同时戴手链或手链与手镯同时佩戴。在一些国家，所戴手镯、手链的数量及位置，可用以表示婚否。手链、手镯和手表不能同时戴于一只手上。

4. **耳饰**　耳饰可分为耳环、耳链、耳钉、耳坠等。佩戴耳饰时应兼顾面型、气质和肤色。耳饰通常被女性成对使用，但在国外，男子也有戴耳饰的，习惯的做法是左耳上戴一只，右耳不戴；双耳皆戴者，会被人视为同性恋。

四、护理工作中的着装原则与具体要求

护士在工作中应规范地穿着护士职业服装。为方便操作、防止病原微生物的传播和塑造统一的行业形象、显示对护理对象遭受病痛之苦的同情和理解，护士不允许佩戴耳饰、戒指、手镯、手链、脚链等饰品。

（一）护理人员的着装原则

1. 着装符合护理职业特点　护士服是一种职业服。护士服（普通护士服）多为连衣裙式，给人以纯洁、轻盈、活泼、勤快的感觉，以整齐洁净、大方适体和便于各项操作技术为原则。

2. 色彩符合患者心理需求　护士服目前以白色为主，为了能够满足人的视觉需求，所以现在各大医院的工作服在这个基础上增加了淡蓝色、淡粉色、淡绿色、淡紫色、淡黄色、淡米色、花色等，款式也在经典样式的基础上不断翻新、变革。这些不同色彩和样式的工作服并不影响我们规范化的管理，而是更能符合服务对象的心理特点，在某种情况下，还起到了色彩语言的治疗作用。

3. 护士服穿着统一、规范　护士在上岗时应穿着护士服，穿着要求整洁、规范。护士服尺寸应合身，以衣长刚好过膝，袖长刚好至腕为宜。腰部用腰带调整，宽松适度。下身一般配白色长工作裤或白裙，裤长应盖鞋面，着裙装时应穿肉色长筒丝袜。护士服的衣扣要求扣齐，内着衣服不外露。

（二）护理人员的着装要求

护理人员在上岗前应该搞好个人卫生，应按要求规范穿工作服、戴护士帽、穿护士鞋。护士进、出病区的便装因与工作环境相关，以秀雅大方、清淡含蓄为主色调，体现美丽端庄且稳重大方。不穿带响声的硬底鞋及拖鞋进、出病区。男性护士不穿背心、短裤，夏天忌光脚穿鞋。

1. 护士帽　护士帽是护理工作的职业象征，是崇高的、神圣的。护士佩戴护士帽，职业责任感便油然而生。

（1）护士帽的种类：护士帽有燕式帽、圆帽。燕式帽上檐加有蓝色横杠，一道杠代表护士长，两道杠代表科护士长，三道杠代表护理部主任。

（2）着帽要求

1）燕式帽：①前面观，头发前不过眉，帽檐距前额发际 3 ~ 5 cm。②后面观，头发后不过领。长发可用发网或发簪盘起。使用与帽子颜色接近的发卡固定燕式帽。③侧面观，额角不留头发，发卡不能露于燕式帽的正面。头发散落肩部或发卡颜色对比大都是不规范的（图 2-6）。

2）圆帽：戴帽时，帽檐不遮眉毛。头发不露出圆帽外，中缝不要偏斜，应与后正中线对齐。

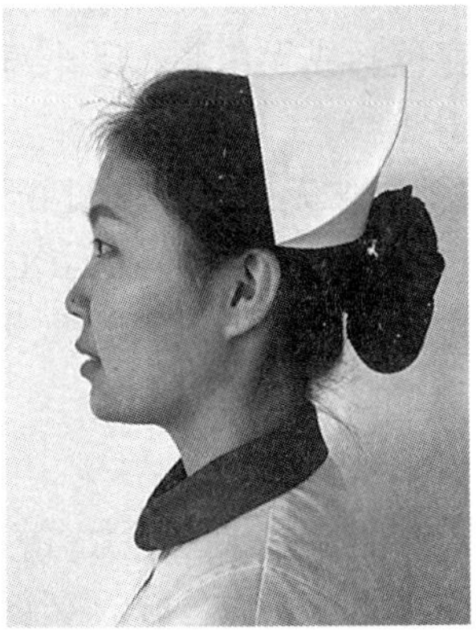

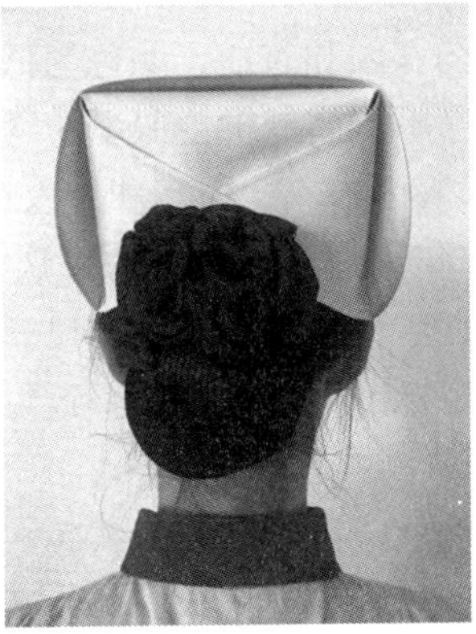

图 2-6　燕式帽的佩戴

2. **口罩**　护士选择口罩时应与自己的面型大小相适宜，佩戴时应罩住口鼻，上班期间口罩要勤换，用过的口罩需及时处理。

3. **护士服**　护士在护理工作中穿护士服是护士职业的象征，是护士形象的表达。

（1）护士服的种类：按不同的分类方法，护士服可以有以下几种分类。

1）按季节分：夏装、冬装。

2）按样式分：围裙式、裙装式、分体式。

3）按颜色分：白色是传统的护士服颜色。目前还有多种颜色：淡粉红色，适合导诊护士和妇科、儿科护士；淡蓝色，适合内、外科护士；淡绿色，适合手术室及急诊科护士；淡黄色，适合传染科护士。

（2）着装要求：护士服要求样式简洁、美观，穿着合体，松紧适度，衣扣整齐，便于操作，面料挺括、透气、易清洗。上班之前，护士应做好个人卫生，护士服要求清洁、平整、无污渍。扣好衣扣，内衣不外露。穿裙子时，裙边不超过护士服。取下配饰，戴好护士帽和口罩。

1）长袖护士服：穿长袖护士服时，衬衣领口不宜过大、过高、过厚，层次不宜过多，不能露出护士服领口之外；下配白色长裤，衬衣袖边不宜露于护士服外（图 2-7）。

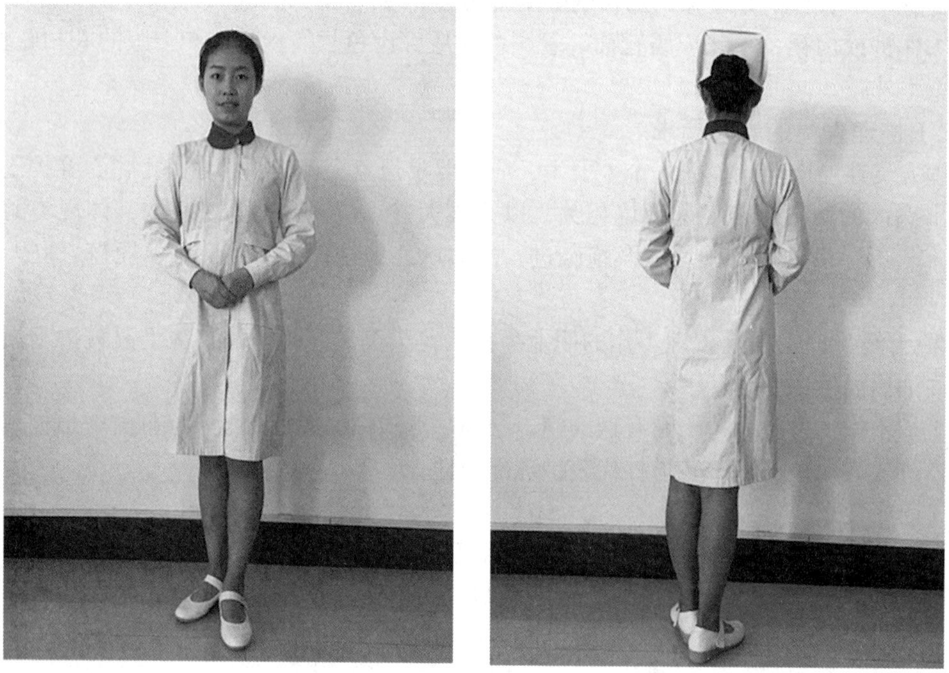

图 2-7　长袖护士服

2）短袖护士服：在夏季，护士多选择短袖裙装护士服。护士穿着的上半身短袖的衣领、衣袖不能超过护士服的衣领和衣袖，颜色为低纯度色彩或无色彩；下半身应穿着裙装，颜色以浅色为宜，裙摆的长度不能超越护士服下边缘（图 2-8）。

3）手术服：手术服由内衣、内裤和外衣组成，要求无菌。要求佩戴手术圆筒帽和口罩。

4）隔离服：由在传染病区和重症监护病房（intensive care unit，ICU）等环境工作的护士穿着。款式为中长型，后背系带，松紧袖口。现多为一次性隔离服，要求佩戴手术圆筒帽和口罩，头发要求与戴口罩标准同穿手术服一致。

4. **鞋和袜**

（1）护士的穿鞋礼仪：护士鞋应为软底，坡跟或平跟；颜色应为白色、米色或乳白色。

（2）护士的穿袜礼仪：以肤色袜最佳，还可选白色袜和浅色袜。穿长筒袜时，袜口一定要高于护士服下边缘，袜沿不得露出裙边或裤边。切忌穿破损或缝补过的袜子。

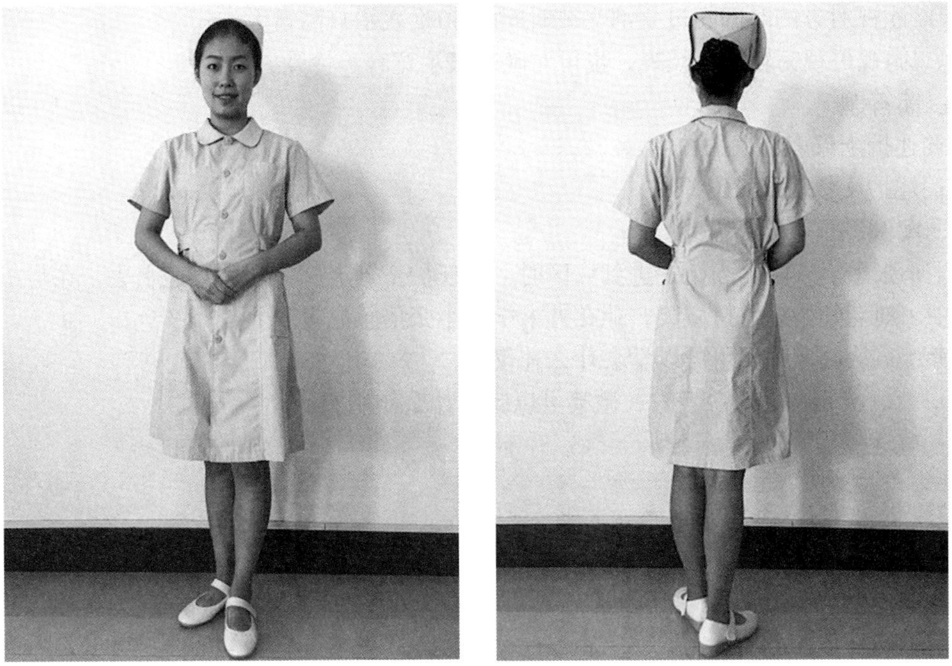

图 2-8　短袖护士服

5. **胸卡**　胸卡是向他人表明自己身份的标志，便于接受监督。要求胸卡正面向外，别在胸前，胸卡表面要保持干净，避免药液、水迹沾染。胸卡上不可吊坠或粘贴他物。

下载资源：
考点：护士着装的基本要求

➢ **考点：**护士着装的基本要求。

自测题

一、选择题

1. 在服装的各种元素中，对人的刺激最快速而强烈的是（　　）
   A. 色彩　B. 款式　C. 面料　D. 搭配　E. 图案
2. 面容表情常常能显示内心的心理活动，对表达忧伤最重要的是（　　）
   A. 眼神　B. 口部　C. 手　D. 鼻子　E. 脸部
3. 在正式场合中，可以穿着（　　）以给人庄重正式之感
   A. 双排扣西服　B. 单排扣西服　C. 衬衫
   D. 夹克装　E. 风衣
4. 护士对患者的面容表情礼仪是以（　　）为基础的
   A. 对患者是否有好感　B. 职业道德情感　C. 公德心
   D. 道德与感情　E. 职业态度
5. 下列说法错误的一项是（　　）
   A. 注视对方的时间占全部交往时间的 30% ~ 60%，表示对对方感兴趣
   B. 平视表示地位平等，用于普通场合与身份、地位平等的人交往
   C. 仰视表示尊重，一般用于面对尊长

D. 注视对方的时间超过全部交往时间的 50% 表示自高自大

E. 俯视可视为轻慢、歧视，也可对晚辈表示宽容、怜爱

二、简答题

1. 简述护士仪表礼仪的作用。

2. 简述护士仪表礼仪的原则。

三、案例题

护生小张患病入院，当她一进到病区时，责任护士刘老师立即微笑迎上去，在与小张沟通的过程中，刘老师始终保持微笑，让在外求学的小张倍感温暖。

思考： 1. 从刘老师那里可以学会什么礼仪？

2. 护士在面对患者时，微笑可以起到什么作用？

（赵　颖）

第三章 护士举止礼仪

思政之光

思维导图

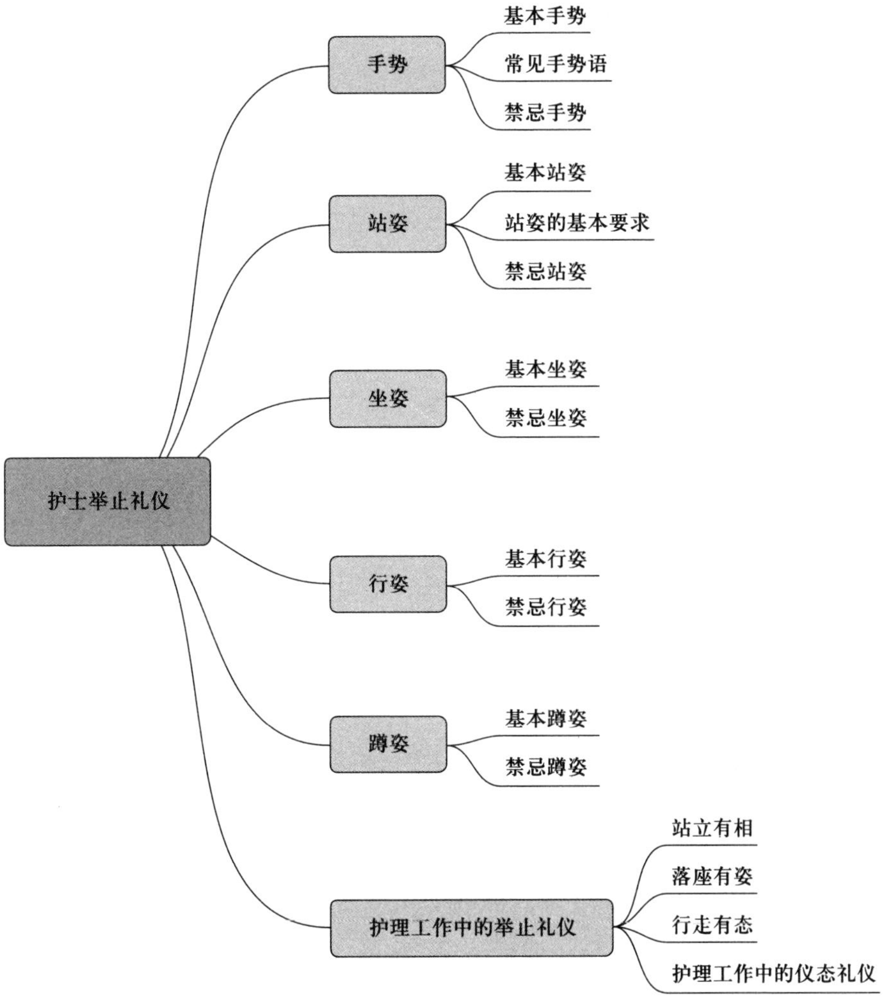

学习目标

1. 掌握基本手势和禁忌手势。
2. 掌握正确及规范的站姿、坐姿、行姿、蹲姿的基本要求。
3. 复述护理工作中举止礼仪的恰当应用。
4. 在工作、生活中不断提升个人的基本行为举止礼仪，工作中提高护理人员举止礼仪。

第一节　手　势

案例3-1

某外科普通病房里上演了这么一幕：

护士：懒洋洋地用一只手拖着治疗车。病房的门虚掩着，护士用治疗车把门推开，一路推到了12号患者病床前。护士发现该患者正在美滋滋地喝着小米粥。护士很生气，随手将治疗车用力一推，车碰到床头柜上又折返回来，发出巨大的声响。护士张开抹得鲜红的嘴大声叫嚷："我没有让你喝粥啊，你才做的手术，还没放屁呢，有什么后果你自己负责啊，说了多少次了！"说话语气气势汹汹，声音尖锐刺耳。护士左手叉腰，右手不停地对着患者指指点点。

患者："对不起，我不知道，我以为手术后不吃东西就没有免疫力。你并没有告诉我术后不能吃东西呀，我也害怕问你。"患者说话时唯唯诺诺，倍加小心，声音轻柔得仅该护士能听见。

护士："还强词夺理了，我又不会吃了你，有什么好怕的！"随即用脚勾过床旁的椅子，坐进椅子里，斜靠着椅子背部，双臂在胸前交叉，高高地跷着二郎腿，上面的腿还在不停地摇晃着。"你既然不知道为什么放屁前不能吃东西，那我就好好地给你说说，你可得老老实实听好了"。神情不屑一顾，言语咄咄逼人。

思考： 1. 结合该案例，说说该护士有哪些不当的行为举止，为什么？

2. 如果你是护士，你会以什么样的行为举止去和该患者进行交流？

一、基本手势

手势又称手姿。由于手是人身体上最灵活自如的一个部位，所以手势是体语中最丰富、最有表现力的举止。手势实际所指的就是人的两只手及手臂所做的动作。其中，双手动作是其核心所在，它既可以是静态的，也可以是动态的。古罗马政治家西塞马说过："一切心理活动都伴有指手画脚等动作。手势恰如人体的一种语言，这种语言甚至连野蛮人都能理解。"法国大画家德拉克洛瓦则指出："手应当像脸一样富有表情。"他们的话从不同侧面指出了手势的重要性。

（一）基本的手势

1. **"请进"手势**　引导客人时，接待人员要言行并举。首先轻声地对客人说"您请"，然后可采用"横摆式"手势：肘弯曲，腕低于肘。以肘关节为轴，手从腹前抬起向右摆动至身体右前方，不要将手臂摆至体侧或身后。同时，脚站成右丁字步。头部和上半身微向伸出手的一侧倾斜，另一只手下垂或放于腹前，目视宾客，面带微笑（图3-1）。

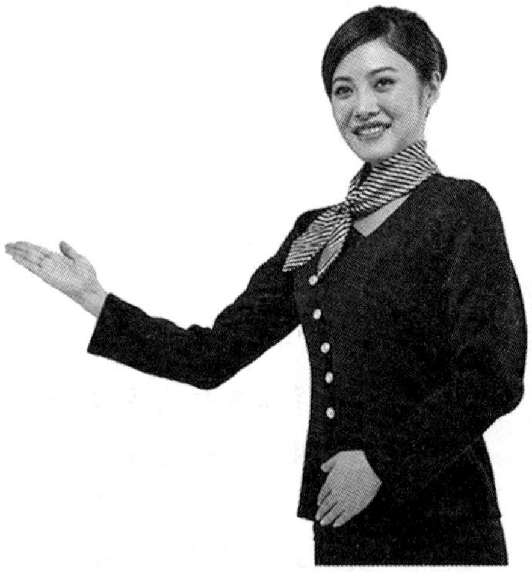

图3-1　"请进"手势

2. **前摆式手势**　如果右手拿着东西或扶着门时，这时要向宾客做向右"请"的手势时，可以用前摆式：五指并拢，手掌伸直，从身体一侧由下向上抬起，以肩关节为轴，手臂稍屈，到腰的高度再由身前向右方摆去，摆到距身体5 cm并不超过躯干的位置时停止。目视来宾，面带微笑，也可双手前摆。

3. **“请往前走”手势**　在酒店礼仪培训中，为客人指引方向时，可采用“直臂式”手势：五指伸直并拢，手心斜向上，屈肘由腹前抬起，向应到的方向摆去，摆到肩的高度时停止，肘关节基本伸直。应注意：在指引方向时，身体要侧向来宾，眼睛要兼顾所指方向和来宾。

4. **“请坐”手势**　接待来宾并请其入座时采用“斜摆式”手势：用双手扶椅背将椅子拉出，然后左手或右手屈臂由前抬起，以肘关节为轴，前臂由上向下摆动，使手臂向下成一斜线，表示请来宾入座。

5. **“诸位请”手势**　当来宾较多时，表示“请”可以动作大一些，采用双臂横摆式：两臂从身体两侧向前上方抬起，两肘微屈，向两侧摆出。指向前方向一侧的手臂应抬高一些，伸直一些，另一手臂稍低一些，弯曲一些。

6. **“介绍”手势**　为他人做介绍时，手势动作应文雅。无论介绍哪一方，都应手心朝上，手背朝下，四指并拢，拇指张开，手掌基本上抬至肩的高度，并指向被介绍的一方，面带微笑。在正式场合，不可以用手指点或拍打被介绍一方的肩和背。

7. **鼓掌**　鼓掌时，用右手掌轻击左手掌，表示喝彩或欢迎。

8. **举手致意**　举手致意时，要面向对方、手臂上伸、掌心向外、切勿乱摆。

9. **挥手道别**　挥手道别时，要做到身体站直、目视对方、手臂前伸、掌心向外、左右挥动。

10. **递接物品**　递接物品时，双手为宜（至少用右手），递于他人手中。应主动上前（主动走近接物者，坐着时应站立）、方便接拿。

（二）手势礼仪

1. **“请”的手势**　“请”的手势经常被用到。做“请”的手势时，要在标准站姿的基础上，将手从体侧提至小腹前，优雅地划向指示方向。这时应五指并拢，掌心向上，大臂与上半身的夹角在 30° 左右，手肘的夹角在 90° ~ 120°。同时，要用亲切、柔和的目光注视对方，并说“有请”之类的话，比如“欢迎您，领导，请跟我来。”

2. **指引手势**　在沟通过程中，很多时候需要用到指引手势。在指引的过程中要用手掌，并且要求掌心向上，因为掌心向上的手势有诚恳、尊重他人的含义（图 3-2）。做指引手势时，人员可以站在被指引物品或道路的旁边，右手手臂自然伸出，五指并拢，掌心向上，手掌和水平面呈 45°，指尖朝向所要指引的方向。以肘部为轴伸出手臂。在指示道路方向时，手的高度大约齐腰。指示物品的时候，手的高度根据物品来定，小臂、手掌和物品呈直线就可以了。无论是指人还是指物，都不能用示指指点（图 3-2）。

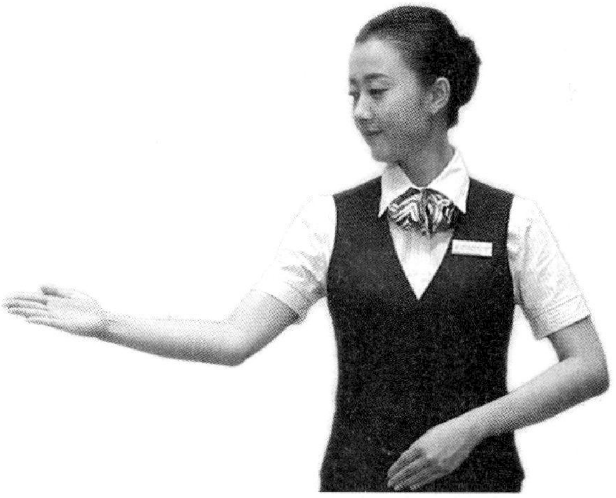

图 3-2　指引手势

3. **鼓掌手势**　鼓掌一般是表示欢迎、祝贺、赞许、致谢等含义的礼貌举止。鼓掌是有很多学问的，并不是双掌一拍这么简单。鼓掌的标准动作应该是用右手掌轻拍左手掌的掌心。鼓掌程度要看当时情况区别运用。根据鼓掌情况的不同，可以分为 3 种程度的鼓掌：第 1 种是应酬式的，动作不大，声音也比较轻，时间不长，主要是一种礼貌性的表示；第 2 种是比较激动的，发自内心的，一般鼓掌动作比较大，声音也很响亮，掌声热烈；第 3 种是比较狂热的，表现出心情难以抑制。在鼓掌时，需要注意以下事项：

（1）鼓掌要注意时机：鼓掌时机的把握是非常重要的，一定要在该鼓掌的时候鼓掌，不该鼓掌的时候一定不要鼓掌。

（2）不要用语言配合：在鼓掌的时候尽量不要用语言配合，那是非常没有修养的表现。

（3）勿戴手套：在鼓掌的时候不要戴手套。

4. 举手的手势　在很多场合，比如一些会议上，需要做出举手的手势。举手表示招呼或者赞同的意思。举手就是手臂轻缓地由下而上，向侧上方伸出，手臂可全部伸直，也可稍有弯曲。注意致意时要伸开手掌，掌心向外对着对方，指尖指向上方，手臂不要向左及向右来回摆动。

5. 告别的手势　告别的时候需要做出挥手道别的手势。这时要求身体站直，不要摇晃和走动。手臂向上前伸，不要伸得太低或过分弯曲。掌心向外，指尖朝上，用单手臂时，手向左及向右挥动，用双手道别时，两手同时由外侧向内侧挥动，不要上、下摇动或举而不动。目光正视对方，不要东张西望或者目光游移。

（三）运用手势语的注意事项

1. 幅度适中　一般要求手势的幅度不要太大，但也不要畏畏缩缩。手势的高度上界一般不超过对方的视线；手势下界不低于自己腰部；手势向左及向右摆动的范围不要过宽，应在胸前或右方。

2. 频率适中　护士在与患者交谈的时候，应避免指手画脚、手势过多。一般情况下，手势宜少不宜多，恰当地表达出想要表达的意思和感情即可。因为手势过多会给人留下装腔作势、缺乏修养的印象。

护士接待患者时，避免抓头发、摆弄手指、抬腕看表、掏耳朵、抠鼻孔、剔牙、咬指甲、玩饰物、拉衣服袖子等动作。这些动作看似细小，但是会让人非常反感。

知识链接

手势礼仪的差异

手势是体态语言之一。在不同的国家、不同的地区手势有不同的含义。伸出一只手，将示指和拇指搭成圆圈，美国人用这个手势表示“OK”，是“赞扬和允诺”之意；这个手势在印度表示“正确”；在泰国表示“没问题”；在日本、缅甸、韩国表示“金钱”；在法国表示“微不足道”或“一钱不值”；在巴西、希腊和意大利的撒丁岛，这是一种令人厌恶的污秽手势；在马耳他，这个手势则是一句无声而恶毒的骂人语。

二、常见手势语

手势语也称手语、肢体语言，是指用双手或手臂的动作来传递信息的无声的语言，是人际交往中使用最频繁的身体语言，是富有表现力的体态语言，它可以是静态的，也可以是动态的。手势语言配合口头语言，不仅有助于更形象、真实地表达自己的意思，还可以为对话内容增添丰富色彩，对语言起着巨大的辅助作用。手势具有很强的心理倾向性和表达力，通过使用正确的手势引导患者，可以体现护士的职业礼仪素养。

1. 情意手势　是用来表达情感的手势。如拍手鼓掌表示喜欢、欢迎、感谢；摇手表示拒绝、否认或打招呼；握拳表示紧张、坚定、忍耐或愤怒；搓手表示忐忑不安、焦虑、恐惧。

2. 象征手势　象征特定的情感，有特定的所指，带有普遍性。

（1）竖起拇指：表扬、称赞。

（2）伸出小手指：鄙视、打击。

（3）示指和中指呈“V”型：胜利、开心。

（4）拇指和示指合拢成圆，其他手指伸直：“OK”，通常表示可以、好的、同意，但不同的国家、地区含义不同。

（5）用拇指和无名指沾酒后弹起，将酒洒向客人，表示对客人的尊敬和祝福，这是我国少数民族藏族的一种迎宾方式。

3. **指示手势**　是用以引导来宾，指引方向或指示物品位置时常用到的手势。

（1）原地指路：护士在站姿的基础上，右手臂从体侧或前方抬起，五指自然并拢，掌心朝上，手臂形成自然的弧度，平行滑向所指方向，手指的高度与肩同高，同时，伴有“您好，请往这边走”的话语，目光投射在所指的方向，待患者离去后，收回手臂。

（2）伴行引路：两人同行时，以右为尊；三人同行时，以中为尊。护士通常站在患者的左前方约一手臂远的距离伴行，眼神不时地与对方交流，在遇到楼梯、拐弯、台阶等障碍时适时提醒，手肘伸直，五指并拢，指向障碍物，并伴有“请小心脚下”的话语，给患者安全、亲切之感。

（3）近距离提示：上臂贴近身体，手指和前臂成一直线，掌心朝上，适用于请对方签字或就座等。

（4）召唤他人：右手抬起至身体右前方，高于头部，手指并拢，掌心向下进行招呼。

4. **递送或接取物品手势**　递送或接取物品要求神情专注，动作做到轻、稳、准。

（1）递送、接取锐利器械：递送者将剪刀或手术刀、止血钳等锐利器械尖及刃面向自己，柄朝向对方递出，看到对方将器械接稳后方可松开手。接物者接握器械柄，然后将器械放于适当位置。切勿以尖、刃直接指向对方。

（2）递送、接取水杯：递送水杯者，双手端杯，其中一手托杯底，另一手轻握杯身或握住杯把，身体略向前倾，将水杯递给对方或放在对方面前的桌面上，注意转动杯身，将杯把朝向对方，在递杯的同时目光注视对方，面带微笑。接水杯者，面带微笑并向对方致谢。

5. **鼓掌**　鼓掌是用以表示欢迎、祝贺、支持的一种手势，多用于会议、演出、比赛或迎候嘉宾。其做法是以右手掌心向下，有节奏地拍击掌心向上的左手掌。必要时，应起身站立。不应该以鼓掌表示反对、拒绝、讽刺、驱赶之意，即不允许“鼓倒掌”。

6. **夸奖**　夸奖这种手势主要用以表扬他人，其做法是伸出右手，翘起拇指，指尖向上，指腹面向被称赞者。但在交谈时，不应将右手拇指竖起来反向指向其他人，因为这意味着自大或藐视，也不宜自指鼻尖，因有自高自大、不可一世之意。

7. **持物**　持物即用手拿东西，其做法多样。既可用一只手持物，又可用双手持物，但最关键的是拿东西时应动作自然，五指并拢，用力均匀，不应翘起无名指与小指，显得忸怩作态。护士持物最多的是端治疗盘、持病历夹、推治疗车、持交班本等。

三、禁忌手势

1. **易于让人误解的手势**　用示指指人。示指只能指物，不可指人，因为示指具有攻击性。

2. **不卫生的手势**　在他人面前搔头皮、掏耳朵、挖眼屎、抠鼻孔、剔牙齿、挠痒痒、摸脚丫等手势，都极不卫生，令人恶心。

3. **不稳重的手势**　在大庭广众面前，双手乱动、乱摸、乱举、乱扶、乱放，或是咬指尖、折衣角、抬胳膊、抱大腿等手势，都是应当禁止的手势。

4. **失敬于人的手势**　掌心向下挥动手臂，勾动示指或拇指外的其他四指招呼别人，用手指指点他人，都是失敬于人的手势。其中指点他人，即伸出一只手臂，示指指向他人，其余四指握拢这一手势，因有指责、教训之意，尤为失礼（图 3-3）。

总之，举止是传递信息的一种符号，是显现雅、俗的重要标尺。良好的举止在礼节上是一种文明修养的表现，反映一个人良好的素质。在社会交往中，对于雅、俗的表现与显露，举止

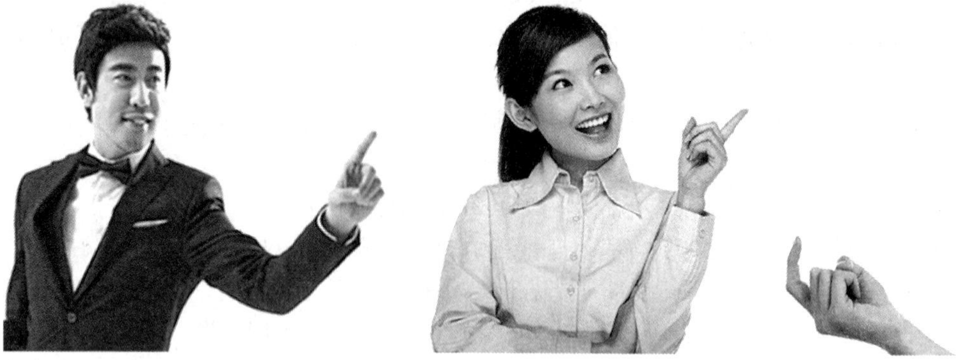

图 3-3　各种禁忌手势

是一个重要的衡量标志。

下载资源：
考点：手势的要求和禁忌

➢ **考点：** 手势的要求和禁忌。

第二节　站　姿

一、基本站姿

站姿是人们在生活、交往中的一种最基本的举止，是生活中静力造型的动作。站姿的基本范式是其他各种工作姿势的基础，也是发展不同质感美的起点，是优雅端庄的举止的基础。正确、健美的站姿会给人以挺拔笔直、舒展俊美、端庄大方、精力充沛、信心十足、积极向上的印象。不同的工作岗位对站姿的规定不尽相同，但作为一种基本姿势和体态训练的需要，站姿应遵循的基本要求是一致的。一般来说，男士要求“站如松”，刚毅洒脱；女士站姿则应秀雅优美，亭亭玉立。

二、站姿的基本要求

1. 头正，双目平视，嘴角微闭，下颌微收，面容平和、自然。
2. 双肩放松，稍向下沉，人有向上的感觉。
3. 躯干挺直，挺胸，收腹，立腰。
4. 双腿立直、并拢，根据不同场合姿态不同。

（一）社交礼仪中常用的 4 种站姿

1. **肃立站姿要领**　双脚并拢，两膝绷直、并严，挺胸抬头，收腹立腰，双臂自然下垂，下颌微收，双目平视。在升国旗、奏国歌、接受奖品、接受接见、听悼词等庄严的仪式场合，应采取肃立的姿势。

2. **丁字步站姿要领**　上半身前倾，腰背挺直，双腿叠合，双脚尖稍稍展开，左脚在前，将左足跟靠于右脚内侧前端，腿绷直、并齐，腰背并直，两手在腹前交叉，右手握左手的手指部分，使左手四指不外露，左、右手拇指内收在手心处。女士在主持公关性质的文艺活动时，为了展现亭亭玉立的女性魅力，可以采取这种方式。

3. **分腿站姿要领**　两腿分开，双脚平行，比肩略宽，双手交叉于前腹或身后。站累时，脚可向后撤半步用这种站姿。

4. **扇形站姿要领**　双腿立直、并拢，足跟相靠，女士双脚尖张开，重心落于双脚正中，右手轻握左手交叉于腹前；男士左手顺势抬起，服务行业可以采取这种方式进行服务。

（二）站姿的要领

站姿是人的最基本的姿势。要想站立得正确，有 4 个部位要特别注意：双脚、双臂、胸、下颌。优美的站立姿势，重点在脊背，要力求做到“站如松”，即做到挺、直、高。

1. **挺**　就是在站立时身体各主要部位要尽量舒展，头不下垂，颈不屈曲，肩不耸高，胸不含内，背不弯驼，臀不外撅，髋膝不弯，这样就能给人一种挺拔、俊秀之感。

2. **直**　脊柱是人体保持优美站立姿势的关键部位。站立时，脊柱这根中轴要尽量和地面保持垂直，虽然它并不是笔直的，在颈、胸、腰等处均有向前或向后的正常生理弯曲，但使这些正常的生理弯曲自然表现，就可以给人笔直、优美的印象。

3. **高**　就是站立时身体重心要尽量提高，双脚不宜分得过开，腰背不宜弯曲，要做到：头正，颈直，双眼平视前方，口微闭，肩平，收腹，挺胸，两臂自然下垂，手指并拢自然微屈，中指压裤缝，两腿挺直，膝盖相碰，足跟并拢，足尖张开，身体重心落在两腿正中，从整体上给人一种精神饱满的感觉。

（三）男性与女性不同站姿

1. **女性站姿**　女性站立时，要呈现出秀雅优美、亭亭玉立。如果长时间站立感到身体疲惫，可以更换不同的站姿，如图 3-4。

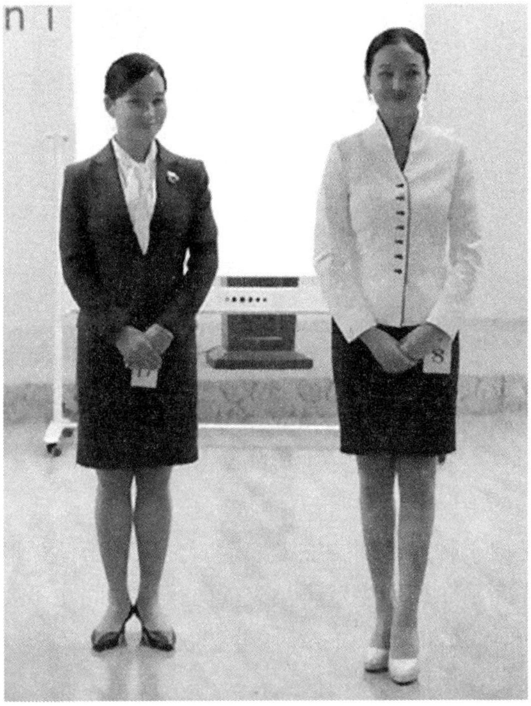

图 3-4　女性站姿

（1）“V”字步站姿：“V”字步站姿又称小八字步站姿，要求双足跟紧靠，双脚前端各向左、右分开，呈 45° ~ 60°，距离约为 10 cm（一拳的距离），呈“V”字状。右手握住左手，拇指交叉，垂放在腹前脐下一寸或脐上一寸。站立时要保持身体挺直，腹部要收紧，臀部不能外翘，肩膀平，下颌内收。手部四指并拢，虎口张开，双臂自然放松，将女性美好、流畅的线条体现出来。

（2）丁字步站姿：在“V”字步站姿的基础上，使右脚或左脚向后拉开一脚的距离，使足跟贴近另一只脚的足弓处，两脚间呈 90°，手位及其他身体部位要求与“V”字步站姿一样。

2. 男性站姿

（1）“V”字步站姿：双足分开，双手自然下垂于身体两侧，或右手握住左手放于腹部（图 3-5）。

（2）跨立步站姿：在基本站姿的基础上，左脚向身体左侧迈开约一脚之长，两手后背，左手虎口握右手关节。

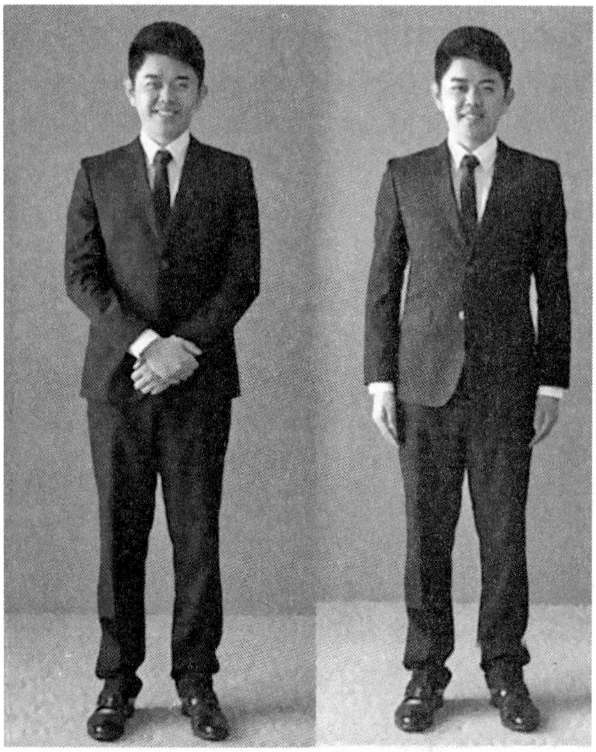

图 3-5　男性站姿

三、禁忌站姿

1. 不可两腿交叉站立，会给人轻浮的感觉，表示态度上的保持或轻微拒绝。
2. 不可将手叉在腰间，会给他人一种挑战的感觉。
3. 不可双手插于衣裤袋中，给人感觉过于随意。
4. 尽量不要双臂交叉抱于胸前。两臂交叉表明对他人的谈话采取的是审视或排斥的态度。
5. 女士不要分开双脚而站立，男生双脚站立的时候双脚间距不要大于双肩。
6. 不可交叉腿斜靠在马路旁的树干、招牌、墙壁、栏杆上。
7. 不可不停地摇摆身体，扭捏作态。
8. 不可与他人勾肩搭背地站着，会给人没有教养的印象。
9. 不可膝盖伸不直及踝关节交叉地站着。
10. 两人呈八字形站立，表明允许第三人加入他们的势力范围，从而构成一个三人的封闭圈；三人呈门字形站立，表明可容纳第四人，并形成拒绝他人再进入的“栅栏”。

下载资源：
考点：站姿的基本礼仪要求

➢ **考点：**站姿的基本礼仪要求。

第三节 坐 姿

坐姿是举止的主要内容之一。无论是伏案学习、参加会议，还是会客交谈、娱乐休息时，都离不开坐。坐姿要“坐如钟”，指人的坐姿上半身像座钟般端直。优美的坐姿会让人觉得安详、舒适、端正、舒展大方，它不仅表现出体态美，也体现出行为美。入座、端坐和起坐，这3个方面都要注意姿态美。

一、基本坐姿

（一）入座的姿势

入座是指从走向座位直到坐下这一过程，它是坐姿的前奏。入座时，应轻、缓、稳，动作协调柔和，神态从容自若。人应走到椅子前，转身背对椅子，平稳坐下，若离椅子较远，可右脚酌情向后移动半步后落座。女子入座尤其要娴雅、文静、柔美。若穿裙子，则应注意用手稍稍拢一下裙子下摆，不要坐下后再拉拽衣裙，显得不优雅。一般应从椅子的左边入座，起身时也应从椅子左边站立，这是一种礼貌。如果要挪动椅子的位置，应先把椅子移到欲就座处，然后再坐下去。坐在椅子上移动位置是有失礼貌的表现。入座是由一系列过程所构成的，而社交礼仪对其中的各个重要环节均有规范。入座的具体规范有以下几点。

1. **注意顺序** 若与他人一起入座，则落座时一定要讲究先后顺序，礼让尊长。就座时，合乎礼仪的顺序有两种：一是优先尊长，即请位尊者首先入座；二是同时就座，它适用于平辈与亲友、同事之间。无论如何，抢先就座都是失态、失礼的表现。

2. **讲究方位** 不论是从正面、侧面，还是从背面走向座位，通常都讲究从左侧走向自己的座位，再从左侧离开自己的座位，简称为“左进左出”，在正式场合，这是一定要遵守的。

3. **入座得体** 就座时，应转身背对座位。如距离座位较远，可将右脚后移半步，待腿部接触座位边缘后，再轻轻坐下。着裙装的女士入座，通常应先用单手或双手理平裙摆，随后坐下。

4. **落座无声** 在就座的整个过程中，不管是落座、调整坐姿、移动座位，都不应发出嘈杂的声音。不慌不忙、悄无声息，本身就体现着护士的职业礼仪素养。

（二）坐定的姿势

落座后，应双目平视，嘴唇微闭，面带微笑，挺胸收腹，腰部挺起，重心垂直向下，双肩平正放松，上半身微向前倾，手自然放在双膝上，双膝要并拢，亦可双脚一脚稍前，一脚稍后，两臂弯曲放在桌子上或座椅两侧的扶手上，掌心向下。如果端坐时间过长，可以将身体略为倾斜，双腿交叉，足部重叠，足尖朝下，斜放一侧。双手互叠或互握，放在膝上，如左手掌搭在大腿上，右手掌搭在左手背上。若是女士，则可以并靠双腿，双脚平放地面，向左或向右一方稍倾斜放置。正确坐定后的姿势，可根据社交类型有不同要求（图3-6）。

1. 正式场合

（1）深浅：在较为正式的场合或有尊者在座时，通常坐下之后不应坐满座位，更不能身体靠着座位的背部，约占据座位2/3的位置即可。

（2）角度：上半身挺直，头部端正，目视前方或面对交谈对象，上半身与大腿、大腿与小腿，应当均为直角，此姿势即为所谓“正襟危坐”，这两个角度若为钝角或锐角，或表现放肆，或显现疲乏。

（3）舒展：当自己面对尊长而无屏障时，双腿应并拢。具体来讲，男士就座后双腿可张开一些，但不应宽于其肩；女士就座后，特别是身着短裙时，务必要并拢双腿。护士面对患者时更应如此。

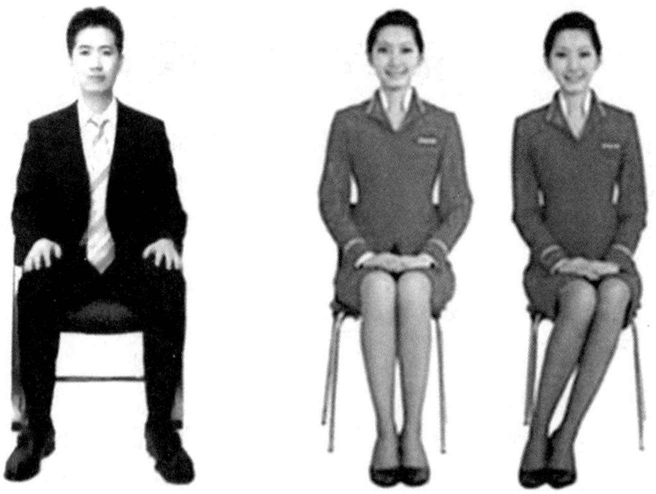

图 3-6　女士、男士坐姿

2. **非正式场合**　在非正式场合，允许坐定之后双腿叠放或斜放。双腿交叉叠放时，应力求做到膝部以上并拢，双腿斜放，以与地面构成 45° 为最佳；也可以双脚自然下垂，置于地面之上，足尖应面对正前方或朝向侧前方；双脚还可以并拢、平行或呈内八字状或双脚一前一后；正坐时，双手应掌心向下，叠放于大腿之上，或是放在身前的桌面上，或以其一左一右，扶住座位两侧的扶手；侧坐时，双手相握叠放于身体侧向的那条大腿上则最为适宜。

知识链接

不适当的距离

一次，在一次外交会谈座位的安排上出现了疏忽，在两个并列的单人沙发中间没有放增加距离的茶几。结果，客人自始至终都尽量靠到沙发外侧扶手上，且身体也不得不常常后仰。外交座谈的时候，双方已经超出了亲密或熟人的人际关系，而是一种社交性或礼节上的较正式关系。其范围为 1.2 ~ 2.1 m。一般在工作环境和社交聚会上，人们都保持这种程度的距离。距离与情境和关系不相对，会明显导致人们出现心理不适感，所以当谈判时，不适当的距离安排往往会让宾主感到不舒服。

思考： 1. 外交座谈的时候为什么客人感觉很不舒服？

2. 外交座谈的距离应该是多少？

3. 你是否体验过不舒服的距离？

（三）社交礼仪中常用的 8 种坐姿

1. **正襟危坐式**　正襟危坐是最基本的坐姿，要求上半身与大腿、大腿与小腿、小腿与地面都成直角，双膝、双脚完全并拢。适用于最正规的场合，例如谈话、谈判、会谈等。

2. **垂腿开膝式**　上半身与大腿、大腿与小腿皆成直角，小腿垂直于地面。双膝分开，但不得超过肩宽。多为男士所使用，也较为正规。

3. **双腿叠放式**　将双腿完全地一上一下交叠在一起，交叠后的两腿之间没有缝隙，犹如一条直线。双腿斜放于左、右一侧，斜放后的腿部与地面成 45°，叠放在上的足尖垂向地面。这种坐姿适合穿短裙子的女士采用（或处于身份、地位高的场合）。造型极为优雅，有一种大方、高贵之感。

4. **双腿斜放式**　双膝先并拢，然后双脚向左或向右斜放，力求使斜放后的腿部与地面呈45°，适用于穿裙子的女士在较低处就座使用。

5. **双脚交叉式**　双膝先并拢，然后双脚在踝部交叉。交叉后的双脚可以内收，也可以斜放，但不宜向前方远远直伸出去，适用于各种场合，男、女皆可选用。

6. **双脚内收式**　两大腿首先并拢，双膝略打开，两条小腿分开后向内侧屈回，适合不同场合采用，男、女皆宜。

7. **前伸后屈式**　大腿并紧之后，向前伸出一条腿，并将另一条腿屈后，双脚掌着地，双脚前后要保持在同一条直线上，这是适用于女士的一种优美的坐姿，适合公关女士在社交场合采用。

8. **大腿叠放式**　两条腿在大腿部分叠放在一起，叠放之后位于下方的一条腿垂直于地面，脚掌着地。位于上方的另一条腿的小腿则向内收，同时足尖向下，适用男、女在非正式场合适用。

二、禁忌坐姿

1. 不可以全身完全放松，半躺半坐，更不可歪歪斜斜地瘫在沙发上，这种坐姿是放肆、没修养的表现。

2. 影响坐姿的还有双脚的摆法，两腿笔直前伸，两膝分得太开，两腿并拢而两膝外伸，腿盘坐在另一腿上不时抖动，均显得粗俗不雅。相反，若注意两腿自然弯曲并拢，两腿并列或前后稍微分开，就显得大方、文雅得多。

3. 绝对禁止 4 字型的叠腿方式和用手把叠起的腿扣住的方式，叠腿且晃动足尖会显得目中无人、傲慢无礼。

4. 在坐椅上不能将双腿叉开，伸得老远，或把脚藏在坐椅下，甚至用脚勾着坐椅的腿。

5. 两手平放在两腿上，不要插入两腿间，也不要玩弄任何物品。

6. 两腿自然弯曲，不得跷二郎腿，男士两腿间距可容一拳，女士应两腿并拢。两腿和脚不要踏拍地板或乱动。

7. 从座位上起身时，动作要轻，避免刮倒坐椅或出现响声，一般从坐椅的左侧站起。

8. 离位时，要将坐椅轻轻抬起至原位，再轻轻落下，忌拖或推座椅。

➢ **考点：**坐姿的基本礼仪要求。

下载资源：
考点：坐姿的基本礼仪要求

第四节　行　姿

行姿又称步态，指的是一个人在行走之时所采取的具体姿势。行姿以人的站姿为基础，实际上属于站姿的延续动作。与其他姿势不同的是，它自始至终都处于动态之中，它体现的是人类的运动之美和精神风貌。行姿要求“行如风”，是指人行走时如风行水上，有一种轻快、自然的美。人们走路的样子千姿百态，各不相同，给人的感觉也有很大的差别。有的步伐稳健、轻松灵活、富有弹性，令人精神振奋；有的步伐稳健、端庄、自然、大方，给人以沉着、庄重、斯文之感；有的步伐雄壮、铿锵有力，给人以英武、勇敢、无畏的印象；有的步伐轻盈、敏捷，给人以轻巧、欢悦、柔和之感。

知识链接

心理学家史诺嘉丝（Snowgarth）发现：走路大步流星，行走弹足有力及双臂规律摆动，显示一个人的自信、快乐、友善及富有雄心；走路时抢着步子，步伐小或速度时快时慢，给人以自卑、忧伤、颓废之感。喜欢支配别人的人，走路时倾向于脚向后踢高；性格冲动的人，就像鸭子一样低头急走；而拖着脚走路的人，通常是不快乐或内心苦闷的表现。女性走路时，手臂摆得愈高，则显示出她愈精力充沛和充满快乐。当精神沮丧、苦闷、愤怒和思绪混乱时，女性走路很少摆动手臂。走路时习惯摆动手臂者往往会有很大的成就感。

一、基本行姿

（一）行姿的基本要求

1. **上半身自然挺拔** 头正、挺胸、收腹、立腰，中心稍向前倾，双目向前平视，下颌微收，面容平和、自然，不左顾右盼，不回头张望，不盯住行人乱打量。

2. **双肩平稳、肩峰稍后张** 两臂以身体为中心，大臂带动小臂自然地前后摆动，肩勿摇晃。前摆时，手不要超过衣扣垂直线，肘关节微屈约30°，掌心向内，勿用小臂，后摆时，约15°，勿甩手。

3. **注意步位** 行走时，假设下方有条直线，男士双脚交替踩在直线上，足跟先着地，然后迅速过渡到前脚掌，足尖略向外，距离直线约5 cm。女士则应走一字步行姿，即两脚交替迈步，双脚交替踏在直线上。

4. **步幅恰当** 由于身高不同，步幅大小各不相同。男士步幅约40 cm，女士步幅约36 cm。一般来说，前脚的足跟与后脚足尖相距约为一脚长。步幅与服饰也有关，如女士穿裙装（特别是穿旗袍、西服裙、礼服）和穿高跟鞋时步幅应小些，穿长裤时步幅可大些。

5. **注意步态** 性别不同，行走的态势应有所区别。男性步伐矫健、稳重、刚毅、洒脱、豪迈，好似雄壮的“进行曲”，气势磅礴，具有阳刚之美，步伐频率约每分钟100步；女性步伐轻盈、玲珑、贤淑，具有阴柔秀雅之美，步伐频率约每分钟90步。

6. **注意步韵** 跨出的步子应是全部脚掌着地，膝和踝不可过于僵直，应该富有弹性，膝盖要尽量绷直，双臂应自然地轻松摆动，使步伐因有韵律、节奏感而显优美、柔韧。

7. **正确地行走** 上半身的稳定与下肢的频繁规律运动形成对比和谐，干净利落、鲜明均匀的脚步形成节奏感，前后、左右行走动作的平衡对称，都会呈现行走时的形式美。

（二）社交场合中常用的行姿

1. **给客人做向导时** 应走在客人的左侧前方约1 m的位置。本人的行进速度须与客人的行进速度相协调，不能走得过快或过慢。行进中一定要处处以对方为中心，经过拐角、楼梯等，要有及时的关照提醒。

2. **上下楼梯** 礼让客人，上楼时请客人先行，下楼时请客人后行。

3. **进出电梯** 以礼相待，请客人先进、先出。服务人员站在门口礼让对方，并顺势做出“请”的动作。

4. **出入房门** 引领客人出入房门要先通报，要以手开门及关门。要反手开门及关门，面向他人，礼让客人，请对方先进、先出，要为客人拉门或推门。

二、禁忌行姿

1. 行走时上半身保持站姿标准，大腿动作幅度要小，不得在行走时出现明显的“内八字”“外八字”。

2. 几人同行时，不要并排走，以免影响他人通行。如确需并排走时，不要超过三人，并随时注意主动为他人让路，切忌横冲直撞。

3. 在走廊行走时，一般不要随便超过前行的客人。如需超过，首先应说“对不起”，待客人让开时，说声“谢谢”，再轻轻穿过。

4. 行走时不得哼歌曲、吹口哨、边走边吃或跺脚，不可把手插进衣服口袋里，尤其不可插在裤袋里。

5. 不可左顾右盼，不可无精打采、身体松垮，不可摆手过快、幅度过大或过小。

下载资源：
考点：行姿的基本礼仪要求

➢ **考点：**行姿的基本礼仪要求。

第五节　蹲　姿

蹲姿即下蹲的姿势，用于拾取落地物品或低处物，是人处在静态体态的一种特殊形态，是护士在工作中捡拾掉在地上的笔、纸等物件时常用的一种姿势。蹲姿的运用要注意典雅而不失风度。在公共场所，女士穿裙装下蹲时，如果两腿分开过大或臀部撅起，都是十分不雅观的姿态，所以掌握正确的蹲姿尤为重要。在护理工作中，护士需要捡拾地上某物时，弯腰、俯首、撅臀等姿势都是不雅观、不礼貌、极不规范的姿势。

一、基本蹲姿

规范的蹲姿要求：挺胸，收腹，站在需要被捡拾的物品一侧，一脚在前，一脚在后，或并住双脚站在需要被捡拾物件的一侧，一脚稍向后退半步，眼睛俯视需要捡拾的物件，用物品所在一侧的手背从腰际向后下方滑下。女士穿裙装时，可用一手从身后向下捋平裙摆或衣服下摆，两腿一前一后同时屈膝下蹲，前面的脚全脚掌着地，小腿基本垂直于地面，后面的脚足跟提起，脚掌前部着地，臀部向下，上半身略前倾，左手轻放于左膝上，右手拾物，然后起立站稳，开步向前（图 3-7）。

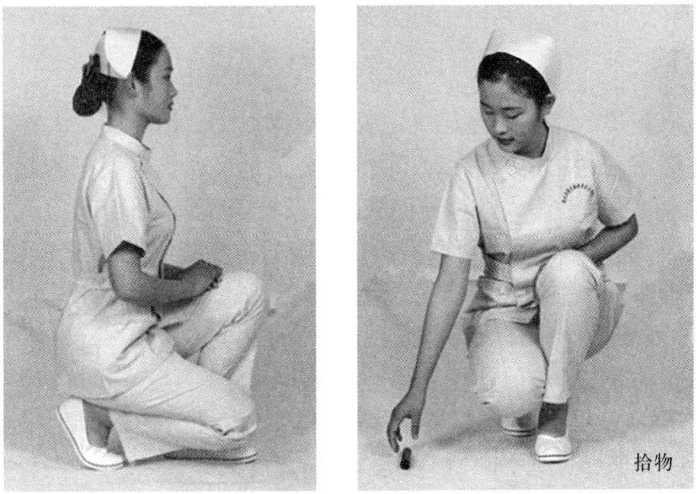

图 3-7　蹲姿

如果正前方或后面有人，应注意不可正对或背对其他人，应侧身蹲下。这样的蹲姿是较为典雅、优美的下蹲方式。在日常生活中，蹲下捡拾物品或者系鞋带时一定要注意自己的姿态，尽量迅速、美观、大方。若用右手捡拾物品，可以先走到物品的左边，右脚先后退半步再蹲下来。脊背保持挺直，臀部一定要蹲下来，避免弯腰翘臀的姿势。男士两腿间可留有适当的缝隙，女士则要两腿并紧，穿旗袍或短裙时需要更加留意，以免引起尴尬。

二、禁忌蹲姿

采取蹲姿拾取物品时，注意上半身尽可能保持直立。以下几种蹲姿是社交所禁忌的。

1. **禁忌在直立状态下低头弯腰捡拾物品**　直立后再低头弯腰，必然会将臀部高高翘起，这种姿势不但显得非常没有教养，而且有失典雅，尤其是着裙装的女士，这种姿势有伤大雅。

2. **禁忌面对他人近距离下蹲拾物**　在和他人距离太近的地方下蹲拾物，一则会让他人感觉不方便，再则自己也会感觉别扭和尴尬。

3. **禁忌背对他人下蹲拾物**　这样做对别人不够尊重。

4. **双腿平行打开下蹲拾物**　此姿势因像在蹲洗手间，故称“洗手间姿势”，这样的姿势同样有失文雅，为公共场所下蹲拾物的禁忌姿势。

下载资源：
考点：蹲姿的基本礼仪要求

➤ **考点：**蹲姿的基本礼仪要求。

第六节　护理工作中的举止礼仪

护士是人类健康的维护者，是患者生命安危的保卫者。护士端庄稳重的仪容、和蔼可亲的态度、训练有素的行为、优雅大方的举止，不仅反映了护士的外在美，更在一定程度上反映其内心的境界和情趣。同时，护士庄重、优雅、大方的行为举止也是仁爱、温和、善良、热情的“白衣天使”形象的真实写照，更是护士职业道德的反映和工作环境的需要。护士在护理工作中应注意保持优雅和规范的仪态，尊重自我，展现良好的自我形象及职业形象。

护理人员的基本仪态要求：站立有相，落座有姿，行走有态，即要求做到文明、优雅、敬人。所谓文明，就是要求举止自然、大方、高雅脱俗，能体现自己良好的文化教养。所谓优雅，则是要求仪态美观，得体，适度，不卑不亢，赏心悦目，风度翩翩，颇具魅力。所谓敬人，是要求仪态礼貌，礼让他人，体现出对他人的尊重、友好与善意。

一、站立有相

优美的姿态是以正确的站姿为基础的。站姿也称立姿、站相，是人在站立时所呈现的姿态，是人的最基本姿态。通常说，它是一种静态美，是培养优美仪态的起点，是发展各种动态美的起点和基础，能反映一个人的精神面貌和气质修养。平时形容男子站姿美是“立如松”，形容女子站姿美则是“亭亭玉立”。可以看出，正确的站姿能给人以庄重大方、精神奕奕、蓬勃向上的印象。护士在工作中应始终保持规范、稳重、健康、充满朝气而又不失谦逊的站姿，不仅要挺拔，还要优美典雅，端庄大方，展现出仪态美。

护士的站姿应该显示出护士的礼貌、谦逊、稳重、端庄、挺拔和教养。

1. **女性护士站姿**　站姿总体的要求是：头正、颈直、挺胸、立腰、收腹、提臀。根据不同的目的，对站姿的要求也有所不同。

（1）基本站姿

1）目的：适用于同事之间的交流。

2）要求：站立时挺拔、端庄。头正、颈直、下颌微收；两肩以扩胸运动将胸部扩开时，肩部以外展的方式摆放并保持下沉；手臂自然垂放，手指自然弯曲；足跟靠紧，足尖自然分开呈八字位，重心落于双脚前脚掌中间；双目柔和，平视前方且面带微笑。这种姿势对男、女皆适用（图 3-8）。

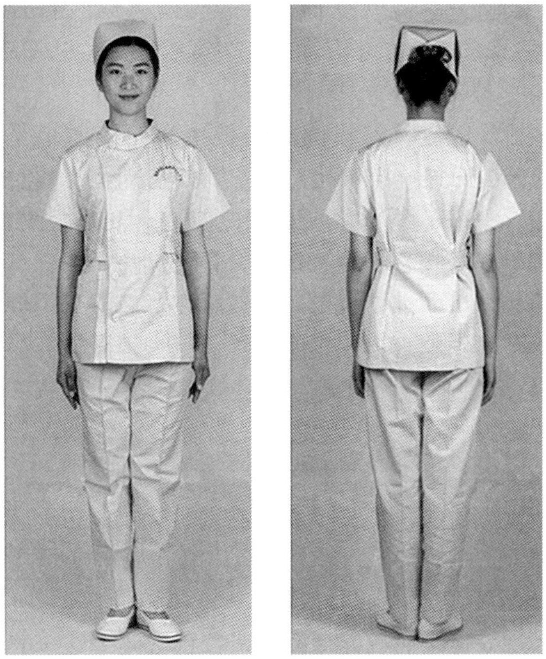

图 3-8 女性护士基本站姿

（2）标准站姿

1）目的：适用于迎送患者、前台导诊、科室大查房、早上交接班等。

2）要求：在基本站姿的基础上，双手在腹前交叉，掌心向内，以右手在上为宜，双手手指并拢，中指重叠，手指垂直向下，给人以修长、纤细之感（图 3-9）。如为男性护士，双手可在背后交叉，以右手轻握左手手腕，双脚打开站立，与肩部同宽。

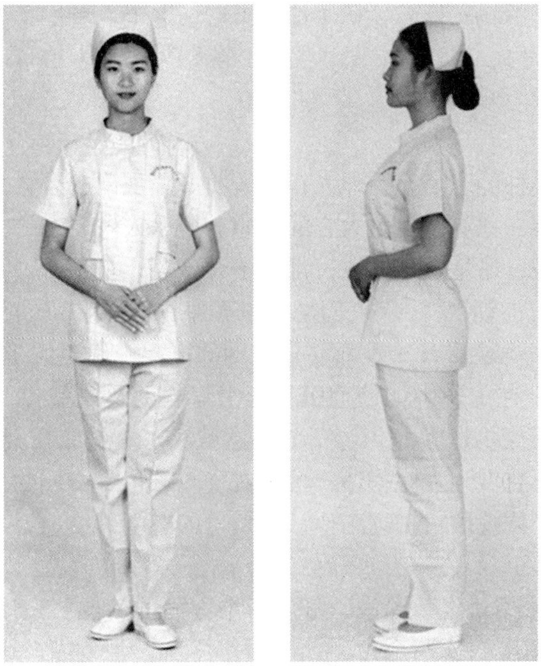

图 3-9 女性护士标准站姿

（3）沟通站姿

1）目的：适用于同事之间或护士与患者之间的沟通及交流。

2）要求：在基本站姿的基础上，右手与左手轻握于上腹前，手指自然弯曲，手腕下压，手掌微微上扬，掌心朝下。双脚打开成“V”字型或“丁”字型。如为“丁”字型，重心落于前方脚掌（图3-10）。

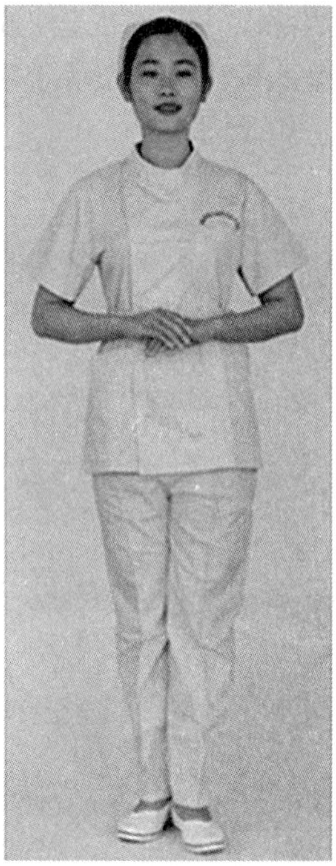

图3-10　沟通站姿

2. 男性护士站姿　要求稳健、挺拔的男性护士的站姿要求是“站如松”，站立时一般应两腿分开，双脚平行站立，与肩同宽（间距最好不超过一脚的距离），头正，颈直，双眼平视前方，下颌微收，面带微笑，双肩放松，挺胸、立腰、收腹、提臀，脊背挺直，双臂自然下垂，手指呈自然弯曲，虎口向前；也可以将双手在背后或下腹前部交叉，右手轻握于左手上，双腿直立，足跟并拢而足尖稍微打开呈45°～60°，或两腿分开，双脚平行与肩同宽，身体的重心落于脚掌上，给人以稳健、挺拔之感。

3. 不雅的护士站姿

（1）全身不够端正：站立时头颈不正、双肩不平、臂曲背弓、胸凹腹凸、翘臀屈膝或双手插在口袋里，懒洋洋地倚靠在墙上或椅子上，双腿抖动，皆为不良姿态。

（2）双腿叉开过大：站立过久感到疲惫时，可以稍微调整站立的姿势，双腿可以适当分开多一些。但在他人面前双腿叉开过大或双腿交叉都不美观，尤其是身着裙装的女性护士，在他人面前叉开双腿，不但有失女性的婉约美丽，还有暴露底裤的危险，会让人觉得轻浮、粗野，影响自身形象。

（3）手脚随意乱动：人在站立时，双手下意识地做些小动作，如玩弄衣服、医疗器械（听诊器），咬手指甲，蹦蹦跳跳，用足尖乱点乱划，双脚踢来踢去，用脚去勾东西、蹭痒，脱下鞋子把脚“解放”出来，或是半脱半不脱，脚跟踩在鞋带上，脚一半在鞋里、一半在鞋外等，不但显得拘谨，给人缺乏自信之感，而且也有失仪态的庄重，是站姿时需要禁忌的。

（4）表现自由散漫：若站立过久，在条件许可的情况下，可以坐下来休息片刻。站立时忌站没站样，随意扶、拉、倚、靠、趴、蹬、跨等，显得无精打采，自由散漫。

二、落座有姿

坐姿与站姿同属于一种静态姿态，即人在就座时所呈现出的姿势。正确、规范的坐姿要求端庄而优美，给人以文雅、稳重、自然大方的美感。坐是人体姿态的主要内容，不论是伏案学习、参与会议、会客交谈，还是娱乐休息，都离不开坐姿。坐是一种举止，便有美与丑、优雅与粗俗之分。俗话说“坐如钟”，要求人们坐下时如座钟一般腰背端直，坐得端正、稳重、温文尔雅，上半身挺直，下颌往后收，颈部要直，胸部挺起。优美的坐姿让人觉得安详、舒适、端正、舒展大方。而护士在工作中如处理医嘱、书写病例及填写各种记录单时都必须维持坐姿，这便要注意表现出特定的服务意识，不能随意就座，更不能在就座时流露出懒散、倦怠、无精打采的行为和举止，要做到入座得体，落座有姿。端正、安详的坐姿不仅有利于我们的身体健康、减少疲劳，还能体现出对护理工作认真负责的态度，给患者建立一种信任感，体现出护士的职业静态美。

正确的坐姿一般要兼顾角度、深浅、舒展3个方面的问题。角度，即坐定后上半身与大腿、大腿与小腿形成的角度。这两个角度均有大小之分，坐姿因此大有不同。深浅，即坐下时臀部与座位所接触面积的多少。以此而论，坐有深坐、浅坐之别。舒展，即入座前及入座后手、腿、脚的舒张及活动程度，其舒展与否往往与交往对象相关，可间接反映双方关系。

1. **女性护士坐姿要求**　对女性护士坐姿要求是：优雅、规范地站在椅子前，右脚向后迈半步，轻轻触及椅子，右手手背从腰际向后下方滑下，捋平衣裙下摆，轻轻落座在椅面的前1/2 ~ 2/3处。落座后，双眼平视，嘴唇微闭，面带微笑，挺胸、立腰、收腹，重心垂直向下，双肩平正放松，两手掌心向下，相互交叠，置于并拢的大腿中部，小腿并拢，或平行摆放于椅子的一侧；亦可双脚一脚稍前，一脚稍后。女子入座尤要娴雅、文静、柔美、稳重大方。若穿裙子，则应注意收好裙摆（图3-11）。

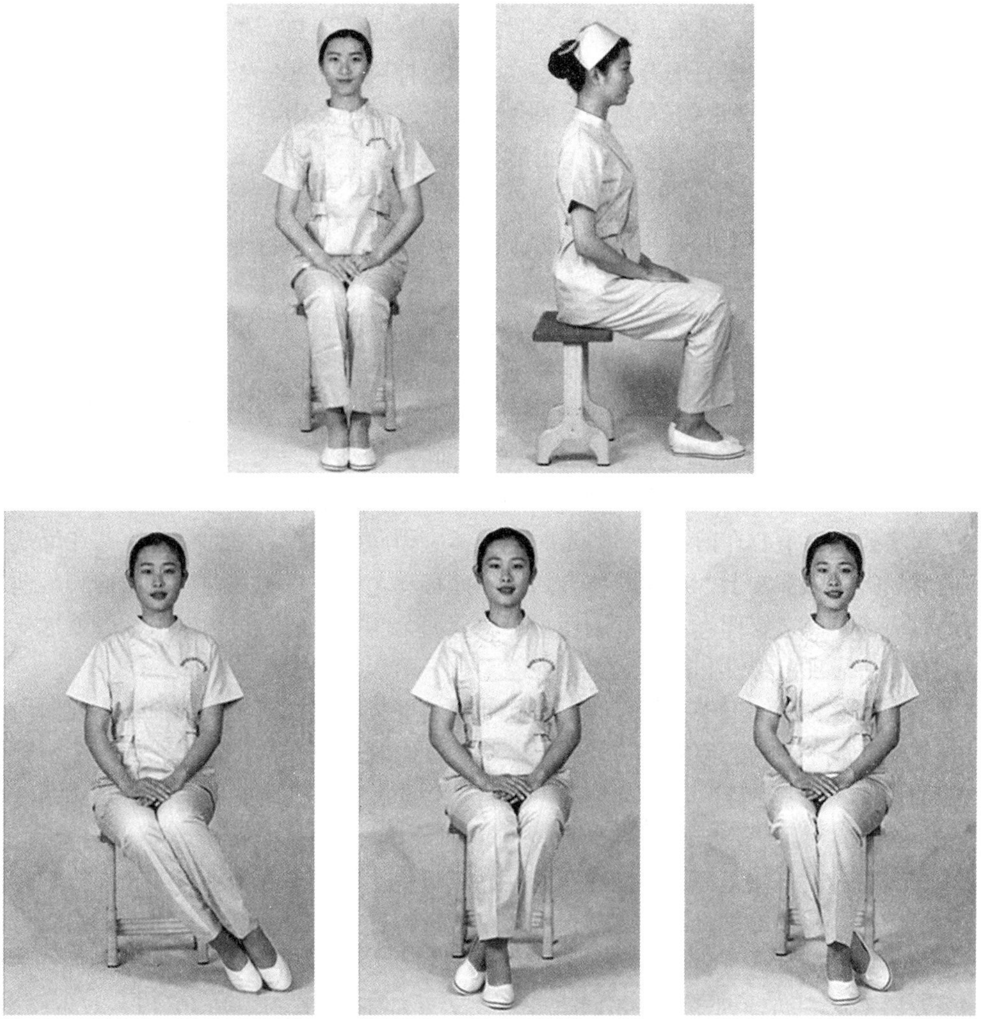

图3-11　女性护士坐姿

2. **男性护士坐姿要求**　对男性护士坐姿要求是"坐如松"。入座时，以稳重、和缓的步履，从容自如，镇定自若地走到座位前，轻稳地落座于椅面的2/3 ~ 3/4，坐落时上半身挺直，下颌微收，双眼平视，两腿分开与肩同宽，双脚平行自然摆放，双手放于两膝或椅子的扶手上，坐相稳重大方，表现出积极热情、自信豁达、尊重他人的良好修养。

视频：
护士规范的坐姿详解及示范

3. **不雅的坐姿**　在就座以后，身体各部分所呈现的下述姿势都是不符合规范的礼仪要求的。

（1）头部不正，仰头靠在座位背上，或是低头注视地面，左顾右盼，闭目养神，摇头晃脑，都是目中无人、不礼貌的表现。

（2）上半身不直，过分前倾、后仰、歪向一侧，或是趴向前方、两侧。

（3）双手端臂，双手抱于脑后，双手摸摸、碰碰、敲敲、打打，或将肘部支撑在桌上，或双手置于桌下，或双手夹在大腿中间。

（4）双腿敞开过大，在尊长面前高跷二郎腿，即将一条小腿交叉叠放于另一条大腿上或两腿伸开，反复抖动不止，或骑跨在座位上，或把腿架在其他高处。

（5）将脚抬得过高，以脚尖指向他人，使对方看到自己的鞋底，或将脚架到自己或他人的座位上，或以脚踩踏其他物体，并发出不协调的声响，或双脚脚跟着地，脚尖朝上，摇荡不止。

三、行走有态

行姿亦称走姿、步态，是指人在行走的过程中所形成的姿势，是以站姿为基础的、人们在运动过程中的姿态，它体现的是人类的动态之美和精神风貌。每一个人行走的姿态都反映着他的精神面貌及精神状况。当一个人拖沓着脚步走路时，通常是内心苦闷或身体不适；走路大步且快速，步子有弹性且有规律地摆动双臂，则表示这个人非常有自信并且内心愉悦、个性积极且友善。

从事护理工作时，护士离不开行姿。护士的工作大多数是在行走中进行的，所以护士的行姿体现护士职业的素养。

对行姿的总的要求是：背部挺直、下颌内收、挺起胸部、摆臂自然、步态轻盈、步幅均匀，即轻松、矫健、优美、匀速，做到不慌不忙，稳重大方。

1. **基本的行姿**　行走时，在正确的立姿的基础上，应全面、充分地兼顾以下 6 个方面。

（1）全身伸直，昂首挺胸：行走时，要面朝前方，双眼平视，头部端正，胸部挺起，背部、腰部、膝部要避免弯曲，使全身看上去如一条直线，有亭亭玉立或玉树临风之感。

（2）起步前倾，重心在前：起步行走时，身体应稍向前倾，身体的重心应落在反复交替移动的前面那只脚的脚掌之上，这样身体会随之向前移动。要注意的是，当前面的脚落地，后面的脚离地时，膝盖一定要伸直，并立刻使重心前移，全脚掌着地时再稍微松弛，就这样弛张有度，弹足有力，显现出弹性和韵律之美。

（3）足尖前伸，步幅适中：行走时，向前伸出的那只脚应保持足尖向前，不要向内或向外伸出，否则就形成了“内八字”或“外八字”步履。同时还应保持步幅大小适中，步幅即指行走中一步的长度。通常，正常的步幅应为一脚之长，即行走时前脚足跟与后脚足尖两者相距为一脚长。

（4）直线前进，自始至终：男性在行走时的双脚轨迹可以是两条平行线，在行走时要克服身体左右摇摆，并使腰部至脚部始终都保持以直线进行移动。而女性在行走时，双脚行走的轨迹大体上应当呈现为一条直线。

（5）双肩平衡，两臂摆动：行走时，双肩、双臂都不可过于僵硬、呆板。双肩应当平稳，力戒摇晃。两臂则应自然、一前一后、有节奏地摆动。双臂摆动时，手腕要进行配合，掌心要向内，手掌向下伸直，摆动的幅度以腋中线为中线，女性摆幅以腋中线前 30°，后 15° 左右为佳，男性在 35° 左右，不要双手横摆，或同向摆动。

（6）全身协调，匀速前进：行走时，大体上在某一阶段中速度要均匀，要有节奏感。另外，全身各个部分的举止要相互协调、配合，表现得轻松、自然。

2. **不同场合的行姿**　在不同的场所，行姿的步态要有所区别。工作时，步伐不宜过大，但要求频率稍快，不能以跑带走，只宜快步走；室内走，步伐轻而稳；散步时，步伐轻而缓；在婚礼庆典，步伐宜欢快轻松；丧礼中，步伐宜稳中缓慢。在医院里，护理人员的步伐应该避免拖脚走路或步声沉重，以免影响患者休息。巡视病房或者在病房进行治疗时，也要做到步履轻稳。在病房出现紧急情况时，应沉稳地加快脚步，步伐轻盈，表现出急患者所急的工作作风，使护理工作紧张有序，忙而不乱，增加患者的安全感。

3. **护士的行姿**　护士优雅敏捷，轻盈稳健的行姿给人以动态之美，充满朝气的精神状态也会对周围人产生很大的感染力。工作中，护士的行姿应该是步履轻盈，敏捷柔和，快慢适当，节奏分明，给人以灵气、帅气和朝气之感。男、女不同，风格有变，男子的行姿应步幅稍大，步伐应矫健有力，潇洒豪迈，展现阳刚之美；而女子的行姿则步幅略小，步伐应轻捷、娴雅、飘逸，体现阴柔之美。

视频：
护士规范的行姿详解及示范

（1）女性护士规范的行姿要求：在站姿的基础上，女性护士行走时应抬头挺胸，收腹提臀，足尖向前，步伐正直，行走轨迹应呈直线，弹足有力，柔步无声，步态柔美均匀，步幅为 36 cm 左右（通常为自己一只脚的长度），两臂前后自然摆动，前摆幅不超过 30°，后摆幅约 15°，即使遇到紧急情况，也不要慌乱狂奔，可轻盈机敏地加快步速，显示出成熟自信、忙而不乱的职业素养。

（2）男性护士规范的行姿要求："行如风"是对男性护士行姿的基本要求。起步时，上半身略向前倾，重心落在前面的脚掌上，双肩平稳，手臂伸直放松，手指自然弯曲，双臂前后自然摆动，前后摆幅以 30° ~ 35° 为宜，双眼平视，下颌微收，面带微笑。步幅适中，一般为自己一只脚的距离，步速一般为每分钟 100 步左右，步履稳健，给人以朝气蓬勃、积极向上的精神风貌。

4. **不雅的行姿**

（1）行走时目光游移不定，瞻前顾后：如走路时低头，眼睛看着地面或走路时东张西望，左顾右盼或反复回头注视身后，这些是不雅的行姿。

（2）"八"字步态：行走时双脚足尖朝内或朝外，形成明显的"内八字"或"外八字"样；走路时身体左右晃动，走路不成直线，如酒醉步态，或弯腰驼背、歪肩晃膀，或左右大幅度甩手，扭腰摆臀；步幅过大或过碎；行走时上、下颤动，用脚蹭地面发出较大的声响。以上行姿均会影响护士美好的"白衣天使"形象，在人际交往中也会影响良好的第一印象。

（3）行走时嬉笑、打闹，左顾右盼而言他；相互勾肩搭背、相互依偎；边走边吃零食，乱扔废物或随地吐痰；当手持物品而行进到病室门前时，用脚踢门；推治疗车行进时，一手拉动治疗车，一手插在衣兜中，使治疗车上物品发出过大的声响；行走时单手或双手插在衣兜中或裤袋内，显得懒散和过于随便。护士行走时应避免这些不文雅的行姿，以免影响护士高尚的职业形象。

四、护理工作中的仪态礼仪

在护理工作中，护士的举止礼仪不仅代表护士本身的素质，更关系到整个护理行业及医院的医德医风、院风院貌，同时也直接影响到护患关系及患者的康复。工作中，护士要做到稳、准、轻而不乱，护士的行为举止、仪表仪态都要给患者以美的感受，护士要用大方的举止、优美的动作让患者感到真诚和温暖，让他们进医院如进家，感受到像亲人般的温暖，保持愉快的心情，接受治疗和护理，使身体早日恢复健康。在日常的护理工作中，护士常见的行为包括持注射器、持无菌包、持持物钳、推治疗车、端治疗盘、推平车、推轮椅、持病历夹、鞠躬等，应系统地学习这些动作的规范要求。

（一）持注射器

1. **持注射器方法**　平持注射器时，针尖斜面朝上，示指固定针栓，拇指和其他手指自然地舒展开来，稳稳地持住注射器的空筒；排气时，一手在平持注射器的基础上，将注射器垂直持住，针尖朝上，双眼平视注射器，另一手轻托注射器的活塞柄，轻轻往上推动活塞排尽空气。持注射器时，手指不可触及注射器的针尖、针梗及活塞。

2. **禁忌的持注射器的方法**　禁忌将整个注射器全部掌握在手里，或用 2 ~ 3 根手指松松地持住注射器，或不固定针栓甚至随意持放，或不轻托活塞而随意将注射器针尖向上。

（二）持无菌包

1. **持无菌包方法**　持各种无菌包时，均应将包平放在手里，仔细检查包布外的标签，如物品名称、灭菌日期、化学指示胶带的颜色，检查包布是否潮湿，是否霉变或被污染等，手指不可触及包布内侧的无菌面。

2. **禁忌的持无菌包的方法**　禁忌用手随心所欲抓起无菌包就走，或用一根手指或几根手指由包布内侧向外挑持。这些姿势不但不能保证无菌包的无菌状态，还会让人感觉到护士的轻浮与随便。

（三）持持物钳

1. **持持物钳方法**　持持物钳时，先将浸泡持物钳的容器盖子打开，抬举肘关节，前臂朝下，用拇指和无名指轻轻提起持物钳，使钳子的尖端朝下，轻拿轻放，不可使钳子尖端触及容器口边沿及消毒液没有浸泡的容器内壁。当需要用持物钳取放远处物品时，则需用手平稳地托住持物钳到所需取放的物品处，再用正确、规范的动作将持物钳取出使用，使每一个动作舒缓有度，每一个姿势优雅标准。

2. **禁忌的持钳方法**　禁忌随意地从容器内提取钳子，禁忌钳子的尖端上、下划动，或动作粗鲁，或随时都有持物钳碰壁的声音，或单独提着持物钳夹取远距离的无菌物品等。

（四）推治疗车

护士推治疗车是在站姿或行姿基础上进行的，应保持车速适中，运行平稳、安全。

1. **推治疗车方法**　推车时，护士上半身挺直，微向前倾，双手扶住车边沿两侧，肘关节伸直，身体距离车边沿 5 ~ 10 cm，安静、平稳地向前推进。进入病房前，先将车停稳，然后用手轻轻推开房门，将车推入（图 3-12）。

2. **注意事项**　礼让患者，当护士推车与患者相遇时，应将推车推至一侧，让患者先行。进门时，先将车停稳于门前，用手推开门后，推车入室，然后将门关闭，推车至病床前，避免车行进时发出噪声。

3. **禁忌的推治疗车的方法**　禁忌用单手推着治疗车左右摇晃着走，或用单手拖着治疗车哐当哐当地走，或猛一用力，将治疗车推出很远，或用治疗车直接撞击房门等，这些姿势不但看起来不雅观，而且给病区制造了很大的噪声，甚至损坏相关的物品。

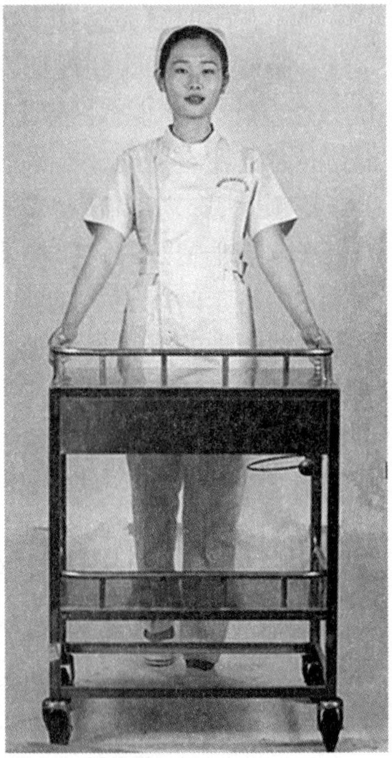

图 3-12　推治疗车

（五）端治疗盘

端治疗盘是护理工作中常见的姿势，要求做到节力、平稳、姿态优美。

1. **端治疗盘方法**　护士双手托住治疗盘中部，拇指和示指紧贴于治疗盘边沿，其他指分开，紧贴于治疗盘底部，护士双上臂紧贴躯干，肘关节约呈 90°，托起的治疗盘边沿距离前胸 5 ~ 10 cm。进入病房时，用肘部或肩部轻轻将门推开，端起或放下治疗盘时动作宜轻、稳（图 3-13）。

2. **注意事项**　端治疗盘行走遇人时，应向右侧礼让，盘不可倾斜，双手拇指不能伸进盘的内面，防止污染盘内的无菌器械和用品，盘缘不可触及护士服。端盘进入室内时，应该用肩或肘部将门轻轻推开。

3. **禁忌的端治疗盘姿势**　禁忌将手臂从治疗盘的上方环持于身体正中或一侧，或将治疗盘紧紧贴近胸部，或用手指抠住治疗盘的内面，甚至让治疗盘左右或前后晃动。这些姿势不但会污染治疗盘内用物，使盘内液体倾倒而出，而且有失护士的庄重和典雅。

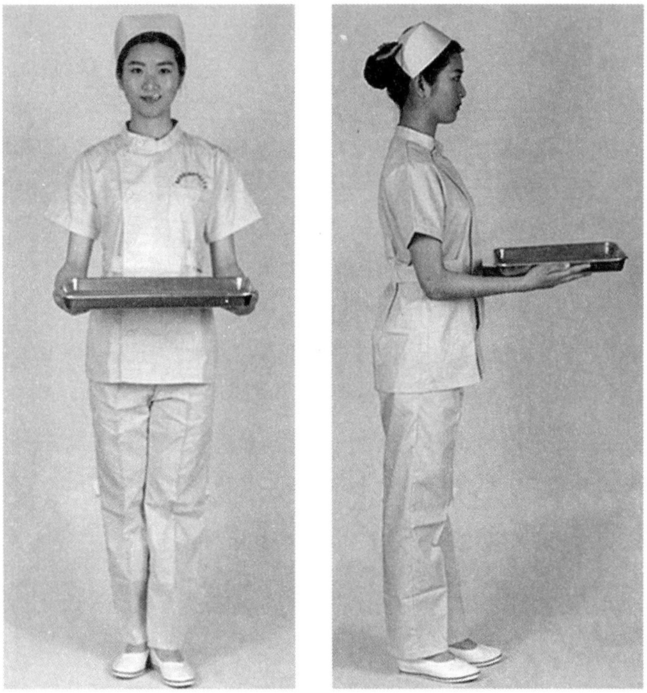

图 3-13　端治疗盘

（六）推平车、推轮椅

平车和轮椅适用于运送患者入院、检查、治疗、手术或转运。

1. **推平车、轮椅的方法**　护士在运送患者时，双手应稳稳地扶住平车的两边或轮椅的扶手，在行姿的基础上，身体略向前倾，稳步向前。

2. **注意事项**　使用平车运送患者，在上坡和下坡时，患者的头部应该处于高位，缓慢行进。在推送过程中，密切观察患者的病情变化，保证患者的安全。到达目的地后，先将平车或轮椅停稳，拉好刹车，轻轻推开房门后，再将平车或轮椅推进。

3. **禁忌姿势**　禁忌推平车时护士背部朝向患者，不注意患者的病情变化，或拉着患者疾步如飞，或推着患者左右摇晃。推轮椅时，禁忌护士自顾自地推送，不注意患者的病情，或下坡时不注意患者的重心，导致发生意外，也不可直接用平车或轮椅将门撞开，以免给患者带来不利或损坏相关物品。

（七）持病历夹

病历是重要的医疗文件，病历夹是护士常用的工具。在工作中，护士常持病历夹行走，规范的持病历夹姿势不仅能体现护士严谨的工作作风，也是护士职业礼仪的重要组成部分。

1. **持病历夹的方法**　护士左手从病历夹背侧环持病历夹，握住病历夹一侧上 1/3 处，屈肘将病历夹下缘轻轻靠在左侧腰部，与腰部呈 60° 左右，按基本站姿要求站立后，开步行走；也可以护士左手环持于病历夹的中部，使病历夹固定于手臂和身体之间，与身体呈 45°，另一手臂自然摆动，行走到目的地后，双手持病历夹闭合端，将病历夹递交他人或存放于病历架里。书写或阅读时，护士左手持病历夹一侧前 1/3 处，将病历夹放于前臂上，手臂稍外展，持夹上臂靠近躯体，右手可翻阅或书写（图 3-14）。

2. **注意事项**　不可随意拎着病历夹走来走去，持病历夹时不可做与治疗无关的事，在患者面前不要随便乱放病历夹。

3. **禁忌姿势**　禁忌用几根手指随便夹持病历夹，并前后晃动，或用双手紧紧将病历夹贴在胸口，显得机械而呆板。

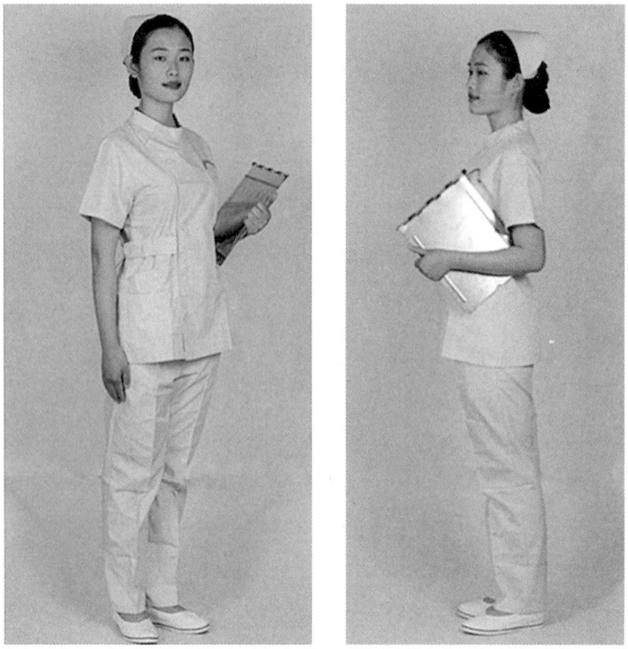

图 3-14　持病历夹

（八）鞠躬

鞠躬是一种礼节，它既用于庄严或欢乐喜庆的场合，也适用于一般的社交场合。护士在工作中同样也会用到鞠躬礼，诸如在颁奖大会上受奖的护士需行鞠躬礼进行答谢；参加各种演讲或表演后需行鞠躬礼真诚谢幕；遇到上级领导时护士稍稍侧身需行鞠躬礼以示敬意；参加各种护理操作考核需行鞠躬礼以示对评委的尊重等。行鞠躬礼在姿态上并不是千篇一律的。

1. **恭敬的鞠躬礼**　表现为“三鞠躬”，行礼者规范地站着，目光平视，双手中指相叠，十指并拢，垂直向下，拇指交错，随鞠躬而向下滑行，行礼时上半身向前倾斜 15° ~ 90°。身体的前倾幅度视行礼者对受礼者尊敬的程度而定，越是尊敬对方，行礼时身体前倾的幅度就越大，鞠躬后慢慢恢复站立姿势，连续鞠躬 3 次，故名“三鞠躬”。

2. **普通的鞠躬礼**　主要用于日常见面时。行礼时，不同的鞠躬幅度代表不同的意思。

（1）15°：表示问候。交错而过时，规范站立，面带微笑，头和上半身稍稍前倾 15°，再恢复站姿，意即问候。

（2）30°：表示感谢或迎送。在感谢某人或迎送客人时，将头和身体向前倾斜 30° 行鞠躬礼，以示对他人的尊敬。

（3）45°：表示非常感谢。表示非常感谢时，在规范站姿的基础上，头和上半身向前倾斜 45°，眼神从对方面部下滑，停留在距离自己足尖 1.5 m 的地方，真诚而虔诚（图 3-15）。

总之，举止是传递信息的一种姿势，是显现雅、俗的重要标尺。良好的举止在礼节上是一种文明修养的表现，也是一个人良好素质的反映。在社会交往中，对于雅、俗的表现与显露，举止是一个重要的衡量标志。

下载资源：
考点：护士的站姿、坐姿、行姿仪态礼仪规范要求；端治疗盘、推治疗车的持物规范要求

➢ **考点：** 护士的站姿、坐姿、行姿仪态礼仪规范要求；端治疗盘、推治疗车的持物规范要求。

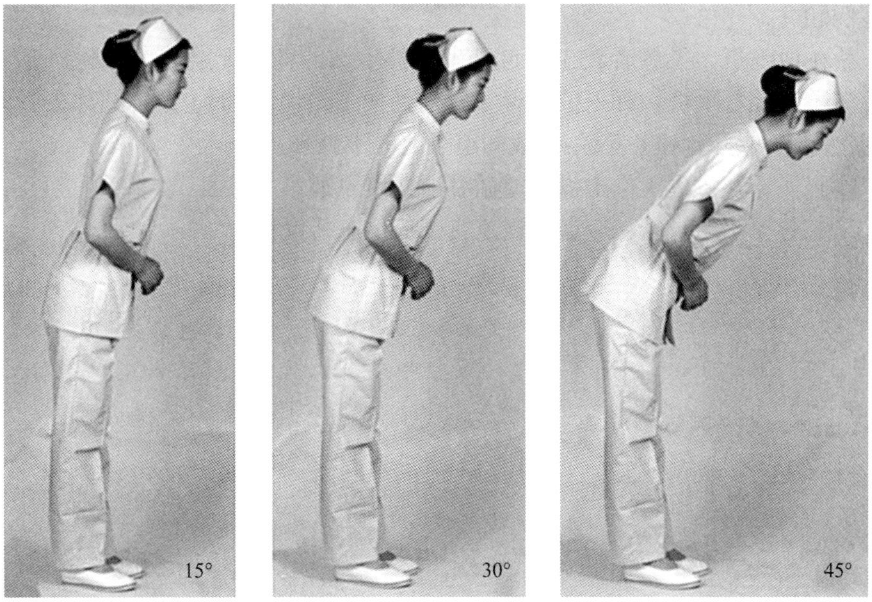

图 3-15　鞠躬礼

自测题

一、选择题

1. 关于护士在工作中坐姿的叙述，错误的是（　　）
   A. 坐在椅子的前部 1/2 ~ 1/3 处　　B. 上半身挺直，抬头
   C. 两膝并拢，双脚并拢　　D. 双手交叉相握于腹前
   E. 目视前方，下颌微收
2. 站姿应自然、得体、优雅，否则有失庄重的仪表。下列哪种做法应避免（　　）
   A. 挺胸、收腹，目视前方
   B. 双手自然垂放或插在口袋中
   C. 双手叠放或相握于腹部
   D. 双脚与双腿并拢或呈现“V”“T”字形
   E. 站立时头、颈、腰成直线
3. 护士在推治疗车时，其重心应当集中于（　　）
   A. 下肢　　B. 前臂　　C. 脚　　D. 手　　E. 腰
4. 护士在捡拾物品时，为了节力、美观，下面叙述不正确的是（　　）
   A. 屈膝蹲位　　B. 上半身弯腰下去捡拾物品
   C. 双脚前后分开　　D. 护士服下缘不能触地
   E. 上半身保持正直
5. 护士基本站姿取正立位时，双足尖之间的张角约为（　　）
   A. 15°　　B. 30°　　C. 45°　　D. 60°　　E. 90°

二、简答题

1. 简述站姿的要领。
2. 简述护士在入座时应遵循的原则。

三、案例题

护士小晶在值晚班，见患者较少，自己坐在护士站的椅子上跷着二郎腿，上半身趴在办公桌上，懒洋洋地玩着手机。有一位患者家属走到护士站说："护士，麻烦你去看看3号床患者。"小晶仍然趴在桌子上对患者说："我知道了，等下就来。"

思考：1. 该护士在护理工作中没有遵循哪项礼仪原则？

2. 如你是当班护士，应如何规范自己的仪态礼仪？

（张自珍　夏　霖）

第四章 护士工作礼仪

思政之光

思维导图

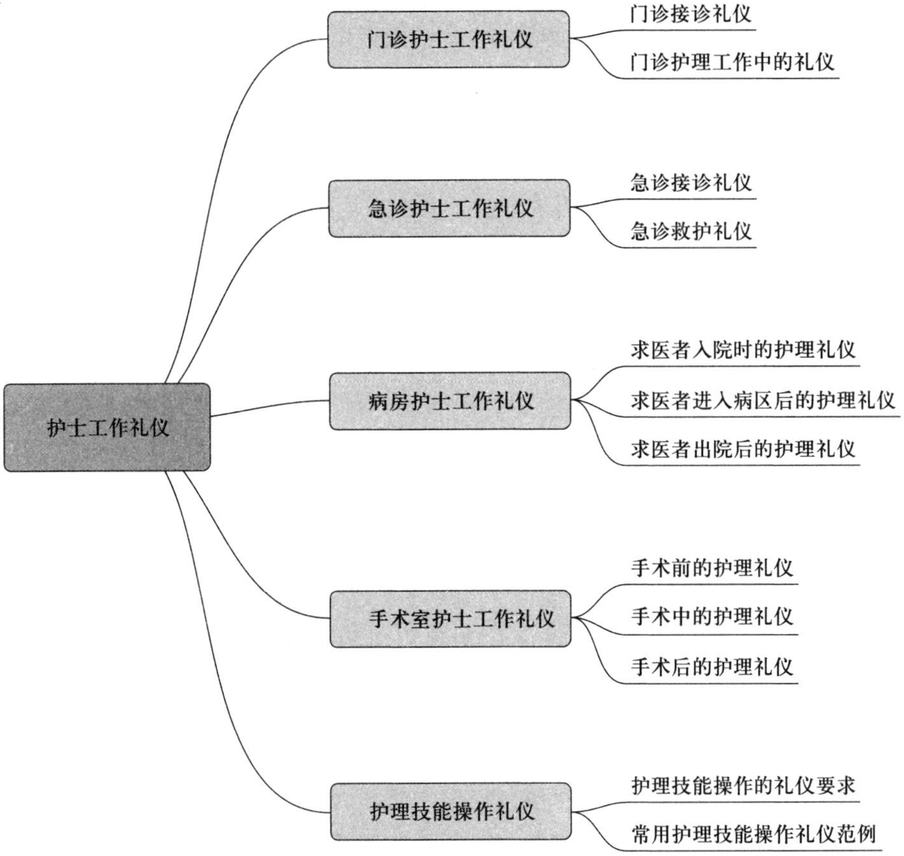

学习目标

1. 掌握门诊、急诊、病房、手术室护士工作礼仪的基本要求。
2. 熟悉门诊接待和治疗中的礼仪规范，进行门诊接待和治疗工作。
3. 了解急诊护理工作礼仪，高效开展急诊护理工作。
4. 正确运用礼仪规范为入院、住院、出院患者开展护理工作。
5. 正确运用礼仪规范为手术患者开展护理工作。
6. 始终以礼仪标准规范在护理工作中的言行、举止和操作。

第一节 门诊护士工作礼仪

案例 4-1 某日下午，一位家长带其孩子到注射室注射狂犬病疫苗。当时护士正在打电话，讲了很久才接诊。护士问家长上次注射部位，家长回复是左手后，追问护士此次注射部位，但护士回复时态度差，在翻找资料时动作慢，在打针前没解释，导致孩子惊跳起来，事后护士也没说明注意事项，故家长前来投诉。

思考： 1. 门诊护士哪里做得不对？应如何做？

2. 在门诊工作应注意哪些礼仪？

门诊是医院面向社会的窗口，是患者来医院就诊的第一站。医护人员的言谈举止及工作质量反映出一个医院的整体水平和精神面貌，也会给患者留下非常深刻的印象。护士是患者进入医院的第一接待人，在门诊与患者接触最多的也是护士，所以门诊护士是医院的形象使者，肩负着沟通医患关系、展现医院形象的重任。患者来医院就医，面对医院陌生的环境，难免会产生孤独感和恐惧感，此时患者最希望得到医护人员的理解和关心，因而他们对医护人员的言谈、举止、表情甚至下意识的动作都非常敏感。因此，门诊护士必须有端庄稳重的仪表、和蔼可亲的态度、高雅大方和训练有素的举止、良好的交际礼仪修养，为更好地服务于患者奠定良好的基础。

一、门诊接诊礼仪

（一）接诊礼仪的基本要求

1. **仪表端庄稳重** 护士的仪表应文明端庄，做到着装得体，不化浓妆，不戴首饰，燕式帽佩戴端正，梳妆整齐、短发不过衣领、长发需盘髻，工作服清洁、平整、无污渍、无缺损，佩戴的胸牌清晰、端正，站、坐、行、蹲及操作的动作规范优美。这些都可增加患者对护士的信任，给患者留下良好的第一印象。

2. **态度热情主动** 在门诊工作的护士应热情、主动地为患者服务，即主动迎接、主动问候、主动询问、主动接诊、主动导医、主动帮助、主动服务、主动配合。热情、主动的服务可消除患者的陌生感和恐惧感，给患者留下良好的第一印象。

3. **语言规范礼貌** 护士与患者接触时必须做到语言文明、礼貌、规范，表达准确；语气亲切、和蔼；语调柔和、悦耳；音量、语速适中，使患者能够听清楚。这是门诊护士最基本的礼仪要求，它有利于护患关系的融洽，增加患者的亲切感，消除患者对医院的恐惧心理。

4. **表情自然真诚** 护士与患者接触时，应面带微笑，目光热情、亲切、自然、真诚，表达出对患者由衷的关爱之情。护士热情地微笑，患者感受到的是热诚和欢迎；护士热情、慈祥的目光能使患者信心倍增、精神振奋。

（二）门诊导诊礼仪

1. **热情接待，主动介绍** 大多数患者会对医院有一种陌生感。患者有一种共同的心理需求，那就是希望能够得到重视、同情和理解，希望医护人员能主动与他们交流，希望了解医院的环境、医疗技术等相关问题，希望能马上见到接诊医生。尤其是在候诊室等候期间，患者容易产生焦躁情绪。此时，护士应理解患者的心情，在接待每一位患者时，应该主动、热情地与患者打招呼，询问是否需要帮助，合理安排和维持就诊秩序。如时间允许，可以根据患者关心的问题向患者介绍一些医院专科特色、专家诊疗特色及出诊时间以及宣传相关疾病预防的常识和基础知识等，营造一个温馨、友善、互助、有序的就诊环境，使患者感受到医护人员对他的关心和重视，从而增加患者对医护人员的信任感，消除陌生感。

2. **就医指引，提供方便**　患者从挂号开始，到就诊、做各种检查、取药、治疗等，需要经过几个不同的环节及场所，需要医护人员耐心、详细地给患者做好就医指引，以方便患者和减少患者不必要的麻烦。遇到行走不便的高龄患者或病情较重的患者时，导诊护士应酌情简化就医程序，予以关照，如主动协助患者挂号并护送患者到诊室等候，必要时用轮椅或平车护送，或主动向其他待诊患者做好解释，征得理解及同意后，协助患者提前就诊或做相关检查等。

3. **沟通协调，化解纠纷**　对前来投诉的患者，护士应稳定其情绪，耐心倾听其诉说，对由于医护人员行为不当引起的投诉，应向就诊者致歉，并做好解释工作，必要时请相关部门协助解决。如患者投诉时情绪激动，护士可亲切地安抚患者，给患者让座、倒水，并配以安慰性语言，如“您好！请问有什么可以帮助您的吗？”“您请坐，先喝点水，别着急，慢慢说。”护士应耐心倾听患者的诉说，认真记录。在患者陈述事件后，可说：“请您放心，您的建议我会及时转告相关部门，不断改进我们的工作。”最后对患者说：“谢谢，请慢走。”事后及时向相关部门或上级汇报情况。

4. **准确介绍，配合救治**　随着医学事业的飞速发展，人们对就诊的要求不断提高。这就要求导诊护士要具备一定的综合素质。必要时，护士不仅要向患者介绍医院的环境、设施、科室分布等情况，还要介绍各科室的新技术、新业务以及各科疾病的基本特征、好发部位、临床表现等医疗知识，介绍各科的常规检查价格，常用药的价格、药理作用及用药后的不良反应，各项检查之前的准备及注意事项。在与患者的接触中，要先敏锐地了解患者的病情，以最快的速度了解患者的需求，严密观察患者的病情变化，以准确地确定到哪个相关的科室就诊，最大限度地缩短患者就诊时间。同时对一些急危重症患者要及时、准确地发现情况，尽快与相关科室联系，施行相应的抢救，为急救赢得时间，配合医生进行抢救。护送危重患者到各科室就诊，既能挽救患者生命，又可避免医疗事故的发生。

音频：
知识拓展：门诊护士“四心”

5. **健康宣教，耐心解释**　患者在候诊室候诊时，护士可利用候诊时间，采用口头、电视录像、图片、板报或赠送宣传小册子等形式开展健康教育，对患者提出的各种问题给予耐心解释和说明，主动与候诊患者进行沟通，询问是否有需要帮助的事情。对候诊时间较长、情绪烦躁的患者，应给予理解，并语言安慰：“请您再耐心等一会儿，今天患者确实很多，我们会尽快安排的。”切不可置之不理，冷漠对待。

二、门诊护理工作中的礼仪

到医院就医的患者中有相当一部分是在门诊接受治疗的，在为患者进行护理的过程中，除了规范、娴熟的操作外，还应注意工作中的文明礼貌。

1. **治疗前科学解释**　进行护理操作前，应礼貌地对患者做一些关于治疗措施的科学解释，让患者了解治疗措施的意义，充分体现对患者知情权的尊重。例如，要给一位发热患者进行肌内注射退热药时，应这样向患者说明：“您好，您正在发热，长时间高热会消耗体内大量水分，同时会损害人的大脑，这对您的健康很不利，所以现在我要按医嘱给您注射退热药，这是阿尼利定（安痛定），退热效果比较好，请您把裤带松开，将裤子解下，让我来为您做肌内注射好吗？”注意，在整个治疗操作过程中，要求患者配合时一定要“请”字当先，不能以命令式的口气对患者说话。

视频：
肌内注射

2. **治疗中礼貌冷静**　进行护理操作时，既要严格执行操作规程，又要做到动作轻柔、神情专注、态度和蔼。当患者配合治疗结束后，还应当向患者致谢，并给予适当的安慰。如“谢谢您的配合。您现在需要好好休息，用药后一会儿就会感觉好些的，请不必担心。如果有什么不适可随时叫我。”整个操作过程中，都应注意保持举止有度、言谈有礼，即使遇上某些患者挑剔、为难，也要保持冷静，具有耐心，始终以礼相待。

3. 治疗后嘱咐送别　患者在门诊治疗结束离开前，除了必需的医嘱交代外，还需礼貌地关心、嘱咐患者注意保重身体，给患者留下急需帮助时的联系方式，把患者送到诊室门外，送上几句祝福、送别的礼貌语，如“您请走好，注意按时服药，保重身体，有不适请随时与我们联系或来诊，药袋上有我们的联系电话。祝您早日康复！”让患者来时痛苦、焦虑，去时舒畅、满意。

音频：
考点：门诊护士工作礼仪

➢ **考点：**门诊护士工作礼仪。

第二节　急诊护士工作礼仪

案例 4–2　某患者白天腹部隐痛，未予重视。晚上腹痛加剧，妻子陪同其来到医院急诊。医生按常规接诊，需行血常规和腹部超声检查。近 20 分钟后，患者腹部疼痛没有缓解，患者妻子责问护士，为何不给予打止痛药？值班护士小张未将治疗程序告知患者，回答说：“你说得轻巧，病都没弄清楚，止痛针打下去，掩盖了病情，误诊了你负责啊！”患者妻子打电话向院部投诉。

思考：1. 急诊接待时，护士应遵守哪些礼仪？
2. 值班护士应该怎样做才是正确的？

急诊患者是随时可能发生生命危险的特殊个体，患者和家属大都有紧张、焦虑、恐惧的心理，他们把每一丝生的希望都寄托在医护人员的身上。急诊护士作为首先与患者及家属接触的医护人员，她的工作不仅直接关系到患者对医院的信心，也关系到患者生命的转归。所以，一名优秀的急诊护士，不仅要以高尚的思想品德、良好的心理素质和精湛、熟练的护理技术取得患者的信任，还要以优良的身体素质和礼仪修养及沉着冷静、敏捷果断的工作作风来完成急诊护理工作。

一、急诊接诊礼仪

（一）安慰解释，稳定情绪

急诊患者由于病情急，来势猛，缺乏心理准备，从而情绪紧张、惊恐不安。护士应在紧张的环境中积极果断、快速有序地开展救治工作。护士要富有同情心，以简洁明了的语言给患者和患者家属以必要的、适当的安慰和解释，尽快使患者和患者家属消除紧张情绪，以利对病情做出进一步处理。如“您好，您哪儿不舒服？”“您好，您别着急，请您简单谈一下发病的经过。”“不要紧张，到了医院，我们都会尽力来帮助您的，您放心。”

（二）抓住时机，果断处理

急诊护士对患者的病情有了大致的了解后，应立刻实施必要的救治措施，抓住抢救的最佳时机，积极救治。救治工作的方法要正确、决策要果断、措施要得力，充分体现护士处理问题的针对性、及时性，增强患者对护士的信任感。

（三）紧急不失礼节，有效沟通信息

急诊患者心理活动比较复杂，伴有一定的紧张和绝望感，如果护士再表现出紧张和慌乱，无疑会加重患者的紧张和恐惧情绪，使患者丧失生存的信心，所以急诊护士态度要更为温和、

礼貌，繁忙中仍不失礼节，表情自然、从容，语言礼貌、诚恳。急诊护士在实施紧急抢救的同时，还应注重与患者进行沟通，了解他们的需求，给予亲切的安慰。待患者病情稳定后，动态关注患者的心理变化，以精湛的急救技术和良好的沟通技巧来赢得患者和家属的信任。同时还要注意，在进行暴露性操作时，要保护好患者的隐私，对清醒患者要适当地进行解释、安慰和遮挡，如“现在需要导尿，我帮您把裤子解下来，我会为您遮挡好，您别紧张。”

二、急诊救护礼仪

急危重症患者一旦入院，应该迅速地铺设“绿色通道”。急诊护士应将平时学习、积累的知识和经验充分发挥出来，在第一时间实施恰当的急救措施，做到稳中求快，忙而不乱。

（一）急而不慌，忙而不乱

急诊工作具有紧急性和不稳定性，应随时做好救护的物品和心理准备。物品准备要做到“五定”，即定点放置、定人保管、定数量品种、定期消毒灭菌、定期检查维修。熟悉抢救设备的性能和使用方法。救护时应具有较强的应变能力，要做到沉着应战，临危不乱，始终保持急而不慌、忙而不乱、从容礼貌的工作态度，以稳定患者和家属的情绪，争取得到他们更好的配合，有利于进一步实施救护。

（二）团结协作，密切配合

急诊救护涉及医疗、护理、实验室检查（化验）、放射、收费、药房及行政等多个方面，这些工作往往是一环扣一环的。在涉及多个科室的合作救护时，护士应协助做好各科之间的协调工作，以救治患者为中心，相互间紧密配合、团结协作。在救治过程中，护士应以大局为重，服从救护工作的安排，注重同事间的文明礼貌，互相理解、互相尊重，不要因言语不慎、行为过激而伤害同事感情，影响对患者的抢救。

（三）缩短抢救时间，稳定患者情绪

尽量安排检查、治疗和护理操作相对集中地进行，避免医疗救治时间的拖延，减少患者的痛苦与潜在危险。使患者尽可能处于安静、舒适的状态，安抚患者的心理，缓解其紧张情绪，以达到最佳治疗效果。

（四）及时通报，消除顾虑

尊重患者及家属的知情权，及时向他们解释或通报病情、治疗方案和预后，耐心倾听家属的诉说，对其提出的疑问及时予以解答，尽量消除其顾虑，促进相互理解。注意保护患者的隐私，维护其身心的完整性，促进患者的康复。对因抢救无效死亡的患者，应做好家属的心理疏导，严肃、认真地做好死者的善后护理，体现出对死者的关爱、同情与尊重。

音频：
知识拓展：急诊护士与急诊患者的沟通技巧

（五）给予理解，获得支持

由于患者起病急、病情重，家属往往在短时间内无法接受当前的现实，常表现出焦虑、坐立不安，极度担心亲人的病情，急于了解患者的一切相关信息，甚至想亲临急救现场等。此时护士应充分理解家属焦急的心情，在抢救的同时，给予患者家属适当的安慰，切忌态度生硬，要耐心解答家属提出的各种问题，对家属的过激言行要冷静对待、充分理解。为保证抢救秩序，劝说家属及护送人员在急救室外和家属休息室等候，并及时通报患者的病情。在特殊情况下，可让家属陪伴患者，消除患者的孤独感与无助感，使患者心理得到支持。指导患者家属如何配合医疗护理工作及对患者给予关心与支持。如果有可能因抢救无效患者死亡，应事先通知家属，使他们有一定的心理准备。

音频：
考点：急诊护士工作礼仪

➢ **考点：**急诊护士工作礼仪。

第三节　病房护士工作礼仪

案例 4–3　患者，男，52岁。患者入院前1日大量饮酒，餐后即感上腹不适，1小时后出现持续性中、上腹痛伴阵发性加剧，恶心，呕出胃内容物4次，约300 ml，遂来就诊，以“急性胰腺炎”收入院。患者常有应酬在外吃饭，饮食喜荤，不吸烟，喜饮酒。查体：T 38℃，P 100次/分，R 22次/分，BP 110/70 mmHg；精神萎靡，表情痛苦；腹软，中、上腹压痛明显，无反跳痛。近来工作较忙，担心住院影响工作。

思考：在住院期间，护士应如何鼓励和安慰患者？

病房是患者在医院接受进一步检查、治疗和护理的主要场所。住院患者有各种复杂的心理活动，护士作为病房内的主要医护人员，其言行举止会对患者产生重要的影响。所以护士应掌握各种不同情况下的护理工作礼仪，为患者提供优质的护理服务。

一、求医者入院时的护理礼仪

当患者需要进一步住院治疗时，护士应热情、礼貌地接待及宽慰患者，有利于缓解患者焦虑不安的情绪，使即将开始的医疗护理工作有一个良好的开端。

（一）指导办理入院手续

患者需住院检查或治疗时，护士应做到热情、亲切地接待，耐心、细致地指导。如指导患者或家属持住院通知单到住院处办理入院手续；指导患者及家属填写登记表格、缴纳住院押金等，并对患者患病的不幸表示同情和关心。应杜绝冷淡、漠不关心、不耐烦，甚至是冷眼相对、斥责患者及家属的态度和行为。

（二）护送患者进入病区

办理好入院手续后，门诊护士要电话通知病房护士，并护送患者进入病区。在护送过程中，护士应满腔热情地关心患者，嘘寒问暖，主动与患者沟通交流，为患者介绍病房情况，耐心、细致地解答患者或家属的提问，使患者能尽快地适应角色的转变。护送过程中，对能步行的患者可扶助步行；对不能行走或病情危重的患者，可用轮椅或平车护送，并根据病情安置合适卧位，护送过程中注意保暖，不中断输液或给氧，密切观察患者的病情变化，保证患者安全。送入病区后，护送人员还要礼貌、耐心、详细地与病房值班护士就患者的病情、物品进行交接，做到有始有终，服务环环相接。

二、求医者进入病区后的护理礼仪

护士文明礼貌的行为举止是实施整体护理的要求，是护士良好职业道德修养的体现。

（一）接待新入院患者的礼仪

1. 迎接新入院患者的礼仪　得知患者将进入病区，护士应在病区门口迎候，这样易使患者及家属倍感亲切和温暖。护士要和蔼地与患者打招呼：“您好，我们接到住院处通知了，让我来帮您拿东西。”当患者来到护士站时，办公室护士要起身迎接，面带微笑，一边安排患者坐下，一边给予亲切的问候并做自我介绍：“您好，我是办公室护士，请您先把病历交给我。”同时双手接过病历以示尊重。如同时还有其他护士在场，也应抬起头来，面向患者和家属，亲切微笑，点头示意，以示欢迎。在引导患者进入病房的过程中，要主动帮助患者分担重物，对于急症患者或行动不方便的患者，如年老体弱者、孕妇、小儿，应尽快使患者处于最佳舒适体位。

2. 对新入院患者做介绍的礼仪　对新入院患者进行入院介绍时，责任护士首先向患者简单介绍自己及医生的情况。在带领患者进入病房的过程中，视患者的病情介绍病区环境，如护士办公室、医生办公室、卫生间、治疗室、处置室等。患者在病床安顿好后，视病情向患者介绍病友，病房设备，呼叫器的位置、功能和使用方法，介绍住院的有关制度，如作息时间及住院规则等。护士在介绍时应注意语气和措辞，尽可能多用“……可以吗？”“请”“谢谢”“为了您……”等征得患者同意、文明、客气的语句，避免使用“不准……”“必须……”等命令式的语言，使患者在愉悦的心境中接受护士的介绍，指导患者逐渐适应患者角色。这样才能消除患者的紧张、恐惧情绪，取得患者良好的配合。

（二）患者住院期间的护理礼仪

在护理工作中，护士的行为举止可直接影响患者的情绪和心理活动，进而影响治疗效果，这就要求护士进行护理活动时必须做到亲切、轻柔、稳重、准确、快捷。同时应做到以下几个方面：

1. 自然大方　护士在站、坐、行、蹲等各种姿态及各种操作中应姿势规范，动作优美、舒展，如行走时庄重自然、轻盈快捷；端治疗盘、推治疗车平稳；开、关病房门动作轻；各项操作轻快、准确等。这些都能给患者以安全、优雅、轻松、细腻、灵巧、清新的感受。护士镇静、自然的神态能使患者对护士的水平和能力产生信任感，如果护士在患者面前表现得惊慌失措或举止浮躁，会加重患者的害怕、恐惧及不信任感，进而对医院的治疗水平和工作质量产生质疑。

视频：
晨晚间护理

2. 亲切温柔　新入院患者进入病房，存在一个适应新环境的过程，护士微笑的面容、亲切的语调、关怀的问候能使患者感到温暖，是患者摆脱孤独感的最重要因素。查房、治疗时先亲切地道一声问候，给予一个亲切的称呼；要求患者配合时说声“请”，得到患者配合后说声“谢谢”；在与患者交谈时温柔地看着患者，因为患者感觉这“看着”的意义远远大于“说着”的作用；一杯水、一个搀扶的动作或一个表示关怀的触摸，都可使患者产生一种亲近、温暖、信任和敬重之情，可缩短与患者之间的距离。同时护士要善于控制和调节自己的情绪，不能将不良情绪带到工作中，更不能在患者面前表露出来。

3. 敏捷准确　护士快速、及时、安全、贴心的服务不仅能迅速解决患者的问题，还会获得患者的信赖和尊重。护士在临床护理工作中，必须做到思维敏捷、动作准确无误。特别是在患者病情紧急、突变的情况下，护士凭借科学的态度和丰富的知识与经验，给予患者及时、准确的判断和处理，能为患者进一步的治疗赢得时间。

4. 技术娴熟　患者都有一种强烈的安全需要，他们希望医护人员的医疗护理水平、医疗护理措施能保障其健康安全，渴望能通过医护人员的诊断、治疗和护理减轻或消除病痛，恢复身心健康。护士娴熟的技术是消除患者顾虑、赢得患者满意、树立信心和满足安全感的重要因素，同时也是护士完成护理任务的关键。因此，一名合格的护士要熟练掌握操作技能，并不断钻研业务，学习广博的科学知识，掌握现代护理新理念、新技术。

5. 满足患者的合理需要　对患者的不同需要，护士要尽量给予满足。对不合理或无法满足的需要，应委婉地予以解释和说明。例如，给患者提供营养丰富、适于治疗的饮食，保证患者充足的睡眠，提供良好的、有利于治疗和休养的环境，对缺氧患者给予吸氧等，满足患者的生理需要；提供保障患者生命、健康及心理安全的环境和措施，提供有关疾病的各类信息，满足患者对安全及信息的需要；关心、爱护患者，为慢性病患者提供娱乐的环境，促进病友间沟通与交流，满足患者对归属和爱的需要；理解、尊重患者，鼓励患者自强、自护，适时遮挡患者，保护患者隐私等，满足患者对尊重和自尊的需要。

音频：
知识拓展：病房护士要做到“八个一”“七到”

三、求医者出院后的护理礼仪

患者通过治疗恢复健康或因其他原因需要离开医院时，护士应按护理礼仪规范，做好出院前的各项工作，增加患者的满意度，维护医院声誉和护士职业形象。

（一）祝贺出院并征询意见

患者出院前，护士应对患者的康复（或好转）表示由衷地祝贺，感谢患者在住院期间对医护工作的理解、支持和配合，对自己工作的不足之处、对患者关照不到的地方表示歉意，谦虚地征询患者对医院或医护人员工作的意见和建议，表达对患者一如既往的关怀之情，并表示随时都会为患者提供力所能及的帮助等。

（二）做好出院指导

患者出院时，责任护士要做好出院指导。指导和主动帮助患者办理出院手续，介绍出院时的病情，指导患者出院后如何服药、如何随访、如何进行康复锻炼、如何控制自己的饮食起居、如何调节和保持愉快的情绪，介绍出院后的注意事项和复查的时间，耐心回答患者咨询的问题等。有些指导不仅需要护士的口头嘱咐，还需要在具体操作上给予患者示范指导，做到井井有条、细致周到。

（三）礼貌送别患者出院

患者的出院手续全部办清，必要的医嘱、健康指导详细交代妥当后，患者准备出院时，责任护士可协助患者整理个人用物，将患者送到病区门口，道别语一般不说“再见”，通常可说“记得按时服药”“回去后多注意休息”“有问题随时打电话联系我们，我们会尽力帮助您”“请慢走，多保重”等。并向患者行握手礼、挥手礼或鞠躬礼告别。

下载资源：
考点：病房护士工作礼仪

➢ **考点：**病房护士工作礼仪。

第四节　手术室护士工作礼仪

> **案例 4-4**　患者王某，女性，32岁。患“甲状腺功能亢进症”2年，应用抗甲状腺药物控制良好。因子宫肌瘤入院准备手术治疗。术前1日，护士在做术前教育时发现患者紧张，焦虑。
>
> **思考：**手术前，护士与患者沟通应该遵守哪些护理礼仪？

一、手术前的护理礼仪

手术是一种创伤性的治疗手段。手术无论大小，对患者而言都是人生的痛苦遭遇，也是一种心理应激。手术给患者带来生存希望的同时，也给患者带来了强烈的心理刺激。患者多表现出焦虑、恐惧和紧张的情绪，出现种种不良的心理和生理反应。这就要求护士不仅要协助医生进行手术，而且还要具备关心患者、尊重患者、文明礼貌等高尚的职业道德情操，以减轻手术对患者造成的不良心理影响，保证手术成功。

（一）手术前对患者疏导的礼仪

需要手术的患者会出现焦虑、恐惧的情绪，担心手术不成功，危及生命和健康。术前的这种不良情绪如果得不到缓解，将会影响术中的配合和术后的效果，甚至可引起并发症。

因此，护士应针对患者术前的心理特点进行有效地疏导，做到有礼有节、科学可靠、措辞准确。

1. **加强心理沟通，缓解紧张情绪** 护士用亲切、平等的话语与患者交谈，了解患者的想法和生活习惯（吸烟史、饮酒史）、社会背景（职业、社会地位等）、性格爱好、人际关系等，启发患者说出自己对手术的看法，有哪些顾虑、要求，有针对性地给予恰当的说明和解释，解除患者的顾虑，缓解其紧张情绪，给予患者激励和安慰，使患者对手术治疗做好充分的心理准备。

2. **注重交谈技巧，减轻心理压力** 护患交谈应注意选择适宜的时间，如错开患者进食、治疗等某些不便的时刻。交谈时间不宜过长，以不引起患者疲劳感为宜。护士对于不知道或不明白的事情，不可含糊地回答，而应礼貌地对患者表示歉意，或向医生咨询后再回答患者，或请医生及其他知情人员进行解答。交谈中，护士应避免说一些会引起患者不安的话语，如“癌症”“死亡”等，也不必对手术过程进行详细说明，以免增加患者的心理负担。经过术前交谈，多数患者能减轻心理压力，对手术有一定的心理准备，并能自觉地配合术后治疗和护理。

（二）接手术患者的礼仪

手术前，患者由手术室的护士负责接到手术室。接患者的过程虽然短暂，却是病房护理工作向手术室护理工作过渡的重要阶段，要求手术室护士态度和蔼、工作认真，使患者感到安全，减轻紧张、恐惧感。

1. **认真核对，严防差错** 手术前，手术室护士到病房接患者时，首先应礼貌地与病房护士联系好，核对患者的科室、床号、姓名、性别、年龄、诊断和手术项目等。然后再来到病房，亲切地与患者打招呼，再次核对患者手术相关信息，并核实诸如备皮、管道留置等术前准备情况，防止接错患者而造成医疗事故。

2. **安慰鼓励，减轻焦虑** 虽然病房护士对患者进行了术前教育，患者对手术有了一定的心理准备，但患者将要进行手术，紧张、恐惧、焦虑情绪仍然会很突出。因此，手术室护士接患者时要态度温和、语言亲切、表情自然、动作柔缓。如“您好，您昨晚休息得好吗？我来接您到手术室，手术时我会陪伴在您身边”“您的手术医生对患者非常负责，做手术又很有经验，您就放心吧”，都可有效地减轻患者的焦虑和恐惧情绪。

二、手术中的护理礼仪

手术给患者带来的心理压力是巨大的，医护人员的态度对患者心理的影响又是微妙的，礼待患者也成了医护人员工作的重要内容。在手术过程中，医护人员除应认真、仔细地开展手术外，还应避免谈论与手术无关的话题，表情自然，举止从容，避免增加患者的心理负担。

视频：
穿脱隔离衣

（一）待患者似亲人

无论患者的年龄长幼、地位高低，护士对待每一位患者，都应像对待自己的亲人一样，始终以高度的责任心和细心去照顾患者。如进入手术室时，护士可边推着或扶着患者走，边向患者介绍手术室的布局、设备，以打消患者对手术室的恐惧感及神秘感。进入手术室后，护士将患者扶到手术床上，轻柔、带有保护性地帮助患者摆成麻醉体位，同时向患者介绍正确体位对手术、麻醉及预防术后并发症的重要性，像亲人一样爱护、安抚患者，尽力满足患者的要求。常以亲切、鼓励的话安慰患者，如“请放心，我在这儿”等。当手术将要结束，患者进入麻醉苏醒期时，护士先伏到患者耳边，用手抚摸患者的面部，小声而亲切地呼唤患者的名字，轻声对患者说“××先生（女士、小朋友），您醒了吗？手术已经做完了，您感觉痛吗？”

（二）言谈举止需谨慎

手术中，麻醉方式不同，患者的心理反应也不同。在非全身麻醉的手术中，患者对医护人员的言谈举止、器械的撞击声和自我体验都非常敏感，所以参加手术的人员，除应认真、仔细音频：
知识拓展：手术室迎送患者“六个一”

地进行手术外，还要尽量做到语言严谨、举止从容、动作轻稳，避免讲出容易引起患者误会的话语，如“糟了”“血止不住了”“错了”等。因为非全身麻醉的患者，对医护人员的一举一动、一言一行都非常认真地体会和考虑，如果术后发生一些不良情况，患者常会把手术中听到的只言片语及当时的情景联系起来，误认为是产生问题的原因。医护人员更不要在非全身麻醉患者面前表露出惊讶、可惜、无可奈何等表情，以免患者受到不良的暗示，造成心理负担。

三、手术后的护理礼仪

手术完毕，护士要密切观察患者的病情变化，将患者安全送回病房，与病房护士做好交接工作。对患者家属态度应和蔼可亲，告知手术结果。

（一）告知手术结果，积极鼓励

手术结束后，护士应以和蔼可亲的态度告诉患者，手术一切顺利，术后效果良好，表扬患者战胜恐惧、配合手术，使手术圆满成功，鼓励患者继续发扬这种精神，配合病房护士做好战胜术后痛苦的护理工作，祝患者早日康复。等候的患者家属和朋友会十分焦急地前来询问术中情况，护士要给予充分的理解，耐心解释，告知手术结果。

（二）认真交接，鼓励安慰

视频：
温水擦浴法

患者被送回病房后，手术室护士要详细、全面地向病房护士介绍患者术中及术后的基本情况，如生命体征、手术情况、目前用药、管道留置、注意事项等。应做到认真、细致、全面交接，以利病房护士对手术患者病情的掌握，保证术后护理工作的正常进行。另外，手术室护士也要给患者及家属一些嘱咐，如术后的注意事项等。鼓励患者及家属树立信心战胜疾病，促进患者早日康复。

（三）手术后访视，提高质量

一般情况下，手术后 2 ~ 3 天，手术巡回或器械护士对手术后住院患者及手术医生进行访视。通过查阅病历及直接观察患者，并与患者交谈，了解患者术后恢复情况，进行术后康复指导。通过了解患者术中体会，检查自己的工作，评价工作效果，总结经验，促进护理工作的改进。通过与医生沟通，了解手术中护理工作的不足之处，及时改进，提高手术护理质量，做到医、护、患三方满意。

下载资源：
考点：护士在术前、术中、术后的礼仪规范

➢ **考点：**护士在术前、术中、术后的礼仪规范。

第五节　护理技能操作礼仪

护理技能操作是护理工作的重要内容，是促进和恢复患者健康的重要手段。随着社会发展，人们对健康需求增加，患者对医疗护理质量安全的要求有了很大的提高。同时，人们的维权意识也不断增强，护士在严格规范操作的同时，应正确、恰当地使用礼仪规范，提供礼貌、周到的优质服务，处理好护理过程中的每个环节，不仅有利于患者，有利于医院整体服务质量的提高，也有利于护士自身的安全。

一、护理技能操作的礼仪要求

在护理技能操作中，护士应仪表端庄，举止得体，语言清晰，态度和蔼，技术娴熟，操作规范，特别要做好操作前的恰当解释、操作中的适时指导、操作后的适情嘱咐。

(一)操作前的礼仪

1. **仪表端庄，举止得体** 护士在操作前应注意保持衣帽整齐，清洁无污。进入病房前，护士应先敲门，再轻推入门，并随手轻轻关门。进病房后，护士应先向患者点头微笑致意，再开始操作前的各项工作。

2. **言谈礼貌，解释适当** 操作前，护士应认真核对患者的床号、姓名、药名、浓度和剂量，操作的时间和方法，并耐心解释本次操作的目的、方法，告知患者需准备的工作及操作中的配合动作、注意事项等。

(二)操作中的礼仪

1. **态度和蔼，真诚关怀** 在操作中，护士态度要诚恳，语调要温和，应通过语言、体态语言等表露对患者的真诚关怀。操作全程应随时了解患者的感受，并给予适当的鼓励，以取得患者最大限度的理解和配合。

2. **技术娴熟，指导适时** 在操作中，护士技术要熟练，动作要轻稳，适时地与患者进行沟通，了解患者的感受，指导患者配合，并给予适当的安慰和鼓励，使操作能顺利完成，达到预期的效果。

(三)操作后的礼仪

1. **诚恳致谢，尊重患者** 操作后，护士应对患者的配合表示诚挚的谢意。患者的配合是对护理工作的支持、对护理人员的理解和尊重，故向患者致谢是必要的，也是护士良好礼仪修养和高尚职业道德的具体表现。

2. **耐心嘱咐，真诚安慰** 操作后，护士还要根据患者病情、操作项目等耐心询问患者的感受，了解是否达到预期的效果。细心嘱咐患者需注意的事项，鼓励患者克服困难和自立，使其具有自我认同感和被认可、被尊重的良好感受，为疾病的恢复起到积极的作用。

二、常用护理技能操作礼仪范例

护理技能操作的礼仪基本要求虽然是一致的，但在实际操作中，因操作的项目及要求不同，患者的具体情况不同，礼仪规范的应用也不尽相同，要灵活应用。下面介绍几项护理技能操作礼仪范例，供参考学习。

(一)胃肠减压术

【病例】患者田某，男，50岁，机关干部。因慢性胆囊炎急性发作、胆结石急诊入院，行腹腔镜下胆囊切除术，术前行常规胃肠减压术。

1. 操作前解释

护士："田先生，您好，您今天早上9点要做胆囊切除术，您都准备好了吗？您家里人来了吗？"

患者："是的，都准备好了，家里人早来了。"

护士："因为手术要麻醉，用了麻醉药后，您的胃肠会暂时停止活动，胃内的气体使胃膨胀，会给手术带来困难，所以要先给您从鼻孔插入一根胃管，留在胃内，这是做这种手术前常规必做的准备，对您手术后的恢复也是有帮助的，我现在就给您插胃管，可以吗？"

患者："好的，插胃管很难受吧？"

护士："您不用担心，操作时我动作会很轻，当然如果您能够配合的话，操作会很顺利，您也会舒服一些的。"

患者："我要怎样配合？"

护士："插管时需要您不断地做吞口水动作，现在我们一起来做一下吞口水动作……对了，您做得很好，插的过程中如果您有恶心想吐的感觉时，您不要紧张，只要大口喘气，做深呼吸，向下吞口水，一会儿就会好的，请您放心，我也会暂停插管，等您感觉好些时再插管。"

（边说边为患者示范呼吸动作）

患者：“好，我记住了。”

2. 操作中指导

护士：“田先生，您可以坐着，背靠着床头的被子或躺着，把您的床头摇高。”

患者：“我想躺着，您把床头摇高吧。”

护士：“我给您清洁一下鼻子，请您不要动。”“我先量一下胃管的长度。”“我现在开始给您插管，请您把头向我这边侧过来一点。”“好的，就这样，很好。”“请您向下吞口水，吞，再吞，对，很好。”“做深呼吸，大口喘气，对，很好，再坚持一下，马上就好了。您配合得很好。”

护士：“好了，已经插好了，很顺利，您现在可以不用吞口水了，喘气、呼吸，休息一下。”

3. 操作后嘱咐

护士：“胃管已经固定好了，您现在感觉怎样？”

患者：“嗯，有点不舒服。这胃管要放多长时间啊？”

护士：“嗯，开始会有些不习惯，不要紧的，您手术后麻醉过后清醒了就可以拔管了。”

患者：“哦，那就好。”

护士：“谢谢您配合我，您好好休息，等一会儿手术室护士会来接您的。祝您手术顺利。”

（二）氧气吸入法

【病例】患儿方某，女，10岁，小学生。因重度贫血入院，予双侧鼻导管氧气吸入治疗，以缓解症状。

1. 操作前解释

护士：“方×小朋友，医生叔叔说要让你吸吸氧气，这样你就会不头晕，喘气也会比较顺，会感觉舒服一些的。”

小患者：“怎么吸啊？”

护士：“你看，就用这种鼻塞导管吸氧，轻轻地塞住一侧鼻孔，浅浅的不会难受，所以你不用担心，鼻塞导管后边有个固定带，套在头上就行了，很方便，好吗？”

小患者：“好，我要吸氧气。”

2. 操作中指导

护士：“小朋友，你躺好，我用湿棉签清洁一下你的鼻腔，以使氧气吸入通畅……氧气流量调节好了，来，我轻轻地帮你把鼻塞塞好，套上固定带。固定带松紧合适吗？”“好，我给你再调节一下，现在可以吗？”

小患者：“现在可以了。”

3. 操作后嘱咐

护士：“方×小朋友，你很勇敢，配合得也很好，是个好孩子，阿姨喜欢你，我会经常来看你的。你如果有什么不舒服的，都可以跟阿姨说。”

小患者：“谢谢阿姨，吸了氧气后真的感觉不那么难受了。”

护士：“您好！您是方×小朋友的家长吧，我已经给方×吸上氧气了，氧气流量已经调到最适合的量，请不要随意调节。现在这个房间的氧气含量要比平时高，氧气是易燃、易爆的气体，为了您们的安全，请您们一定不要在病房内吸烟，更不能使用电炉、酒精炉，不要用带油的手触摸氧气装置，请问我这样解释，您们能听明白吗？”

小患者及家长：“（点头示意）听明白了。”

护士：“谢谢您们的配合，方×好好休息，我会随时来看你的。”

下载资源：
知识拓展：打造使患者信任的护士职业形象

自测题

一、选择题

1. 门诊护士安排候诊和就诊时，下列哪项正确（　　）
   A. 高热患者正常就诊　　B. 根据医嘱测量生命体征
   C. 劝慰呼吸困难患者耐心等待　　D. 不按病情轻重安排就诊
   E. 对年老体弱者安排提前就诊
2. 护士对前来门诊就诊的患者，护理礼仪中哪项不合适（　　）
   A. 与患者交流语言亲切　　B. 安慰患者
   C. 与患者交流时认真　　D. 尊重患者
   E. 与患者沟通时目光随时漂移
3. 在急诊科，急诊护士工作礼仪以下哪项不妥（　　）
   A. 充分准备，物品随意放置　　B. 掌握时机，果断处理
   C. 团结协作，配合抢救　　D. 理解患者，给予帮助
   E. 疏导安慰，健康指导
4. 在护理操作礼仪中，下列哪项正确（　　）
   A. 护士走路摇晃
   B. 用治疗车轻轻撞开门
   C. 护士操作中禁止患者去洗手间
   D. 操作规范，适时给予指导
   E. 患者情绪不好时，护士避免打扰，不予安慰
5. 急诊护士要保证急救物品完好，急救物品应做到“五定”，以下哪项除外（　　）
   A. 定数量品种　　B. 定专人保管　　C. 定期整理
   D. 定期消毒灭菌　　E. 定点安置

二、简答题

1. 简述门诊接诊礼仪的基本要求。
2. 简述急诊救护礼仪。

三、案例题

患者李某，女，70 岁。发热，咳嗽、咳痰 6 天，加重 2 天入院。患者咳黄色黏痰，量多，不易咳出，既往体健。查体：T 38.5℃，P 110 次 / 分，R 22 次 / 分，BP 130/80 mmHg。呼吸音粗，右下肺闻及干啰音及湿啰音。实验室检查：WBC 13.9×10^9/L，N 80%。胸部 X 线检查示右下肺叶可见密度均匀的阴影。初步诊断：右下肺炎。入院后给予抗炎、化痰治疗，患者目前精神欠佳，睡眠差，多次提及担心孙女在家中无人照顾，要求早日出院照顾孙女。

思考： 1. 作为一名护士，你应该如何接诊这位新入院患者？
　　2. 住院期间护理这位患者应该遵守哪些礼仪规范？

（洪　梅）

思政之光

第五章 社交与其他礼仪

思维导图

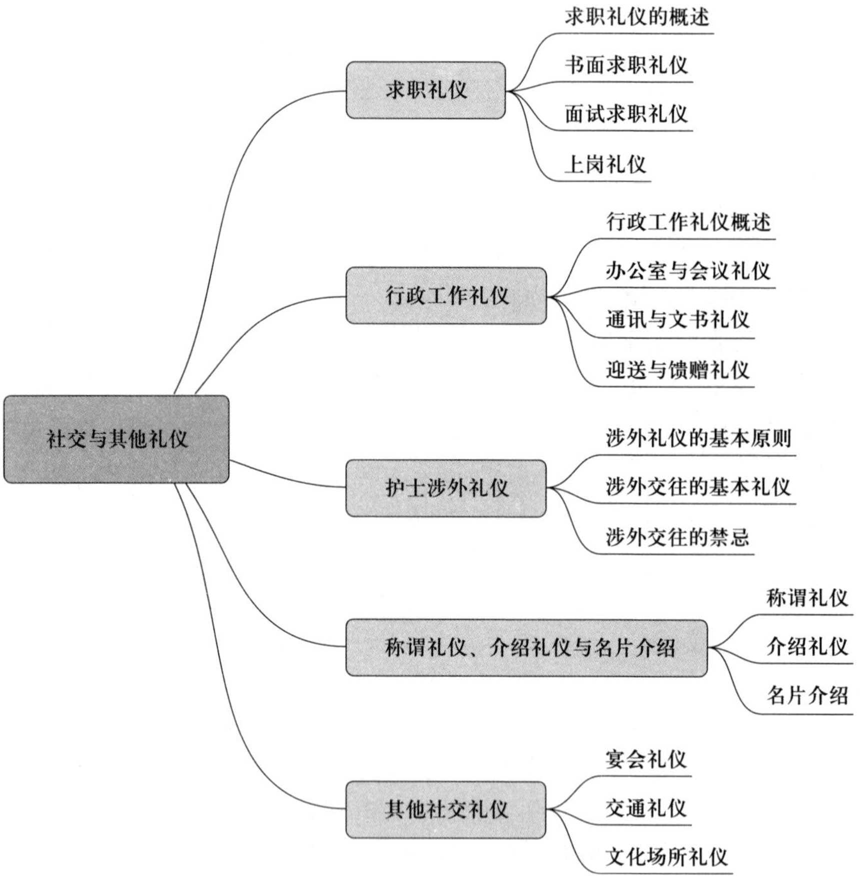

学习目标

1. 熟记书面求职材料的制作方法；求职面试前、中、后礼仪要点；称谓的作用、种类、原则；自我介绍的形式及内容；介绍他人的顺序。

2. 知道迎送乘车时的座次安排；涉外交往的禁忌；称谓的原则、注意事项；介绍他人的形式和内容；递送名片礼仪、宴会礼仪、交通礼仪、文化场所礼仪。

3. 了解涉外交往中步行及安排座次时“尊贵位置”的确定，涉外交往中在公务场合及社交场合的着装礼仪。

4. 在约定俗成的礼仪规范中提升个人素养。

第一节 求职礼仪

案例 5-1 某医学院校应届毕业生李华参加某医院面试时，脚踩一双夹板拖鞋，身穿一件T恤和短裤直接走进面试房间，未经考官同意便自行坐下，并将手中的一页简历表格随意甩在桌面上。此时，考官要求李华做自我介绍，其回答："我叫李华"，便再无下文，考官便随意问了几个问题后请李华回去等候消息，但1个月过去了，李华依然没有收到任何的录用通知。

思考：李华为何没有求职成功？在面试时他哪里做得不妥？

随着现代社会迅速发展，人才市场竞争激烈，护理求职者能否找到一份理想的工作，除了具备真才实学的专业本领外，还要具有较强的沟通及交流能力和礼仪修养，在求职面试时才能有效地推荐自己，让自己有机会获得理想的就业岗位。因此，每位护生需要学习求职礼仪，为今后的有效求职奠定良好基础，并在激烈的竞争中脱颖而出。

一、求职礼仪概述

（一）求职礼仪的概念

求职是利用自己所学的知识和技能，向企事业单位寻求为其创造物质财富和精神财富，获取合理报酬，作为物质生活来源的一个过程。

求职礼仪是公共礼仪的一种，是求职者在求职过程中与招聘单位接待者接触时应具有的礼貌行为和仪表规范。通过求职者的应聘材料、应聘语言、仪表服饰等方面体现出来，是求职者文化修养、道德水准、个性特征的体现。

（二）求职礼仪的特点

1. **求职礼仪具有普遍性** 每年有大量的社会人才、各类院校毕业生进入劳动市场。各类人才都需要通过求职找到适合自己的工作，发挥自己的能力，实现自己的人生目标。求职礼仪是各行、各业、各类招聘中均需具备的知识和技巧，应用极其广泛，具有普遍性。

2. **求职礼仪具有时机性** 求职具有很强的时机性，求职结果是否成功取决于双方的短暂接触，求职者要珍惜每一次见面的时机并充分展示自己。尤其是面试求职，往往一个简单的照面，录用与否也就成为定局。

3. **求职礼仪具有目的性** 招聘和应聘双方都具有非常明确的目的。招聘方的目的在于招聘到适合该岗位、团队、单位发展的综合实力强的人员。招聘方考察求职者的综合能力、语言表达能力和行为礼仪等，形成对求职者的印象，作为是否录用的重要条件。求职者的目的更为直接，希望在短暂的时间内展现自己，给应聘方留下最佳印象，促使求职成功。

（三）求职礼仪的种类

求职的形式根据招聘单位的机制、工作性质、招聘形式等的不同，分为书面求职、面试求职及网络求职等。求职礼仪也大体分为3种形式：书面求职礼仪、面试求职礼仪、网络求职礼仪。通常，用人单位往往先审核书面材料，进行笔试、面试，合格后才能获得相关职位。无论是何种求职形式，正确且恰当地运用求职礼仪是求职成功的关键。

二、书面求职礼仪

书面求职是求职者向用人单位呈递书面材料，包括求职信、求职简历、参考性材料等，能完整地反映个人面貌及基本情况，是一份写在纸上的“自我介绍”，能以无声的语言对自我进行推荐、宣传。

（一）书面求职前的准备

1. **心理准备**　刚踏入社会的护生需要在短时间内将学生的身份迅速转换为护士的社会角色。因此，在求职前，护生应做好充分的心理准备，除了要把扎实的理论知识和操作技能展现给用人单位，还应将护士必须具备的爱心、耐心、责任心、良好的沟通技巧及人文素养体现在整个求职过程中。护生在求职前，因担心自己表现不好而导致求职失败，会产生一些紧张、焦虑的不良心理，护生应正确对待并处理。绝大多数求职者都会出现的这种现象，可采取一些措施来缓解心理压力，如适当锻炼、调节睡眠、深呼吸等。

2. **自我评估准备**　求职者应全面、客观、公正地进行自我评估，从而在求职时摆正自己的位置，要知道自己能做多少，量力而行，避免心高气傲，尽快进入良好的求职状态，积极、主动地发挥自身实力去适应岗位需求。

3. **对招聘单位就业信息的准备**　所谓“知彼知己，百战百胜”，护生可通过各种途径获取就业信息，如校园招聘会、网络招聘、医院人事科或学校招生就业办等。护生应首先较为详细地了解所求职的单位、部门、职位的基本情况，由此评估此职位是否适合自己，同时留意招聘单位具体的招聘方式，通常为报名后参加统一招聘考试，招聘单位按一定比例录取。

音频：
考点：求职前的准备内容

➢ **考点：**求职前的准备内容。

（二）书面求职材料的制作

应聘者通过阅读求职者的书面材料来获取其基本信息及个人能力，以此来决定是否给予面试机会。因此，一份合格的书面求职材料是求职成功的关键。如何写好求职信和求职简历，需要一定的技巧。

1. **书写求职信**　求职信具有自荐性的特点，是双方在未曾谋面的情况下，求职者为谋求职位，向用人单位提交用以表达求职愿望的书信。通过书信中的个人基本信息、对个人的全面评价与推荐等内容，恰如其分地表达自己，展示自身的优势与特长，让用人单位能在第一时间更好地了解自己能做什么，想要做什么等，从而建立起良好的第一印象，为获得面试争取机会。

（1）格式及内容要求：求职信的书写格式一般同书信相同，字数在500字左右为最佳，其内容通常由求职信标题、称谓、开头语、正文、结尾、署名、日期、附件等部分构成。

1）求职信标题：将标题写在第一排居中的位置，字体可适当加大、加粗。

2）称谓：应在标题下另起一行顶格处写上用人单位的人事部门或单位负责人，注意称谓要做到礼貌、得体，如“尊敬的××医院人事部”“尊敬的××医院王科长”等。

3）开头语：是正文的过渡部分，表述应简洁明确、干脆利落，不宜过多、过长，可以感恩的形式作为开头语，如“感谢您在百忙之中阅读我的求职信”；也可以自信地表述方式开头，如“近从省人才市场获悉贵医院拟招聘××专业人才×名，这给我提供了施展自己智慧和才能的机遇”；还可以赞扬的方式开头，如“近闻贵院荣获省××，在此表示忠心地祝贺，同时希望有幸成为贵院的一员，共同创建医院更美好的未来”。

4）正文：是求职信的核心部分，是招聘单位十分重视的内容。撰写时，要力求简明，注意扬长避短，突出自己的优势与长处。通常包括简单的自我介绍，如姓名、年龄、毕业院校及专业、毕业时间等基本信息。介绍自己的专业优势及掌握的知识和技能等，自己的实习经历，参加的专业实践活动及在各类专业竞赛中的获奖情况等。

5）结尾：再次表达求职的愿望，希望获得机会，起到吸引和打动对方的作用。如“希望得到面试的机会”“热切地盼望着贵医院给予答复”等，也可写礼貌用语“此致”“敬礼”。

6）署名、日期：手写署上求职者的姓名，并在下方注明日期。

（2）注意事项

1）要凝练精干，忌长篇大论。

2）要充分展示，忌过于简单。

3）要层次分明，忌条理不清。

4）要实事求是，忌虚假夸张。

5）要态度认真，忌错漏百出。

6）要书写工整，忌潦草不清。

7）要朴素平实，忌稀奇怪异。

8）要心中有数，忌目标不清。

（3）范文

求　职　信

尊敬的院领导：

您好！

首先，感谢您在百忙之中亲阅我的自荐信，在您留意这封简历时，或许正为一位满腔热情的大学生开启一扇希望之门。

我叫 ××，是 ××× 学校高级护理专业的一名应届毕业生。借此择业之际，我怀着一颗赤诚的心和对事业的执著追求，真诚地推荐自己。在校期间，我通过刻苦钻研，勤奋努力，具备护理专业的基本理论、基本知识和基本技能。经过一年的临床实践，我在临床护理技术方面的操作水平大幅度提升，更加成熟稳健，专业功底更加扎实，如对无菌技术，导尿术，灌肠术，下胃管，口腔护理，成人静脉输液，氧气吸入，皮内、皮下、肌内注射等技术能较为熟练地操作。同时在临床各科病房的工作，让我学会了临危不乱，耐心护理，微笑待人，用最大的理性对待病情，怀着最赤诚的爱心去面对患者。与此同时，实习的经历还培养了我优秀的团队合作意识和务实的工作作风以及良好的环境适应能力。在生活中我锻炼自己成为一名吃苦耐劳的人，工作主动热心，脚踏实地，勤奋诚实，并且具有独立思维及独立工作的能力。

过去并不代表未来，时间是锻炼与检验人最好的武器，勤奋才是真实的内涵。对于未来的工作，我相信我能够很快适应，并且在实际工作中不断学习，不断完善自己，做好本职工作。若能有幸加入贵单位，我一定会不懈努力，为贵单位的发展做出应有的贡献。因此对于我的未来我充满信心。我热爱护理事业。殷切期盼能够在您的领导下为这一光荣事业添砖加瓦，并在工作中不断学习、进步。最后，请接受我最诚挚的谢意！

期待您的回音。

此致

敬礼！

求职人：××

×××× 年 ×× 月 ×× 日

2. **求职简历的制作**　求职简历又称个人履历，是找工作的“敲门砖”，是求职者将自己与所申请职位的个人信息经过分析、整理，并清晰、简要地表达出来的书面求职资料，是个人基本情况和简要经历的反映，一般附在求职信后。

（1）格式及内容要求：求职简历包括首页和附件（相关证明材料）。

1）首页：求职简历的首页一般以表格的形式出现，其内容包括个人基本信息、政治面貌、教育背景、工作经历、实践经历、专业能力、获奖情况、自我评价、求职意向等。

个人基本信息、政治面貌、教育背景应简明扼要，如实填写。工作经历、实践经历应写从事过哪些工作及社会实践活动等内容，要重点突出，有针对性。专业能力应重点阐述，主要从以下4个方面突出自我能力：护理专业能力、社会实践能力、护理管理及教育能力、沟通及团队合作能力。获奖情况应如实填写，能体现自己在校及工作过程中的出色表现。自我评价应做到客观中肯，注意扬长避短。求职意向应明确说明求职目标或个人期望的工作职位，并与自己的专业及兴趣相匹配。

2）附件（相关证明材料）：附件是反映求职者成绩和能力的证明材料，附在求职简历之后，包括毕业证书、学位证书、资格证书、成绩单及各项荣誉证书等。附件材料是获得面试机会的重要资料，求职者应根据具体情况选择性附加，以最直接的方式展现自己的优异成绩。

（2）注意事项

1）简历内容必须真实可靠，不可掺假，尽量用事实和数据说话，避免使用一些冠冕堂皇、大而空洞、虚而不实的语句。

2）简历中尽量放入有价值的内容，使用语言讲究平实、客观和精练，过于感性的描述不宜出现。

3）简历的篇幅不宜过长，也不宜有半页，通常为A4纸版面1～2页。

（3）范文：见表5-1。

表5-1　求职简历

<table>
<tr><td>姓名</td><td>××</td><td>性别</td><td>女</td><td>出生年月</td><td>1990年9月</td><td rowspan="4">照片</td></tr>
<tr><td>民族</td><td>汉族</td><td>籍贯</td><td>××省××市</td><td>政治面貌</td><td>中共党员</td></tr>
<tr><td>体重</td><td>50 kg</td><td>身高</td><td>166 cm</td><td>电子邮件</td><td>××</td></tr>
<tr><td>英语水平</td><td>四级</td><td>计算机水平</td><td>二级</td><td>电话</td><td>××</td></tr>
<tr><td>学历</td><td>大专</td><td>专业</td><td>护理学</td><td>毕业学校</td><td colspan="2">××学校</td></tr>
<tr><td>实习经历</td><td colspan="6">1. 2011年11月—2012年11月在××医院进行临床护理实习，先后在门诊、外科、内科、妇科、儿科、急诊、ICU、手术室等11个科室轮岗实习。
2. 2011年5月—2011年6月跟随老师进入××医院见习骨科、呼吸科等科室。</td></tr>
<tr><td>实践经历</td><td colspan="6">1. 2012年5月参与医院组织的进村医扶活动。
2. 2010年6月在校参与了社区医疗服务实践活动。</td></tr>
<tr><td>专业能力</td><td colspan="6">1. 护理专业技能：通过在××医院临床实习1年，掌握了各科室涉及的相关护理操作，如静脉输液、肌内注射、皮试、导尿、鼻饲、口腔护理、生命体征检测、心肺复苏等。
2. 社会实践能力：参与的进村医扶活动和社区服务实践活动培养了我爱心、耐心、责任心及处事应变能力。
3. 沟通及组织合作能力：在校期间担任团委及大学生艺术团干事，参与相关活动的策划实施，获得好评。
4. 管理能力：在校期间担任班级班长一职，协助辅导员开展各项工作。</td></tr>
<tr><td>获奖情况</td><td colspan="6">1. 2012年10月，获得实习医院“优秀实习生”荣誉称号。
2. 2011年6月，获得××市护理技能操作竞赛一等奖。</td></tr>
<tr><td>自我评价</td><td colspan="6">本人乐观向上，热爱护理事业，有较强的亲和力、良好的沟通能力及团队合作能力，具备扎实的护理理论知识，熟练掌握各项护理操作。</td></tr>
<tr><td>求职意向</td><td colspan="6">内科护士、儿科护士、ICU护士等临床护理工作。</td></tr>
</table>

3. **投递书面求职材料**　投递书面求职材料可采取广泛投递的方式，增加求职成功概率。投递前，应先了解求职单位指定的投递方式，通常以邮箱投递和邮寄投递的方式较为常见。

（1）邮箱投递：通过邮箱把自己的书面求职材料发送至招聘单位的指定邮箱。发送时应注意以下几个问题。

1）应以附件的形式发送，可以完全保证简历格式，方便招聘单位下载并打印。

2）附件的名称要起好，便于招聘单位直接下载、保存，即“作品名称 + 姓名”。

3）邮件的标题应按照招聘单位的要求标明，若对方无明确要求，则可用“应聘 ×× 岗位—姓名—×× 大学 ×× 专业”（专业应与要求一致）。

4）在给用人单位发送简历的时候，要用自己的私人邮箱。

5）发送时应逐一发，尽量不要以群发的方式发送，以免被系统自动识别为垃圾邮件而被屏蔽。

（2）邮寄投递：通过邮局或快递的方式把自己的书面求职材料邮寄至招聘单位指定的地址。邮寄时应注意以下几个问题。

1）邮寄的书面求职材料应采用白色 A4 以上纸张打印，但求职信落款处的姓名应手写。

2）邮寄前，书面求职材料应按照封面、求职信、求职简历、附件的顺序装订成册，放于稍大型号的信封或文件袋中，避免折叠。

3）信封的字迹要工整，在信封上注明所应聘的职位及姓名（或者按照应聘单位提出的要求）。

下载资源：
考点：求职信及个人简历书写要求、格式及内容

➢ **考点：**求职信及个人简历书写要求、格式及内容。

三、面试求职礼仪

面试求职是通过招聘者与求职者双方面对面观察、交流的形式来考察求职者的工作能力与综合素质，初步判断求职者是否可以融入自己的团队。面试是求职者能否获得心仪工作机会的重要的部分。要想在短暂的面试时间内充分展示自我，获得成功，应在面试的每个环节做好充分准备。

（一）求职面试前的礼仪

1. **心理准备**　大多数求职者在面试时会产生紧张、焦虑的心理状态。因此，在面试前做好充分的心理准备有助于缓解面试时的心理压力，可采取以下几种方式。

（1）自我评估及定位：在面试前，首先要对自身的条件进行客观、公正地评价，要清楚自己的优点和不足，确定最合适自己的职业和职位，在面试时尽量展示自己的优点，做到扬长避短。

（2）调整心态：面试前，应尽快调整心态，解除忐忑不安、紧张、焦虑的心理状态。要相信自己，消除自卑、胆怯的心理，充满自信地展示自己的真正实力。要有直面失败的勇气，不可否定自身的能力，失败是成功的基石。

（3）言语表达准备：面试时，良好的言语表达能力是十分重要的，因此在表达的内容和方式上必须精心准备，包括要有标准的普通话、清晰准确的表达、得体的语气等。求职者在面试前应对自己的资质、能力等非常熟悉，并反复大声诵读或模拟面试场景在亲友面前反复表述，达到倒背如流。

2. **面试内容准备**

（1）面试时间、地点准备：熟记面试时间和地点，提前做好线路规划，了解到达所需的时间，避免因迟到被用人单位视为缺乏时间观念和自我约束力。

（2）面试材料准备：投递给用人单位的书面求职材料也应自备一份带到面试现场。

（3）面试问题准备：一般分为两个部分。第一部分是求职者的自我介绍，内容应简洁、明

了，不超过 1 分钟。第二部分是招聘人员随机提问，此部分答案较灵活，无固定模式，在回答时应条理清楚、简单明了、突出个性、扬长避短。

（4）专业知识的准备：充分复习护理基本理论知识及常用的护理操作。

3. **仪表举止准备**　面试时，求职者良好的仪表举止能检验一个人的文化修养、综合素质、性格特征，有助于在面试时给应聘人员留下良好的第一印象，增加求职成功的概率。面试时，求职者应注意以下仪表举止。

（1）简洁规范：求职者的发型、服装、妆容及首饰都应以简洁、美观为主，既要符合一般社交场合的共同要求，还要注重和突出其职业特点，给应聘人员一种鲜明的职业形象感，不可过于华丽、时髦及标榜个性。护士的仪表应以显示稳重、文雅、谨慎的职业形象为主。

（2）大方得体：面试时，求职者的举手投足都应大方得体，优雅动人，在与应聘人员交谈时，应自信、乐观而又不失谨慎。切忌卑躬屈膝、骄傲自大。

（二）求职面试中的礼仪

1. **提前到达面试现场**　求职者在面试时最好提前 10 ~ 15 分钟到达面试地点等候区，求职者可以利用这段时间稳定情绪、了解程序、整理仪表、检查面试材料、复习面试问题等。

2. **入场礼仪**　到达面试等候区，应将手机关机或调成静音。当听到名字被叫时，应及时回答“是”或“到”。进入面试室前，无论房门敞开还是关闭，都应礼貌地敲门 3 次，若对方无回应，可稍等待再敲。无论何种情况，均要得到招聘人员的允许才可入内。进门后，应面带微笑并向招聘人员问好，然后主动双手递送求职材料。在对方示意坐下时方可坐下，并表示谢意，坐定后，保持良好的坐姿。

3. **交谈礼仪**　面试中的交谈内容一般包括自我介绍和应答。通常，应聘人员在对求职者表示欢迎后，会要求求职者进行简短的自我介绍，其内容应简单明了，不超过 1 分钟。随后进入应答环节，此环节是求职面试的核心内容，求职者应仔细聆听应聘人员的提问并在脑海里梳理思路后再给出答案，回答时应条理清楚、简洁明了、突出重点、扬长避短。遇到难题时，应如实告知自己对此方面了解不多，同时表明面试后会尽快弥补此方面知识的欠缺，表现出求知精神。切忌答非所问，不懂装懂。

4. **告别礼仪**　面试接近尾声时，应聘人员会用一些暗示的话语来结束谈话，如“感谢您对我们应聘工作的支持”“我们会尽快做出决定通知您的”等，此时求职者应主动告辞，并握手或鞠躬表示真挚的感谢，同时收拾好自己的物品，将坐过的凳子放回原位，轻轻关门离开现场。如遇相关面试人员，也应礼貌致谢并告辞。

知识链接

面试时有趣的心理效应——首因效应

“首因效应”，又称“第一印象”效应。心理学研究表明，与一个人初次会面时，45 秒钟内产生的第一印象至关重要。因为这个第一印象一旦形成，它就能在对方的头脑中占据主导地位，并持续较长时间。

由于首因效应的存在，求职者一定要特别注意自己整个面试过程的前 3 分钟。尽管考官们对标准的把握可能不一致，但对“第一印象”的要求却基本一致。面试时，注重自己的仪容、衣着，注意礼节和细节，注意进考场时的五六步走路，注意自己的坐姿，注意自己的神态，注意自己的开场讲话，尽可能给考官们留下好的第一印象。

（三）求职面试后的礼仪

通常，求职者对面试前、中的礼仪十分重视，但往往会忽略面试后的礼仪。事实上，面试后的礼仪是应聘人员在决定录取名单前对求职者的最后一项考验，它是加深应聘人员对求职者良好印象的重要环节，能增加求职成功的概率。求职者可在面试结束后的当天或一两天之后，通过邮件、电话、当面等方式致谢，致谢内容通常为，感谢其提供的面试机会以及对面试付出的时间和精力等，还可再次重申自己对该职位的渴望及胜任该工作的能力。求职者可在面试结束后的一两周或超过约定公布结果的时间时，通过邮件或电话进行查询，无论结果怎样，都应表示感谢。如未被录用，求职者应重塑信心，为再次求职做好准备。

下载资源：
考点：面试前、中、后的礼仪要点

➤ **考点：**面试前、中、后的礼仪要点。

下载资源：
知识拓展：最经典的35个面试问题

四、上岗礼仪

如果说求职礼仪是展示自我、推销自我的关键点，那么上岗礼仪则是展现自我能力、凸显良好职业道德的新开始。作为一名新入职场的人员，切记在求职前、后应保持一致的言行举止、行为规范，树立一贯良好的自我形象。其中，掌握上岗礼仪的相关知识十分必要。

（一）上岗须知

1. **准时到岗** 当求职者收到用人单位的录用通知时，应仔细阅读并牢记报道时间，准时报到，切勿迟到。若遇特殊及紧急情况不能按时报到，应及时告知用人单位，并征得同意。不可擅自迟到、早退。

2. **着装符合要求** 职场着装应与职业特征及其身份相符合。对于初入职场的人员来说，着装应以干净利落的职业装为主，颜色应素雅，不可过于艳丽，款式应简单，不可过于花哨，妆容应淡雅、端庄，切勿浓妆艳抹。

3. **遵纪守法** 每一位员工在工作中都应遵守单位制定的各项规章制度，它是每一个单位正常运作的基本保障，如上班及下班时间、岗位工作职责、请假制度及奖罚制度等。作为新员工，应尽快熟悉领导及各位同事的姓名及分管的工作，了解机构的设置和理念，以便尽快融入到团队中去。

（二）工作中的人际交往

在职场中，每个职员都免不了要与他人打交道。因此，妥善地协调自己的各种人际关系，高度地重视自己的每一位交往对象，以内求团结，外求发展。

1. **内部交际** 处理好本单位、本部门的各种人际关系，应当讲究团结，严于律己，宽以待人，善于协调各种不同性质的内部人际关系。

（1）与上级交往：服从上级指示，恪守本分；维护上级威信，体谅上级；尊重并支持上级。

（2）与下级交往：要“礼贤下士”，尊重下级人格；要体谅下级，重视双方的沟通；要关心下级，支持下级的工作。

（3）与平级的交往：要相互团结，不允许制造分裂；要相互配合，不允许彼此拆台；要相互勉励，不允许讽刺、挖苦。

2. **外部交际** 与外界人士交往或相处时，要与人为善，广结善缘，努力扩大自己的交际面，要维护部门形象与个人形象。

（三）热爱本职工作

进入职场时，要以热忱的态度去对待自己所从事的工作，在自己的岗位上勤勤恳恳，不断钻研、学习业务，爱岗敬业，忠于职守，一心一意地做好本职工作，这是职业素质、职业精神的表现，是一种做事、做人的境界。

第二节　行政工作礼仪

案例 5–3　某医院护士小丽喜欢在上班时间打私人电话且到处找病人聊天，音调较高，周围的同事时常提醒她，她却不以为然。一次，小丽正配合医生抢救病人时，电话突然响起，小丽接通电话便聊起天来。医生十分生气，抢救完病人后便将此经过报告了领导，小丽因此受到了严重处分。

思考：你怎样看待小丽的行为？

任何单位都设有行政职能部门，该部门既是认真贯彻领导决策，为领导把好关、做好参谋助手的职能处室，又是发挥传达、组织、协调、督促、落实各项工作及对外服务的管理部门。随着单位对内、对外服务活动的增多，该部门的行政人员作为单位代表，其精神面貌与行为直接反映单位及个人的形象。因此，行政人员应学习并遵守行政礼仪，为单位及个人塑造良好形象。

一、行政工作礼仪概述

（一）行政工作礼仪的概念

行政工作是指一切社会组织和团体对有关事务的治理、管理和执行的社会活动，以行政部门为主，负责行政事务和办公事务。

行政工作礼仪是服务礼仪的一种，其主体是对外服务的行政人员，是指行政人员在对外服务过程中的仪表、言谈、举止、交往等方面必须遵守的行为规范。

（二）行政工作礼仪的内容

行政工作内容涉及较为广泛，内容较为烦琐，包括负责办公室事务管理、办公物品管理、会议管理、文书资料管理、对外接待相关事务管理等。无论哪一项工作，行政人员都应学习并掌握行政工作礼仪，以展现行政队伍及自身良好的精神面貌和素质修养。行政工作礼仪主要包括办公室礼仪、会议礼仪、通讯礼仪、文书礼仪、迎送礼仪、馈赠礼仪等。

二、办公室与会议礼仪

（一）办公室礼仪

办公室是处理公司（单位）业务的场所。办公室礼仪不仅是对同事的尊重和对公司文化的认同，更重要的是每个人为人处世、礼貌待人的最直接表现。办公室礼仪涵盖的范围较为广泛。其中，办公室礼仪中的环境礼仪、语言礼仪、同事相处礼仪是职场人员都要学习并掌握的基本内容。

1. **环境礼仪**　办公室是供每一位办公人员工作的场所。因此，要保持办公室干净、整洁，桌面文件、物品摆放整齐，不在办公区吸烟、大声喧哗，不在上班时间到处串门聊天，不做与工作无关的事情，不在办公区域的墙上和公共设施上乱涂乱画，保持卫生间清洁，节约用水，离开办公室应关电源、门窗。另外，办公室可适当地摆放一些绿色植物、盆景等来净化空气与美化环境。

2. **语言礼仪**　语言是办公室同事之间最基本的交流方式。同一件事，用不同的话语表达出来，效果可能会出现很明显的差距。与人说话时要注意语气及语调，不管是对下属安排、布置事情，还是向上级汇报工作，都应不亢不卑，让人感觉亲切、友善。不要在上班时间说私事，不要在同事之间传播小道消息，更不应将涉秘的工作告诉他人。

3. 同事相处礼仪 同事是在办公室工作中与之交流最密切的对象。处理好同事关系，能营造和谐、愉悦的工作环境。要做到以下四要：要真诚，因为很多工作都需要同事之间相互配合才能完成；要同甘共苦，看到同事有困难时，要主动地询问其是否需要帮助，对力所能及的事应尽力帮忙；要公平竞争，不搞恶意竞争；要宽以待人，凡事要大度些，看远一些，同事之间有隔阂要积极、主动地化解，不搬弄是非，不打探他人的私事，不在背后说他人的坏话。

知识链接

改善办公室人际关系的6个技巧

1. 避免过分争执。
2. 培养自己的沟通能力。
3. 避免过分炫耀业绩。
4. 注重学习别人的长处。
5. 避免传递抱怨情绪。在职场中一定要切忌传递抱怨的情绪，要多传递正能量。
6. 保持诚信沟通的态度。

（二）会议礼仪

会议是指有组织、有领导、有目的的议事活动。它是在限定的时间和地点，按照一定的程序进行的，是一种有效的沟通方式。行政人员一般会议较多，因此，应恰到好处地运用会议礼仪，使会议得以顺利进行。

1. 会议礼仪前准备

（1）明确会议目标：对于会议，我们需要知道本次会议的主题是什么，需要达到什么样的目的，想得到什么样的结果。目标要切合实际、明确、具体。

（2）确定参会人员：根据会议召开的目的确定涉及此次会议的相关人员，一般包括决策人员、提供技术等支持人员及执行人员等。

（3）设计会议议程：会议议程主要是会议整体的流程安排，包括会议举办时间、地点、主持人、会议要求、具体议题、具体发言人、每个议题计划时间、汇报发言时间、讨论时间等。一份好的会议议程是保证会议质量和效率的重要条件，所以必须要设计好。总的来说，设计会议议程要注意以下两个方面。

1）设计议程时要保证信息正确、清晰、完整，务必让参会人员对议程安排一目了然，心中有数，避免出差错。

2）设计议程时，首先要考虑每个议题需要的时间是否符合整个会议的时间预算，若超出，应有所筛选。其次，对会议讨论部分的内容及时间应严格把控，避免超时、偏题、遗漏等现象出现。

（4）确定会议地点及时间：会议地点尽量选择参会者方便的会议室为宜。会议的最佳时间一般在上午 10 ~ 12 点或下午 1 ~ 3 点进行。

（5）传达会议通知：确定会议地点、时间及参会人员后，务必通过邮件或电话等形式及时通知每一位参会者，确定能参加会议的人员。通知内容包括会议议程的发送和应准备的材料。

（6）其他：会场的布置、会议用品的准备、就餐的安排等。

2. 参会礼仪 参会者服装应整洁，仪表大方，以正装为主。准时入场，进、出有序，依会议安排落座，入座后将手机关机或调至静音。开会时应认真听讲，不要私下小声说话或交头接耳。发言人发言结束时，应鼓掌致意。中途因故退场时，应当设法向主持人或到会领导请假，得到允许后应轻手轻脚离席，避免打扰他人。

3. **发言礼仪**　会议发言是会议的重要内容，它直接关系到会议的效果。因此，发言人要注意遵循发言礼仪规范。

（1）如果按点名发言，发言者应当口齿清晰，语调抑扬顿挫，内容简明扼要，表情富有激情。

（2）如果发言者主动从台下上台发言，在上台时应做到步态自然、刚劲有力、节奏有度。若发言者按书稿发言，应先抬头扫视一下会场再开始。若是脱稿发言，应目光注视听众，侃侃而谈，语速适中。

（3）如果是讨论会上的自由发言，应在恰当的时机发言，不可抢先发言。发言应当简短，重点突出，观点鲜明，态度平和。

无论哪种发言，在开讲和结束时都必须使用肢体语言向听众致谢，如鞠躬、挥手、鼓掌等。

4. **主持礼仪**　会议的主持人一般由具有一定职位的人来担任，其主持礼仪对会议能否圆满成功有着重要的影响。主持人应衣着整洁，大方庄重，精神饱满；言谈应口齿清楚，思维敏捷，内容简明扼要；能根据会议性质调节会议气氛，或庄重，或幽默，或沉稳，或活泼。

下载资源：
考点：会议礼仪前准备、参会礼仪要点

➢ **考点：**会议礼仪前准备、参会礼仪要点。

三、通讯与文书礼仪

（一）通讯礼仪

电话、手机作为现代通讯工具，具有传递迅速、使用方便和效率高等优点，已成为现代人际交往中获取信息、进行信息传递和情感沟通不可或缺的重要方式。由于通讯交际无法面对面进行，因此对于礼仪的要求就更为重要了，通讯礼仪即人们在进行通讯交往时所应遵守的礼仪规范。

1. **电话礼仪**　电话是人们在日常生活和交往中不可缺少的重要通讯工具。如何正确使用电话，给通话对象留下良好印象已经成为体现个人综合素养、处事风格及维护通话者所在单位整体形象的重要部分。因此，电话礼仪不容忽视。电话礼仪主要涉及拨打电话礼仪、接听电话礼仪。

（1）拨打电话礼仪

1）时间的选择：慎选通话时间才不会困扰他人。通话最佳时间应是双方已约定好的时间或是对方方便的时间。工作电话应选择在工作时间拨打，例如周一至周五 7:00 ~ 22:00，避开用餐及午休时间。避免在节假日因工作问题打扰对方，若因紧急事宜非打不可时，在通话之初应表示歉意并说明情况。如果打国际长途，需考虑时差。

2）通话的时长：通常，通话时长应按照国际惯例“通话 3 分钟原则”，若无特殊事情，应长话短说，自觉将通话时间控制在 3 分钟以内。

3）通话内容：规范拨打电话要注意礼貌用语。在电话接通时，应首先主动问好，然后自报家门，并简明扼要地说明打电话所为何事，在挂电话之前，要有道别语。

4）注意通话时的语气及态度：在通话时，要注意自己的通话语气及态度。声音应清晰而柔和，吐字应准确，句子应简短，语速应适中，语气应亲切、和谐、自然。避免在打电话时为自己的情绪左右，情绪高亢或低沉都是不合适的。

5）电话中断要回拨：若在通话期间电话意外掉线了，拨打者应立刻主动回拨，表示抱歉并说明情况。

（2）接听电话礼仪

1）接听电话要迅速、及时：在电话铃响两三声时接听是最为恰当的。若因特殊原因响铃过久或未接到电话，应主动回拨并表示歉意。

2）主动报上姓名，确认对方：通常，接私人电话时，应首先问候并自报家门。接工作电话时，应首先问候，并报上单位名称和部门名称。

3）必要时做好记录：对于通话的重要内容，为了避免遗忘，通常需要仔细做记录，并在挂电话之前重复确认信息，确保信息无误及无遗漏。

4）位高者先挂机：通话结束时，一般是地位较高者先挂机。若通话双方地位平等，则接听电话方先挂机。

2. 手机礼仪 在信息化技术十分成熟的今天，手机作为私人通讯工具已经成为人们日常生活及工作中随身携带的必需品。使用手机时，除了要遵守电话礼仪外，还应注意以下几点。

（1）遵守公共秩序：在使用手机时，应讲究社会公德，避免影响和妨碍他人。例如在需要保持安静的场合，应将手机调整到振动或静音状态，如图书馆、会议室、电影院等。

（2）遵守禁用手机场合的规定：在使用手机时，一定要遵守与手机有关的安全事项。在任何时候都不可以因使用手机而威胁自己和他人的安全。在禁用及限制使用手机的场合切不可执意使用，如飞机上、加油站、医院等。

（3）手机放置要妥当：在手机未使用时，应放置在随身携带的手袋或公文包里，避免挂在脖子或腰间，有失美观、得体。

音频：
考点：电话礼仪的基本内容

➤ **考点：**电话礼仪的基本内容。

（二）文书礼仪

护理文书的记录是护理人员工作中一项重要内容。护理文书是病历的一个重要组成部分，是护士对患者的病情观察和实施护理措施的原始文字记载，它包括体温单、医嘱执行单、手术护理记录单、一般护理记录单、危重护理记录单等。护理文书不仅为医疗、护理、教学、科研提供宝贵资料，同时是医疗诉讼中最重要的证据之一，也就意味着护理文书中的每个文字、每个符号都代表着一份法律责任。因此，护理文书的书写不仅要严格、规范，并且要保存妥当，书写时应注意以下几点。

1. 使用笔迹耐久的书写工具 护理文书通常需要进行归档保存，为了避免归档保存时间过长导致的文书内字迹掉色、模糊等情况，因此，护理文书的书写工具要求笔迹耐久，通常会使用蓝黑墨水或碳素墨水进行书写。

2. 书写内容应当客观、真实、准确、及时、完整 客观，指患者所患疾病是不以人的意志为转移，是实实在在的在患者身上所反映出来的内容；真实，指护理人员将收集的患者资料通过分析、判断，然后用医学术语对所做护理措施进行客观、真实地记录；准确，指记录的内容必须在时间、内容及可靠程度上准确无误，尤其对患者的主诉和行为应进行详细、真实地描述；及时，指护理记录必须及时，不得拖延或提早记录，更不能漏记，以保证记录的时效性，维持最新资料；完整，指眉栏、页码须首先填写，各种记录、护理表格应逐项填写，避免遗漏，记录应连续，不留空白，每项记录后签全名。

3. 书写应当规范 护理文书书写应使用中文和医学术语，避免使用自编略语、俗语、习惯语。通用的外文缩写和无正式中文译名的症状、体征、疾病名称等可以使用外文。做到字迹工整、清晰，内容简明扼要、表述准确、语句通顺、标点正确。在书写过程中出现错字（句）时，应用同色笔双线横行划在错字（句）上，并将正确文字书写其后，不得用刮、粘、涂等方法掩盖或去除原来的字迹。

4. 签署全名，明确责任 各项护理文书由执行护理措施的国家注册护士签署全名，盖章无效；实习护士、试用期护士书写的护理文书应当经过在本医疗机构的国家注册护士审阅、修改并签署全名；无职业资格护士书写的护理文书在签名时，格式为“老师全名／学生全名”。

5. **补记**　因抢救危重患者未能及时书写记录时，当班护士应在抢救后6小时内据实补记，并注明抢救完成的时间及补记时间。

➢ **考点：**护理文书记录注意要点。

音频：
考点：护理文书记录注意要点

四、迎送与馈赠礼仪

（一）迎送礼仪

迎来送往是常见的社交礼节，是双方来往与沟通成功的重要环节。护士在工作中面对不同层次、不同身份的人，无论是迎接、接待、送别还是迎送时乘车的安排都应考虑周全。因此，护士了解并掌握迎送礼仪是体现护士良好职业素质的重要内容。

1. 迎接礼仪

（1）迎接礼仪的原则：对迎接的客人应一视同仁，平等对待。有时，在同一时间、同一地点，需要接待来自不同地区、不同部门、不同职位的来宾，在迎接时应做到一视同仁，平等对待，不可厚此薄彼。

（2）迎接前的准备

1）了解客人情况，合理安排：在准备迎接客人之前，应充分了解客人的基本情况，包括其姓名、性别、年龄、民族、单位、职位以及来访人数等，明确客人来访意图，了解客人到访日期、交通方式、到达时间，了解客人在住宿和日程上的要求和安排等，以便提前做好接待的各项准备工作。

2）确定接待规格：应根据来访者的身份确定接待的规格。一般有3种接待规格：高格接待，即主要陪同人员比来宾的职位要高的接待，如上级领导派工作人员来了解情况，传达意见，需高格接待；低格接待，即主要陪同人员比来宾的职位要低的接待，如上级领导或主管部门领导到基层视察，只能低格接待；对等接待，即主要陪同人员与来宾的职位同等的接待，这是最常用的接待规格。

3）布置接待环境：用于接待来宾的房间应明亮、安静、整洁。室内应适当摆放绿色植物或花卉来增加雅致的气氛，可精心准备茶饮、茶点、水果来消除客人舟车劳顿的疲惫感等。

4）做好迎客安排：预先按来宾要求妥善准备食宿，并妥善安排迎宾车辆按时到指定地点迎接来宾，若对所迎接的客人不熟悉，应准备好接站牌，必要时可准备鲜花等。

（3）迎接客人的态度

1）热情相迎：与客人见面，应面带微笑，主动握手并问候。迎接与工作有关的客人，应主动问候，并向对方做自我介绍及递送名片，要把礼仪规范放在第一位。对于经常往来的熟悉的客人，可不拘于细节，把热情、友善放在第一位。

2）规范引领：引领时，引领者无论任何情况下都要以来宾的安全、舒适为主，提前熟悉接待路线及环境，正确引领，如遇拐弯、阶梯等，应提醒其注意安全。

2. 接待礼仪

（1）礼貌待客：无论来宾身份高低，都应以礼待人，尊重友好。在待客过程中，礼貌用语必不可少。

（2）热情款待：在接待客人时，应主动、热情地邀请客人进食餐饮，以消除旅途的劳累。在待客过程中，一定要保持热情、关心、专心致志，切不可漫不经心或显露出不耐烦。

3. 送别礼仪

（1）婉言相留：在客人准备离开时，应主动、及时婉言相留，并邀请客人一同吃便饭。若被婉言拒绝，应在客人起身后再起身相送，以免给客人留下逐客之嫌。若是在医院里送别患者，则应避免劝留等言辞。

（2）热情相送：至门外或楼下，并与客人握手道别，用热情、友好的语言欢迎客人的下次光临，直至客人消失于自己的视野中才可转身离开。若是在医院里送别患者，则应避免使用欢迎下次光临等忌讳语言。

4. **迎送乘车礼仪**

（1）座次安排：在比较正规的场合，乘车一定要分清座次的“尊卑”。以下 4 种是常用车辆在乘坐时的座次排列。

1）双排 5 座轿车：若车主人亲自驾驶时，前排为上，后排为下，客人坐前排方便和主人交谈，座位顺序由尊至卑依次为：副驾驶座、后排右座、后排左座、后排中座（图 5-1A），此座次安排一般适用于社交场合。若由专职司机驾驶，则后排为上，前排为下，同一排位置则以右为尊、以左为卑，客人坐后排比前排舒服，坐右边比左边上车及下车方便，座位顺序由尊至卑依次为：后排右座、后排左座、后排中座、副驾驶座（图 5-1B），此座次安排适用于一般的公务接待。若由专职司机驾驶，接待十分尊贵的客人，如高级领导、将领时，无论方向盘在左还是在右，客人都应坐在司机后面的座位，因为此位置最为安全。

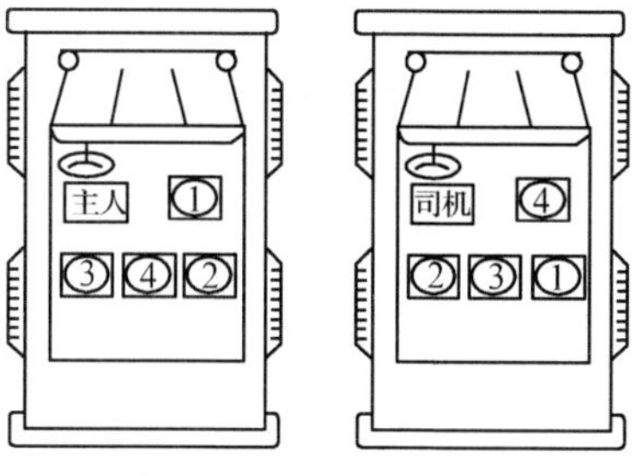

A　　B

图 5-1　双排 5 座轿车

2）3 排 7 座轿车：若由车主人亲自驾驶时，座位顺序由尊至卑依次为：副驾驶座、后排右座、后排左座、后排中座、中排右座、中排左座（图 5-2A）。若由专职司机驾驶时，座位顺序由尊至卑依次为：后排右座、后排左座、后排中座、中排右座、中排左座、副驾驶座（图 5-2B）。

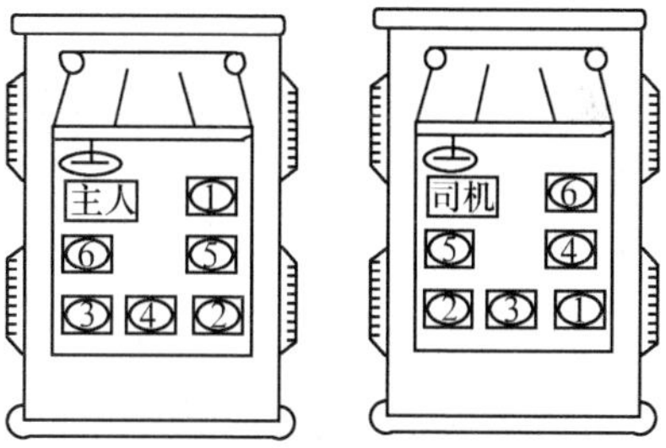

A　　B

图 5-2　3 排 7 座轿车

3）多排座轿车：是指 4 排以及 4 排以上座位的大、中型轿车。其不论由何人驾驶，均以前排为上，以后排为下，以右为尊，以左为卑，并以距离前门的远近来排定具体座位的顺序，现以 6 排 17 座轿车为例（图 5-3）。

4）轻型越野车：轻型越野车大都为 4 座车。不管由谁驾驶，座位顺序由尊至卑依次为：副驾驶座、后排右座、后排左座（图 5-4）。

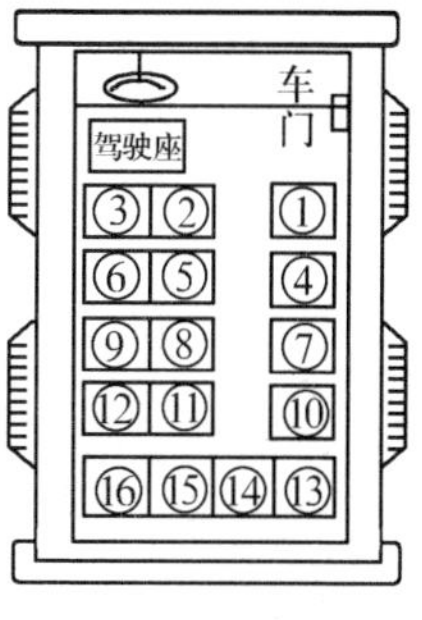

图 5-3　多排座轿车

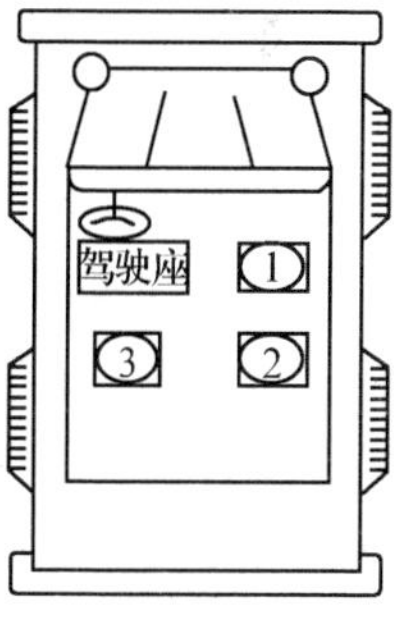

图 5-4　轻型越野车

（2）上下顺序：通常，为表示对尊长、来宾的尊敬以及考虑其上车及下车的安全问题，应让其从右侧门先上后下，陪同引导人员从左侧门后上先下（车辆右侧门邻近人行道，上车及下车相对安全）。陪同引导人员无论上车还是下车，都应先在右侧为尊长或来宾开启车门，再绕到左侧上车及下车。

（二）馈赠礼仪

馈赠又称赠送，指为了向他人表达某种个人意愿，而将某件物品不求报偿、毫无代价地送给对方。在人际交往中，互相馈赠礼物是传递双方情感、促进双方交流与沟通的重要媒介。

1. **礼品的选择**

（1）适用性：符合对方的某种实际需要，或是有助于对方的工作、学习或生活，又或是可以满足对方的兴趣爱好。简而言之，就是赠礼品应该投其所好。

（2）纪念性：送人礼品务必要着重突出其纪念意义，要讲究千里送鹅毛，礼轻情意重，无需过分强调其价值、价格。不提倡以大额的现金、高档的商品、名贵的珠宝赠送与人。

（3）独创性：选择礼品时，应当精心构思，匠心独运，富于创意，使礼品突出新意、独特的特点。

（4）时尚性：选择礼品时，除了要符合以上几条标准，还需符合时代潮流，避免选择过时或落伍的礼品。

（5）禁忌性：如礼品选择不当，不仅违背了赠送者的初衷，还会给受赠者带来不愉快的体验。因此，选择礼品时，要避免以下物品种类：

1）违法、违规的物品。

2）败俗、犯忌的物品。

3）有害的物品。

4）有违对方个人习惯的物品。

5）过分昂贵的物品。

2. 赠送的规范

（1）精心包装：对所赠礼品进行精心包装不仅能显现礼品的档次及赠礼人的欣赏水平和品位，同时也能使受赠者感受到赠礼人的诚意和用心，使受赠者感到备受重视。包装时，要讲究材料、色彩、图案及捆扎、包裹的具体方式，应突出包装的别致、独特。

（2）把握赠送时机：赠礼要掌握恰当的时机，及时、适宜是最重要的。因为只有在最需要时得到的才是最珍贵、最难忘的。例如在传统节日、对方的某些纪念日、表示感谢时、拜访做客时、接风饯行时、大喜日子等赠送礼品可增进双方情感。

（3）赠送方式：赠送礼品一般有3种方式，即当面赠送、邮寄赠送和托人赠送。

1）当面赠送：赠送礼品最好能当面赠送。可通过送礼品时面对面的交流增进彼此情谊，同时也能使受赠者感受到对方的诚意。当面赠送礼品时，要将礼品大方、自然地双手奉送至受赠人手上。若上门拜访，应在进门之初就将礼物双手奉上。若是接待客人，则应在客人临行前双手奉上礼物。

2）邮寄或托人赠送：若无法当面赠送礼品时，可选择邮寄或托人赠送的方式。送出前，应在礼品中附上小卡片，内容通常为赠礼者的祝词、名片及姓名。最好在礼物送出后打电话让对方知晓。

3. 受赠的规范

（1）受礼：他人赠礼时，受礼人应欣然笑纳。接受礼品时，受礼人目光应注视对方，面带微笑，用双手接过礼品并鞠躬或握手表示谢意。对收到的礼品应妥善保存，不可随手把礼品丢在一边。

（2）拘礼：拘礼是指在馈赠过程中由于某种原因拒绝赠礼者礼品的过程。拘礼时应注意方式、方法，不可令赠礼者感到难堪。拘礼一般采用3种方式：婉言谢绝法，即用委婉的、不失礼节的语言向赠送者暗示不能接受对方的好意；直截了当法，即直接说明自己不能接受礼品的原因；事后退还法，即先收下礼品，但在事后的短时间内及时联系对方，说明退还礼品的原因，取得对方谅解后再行退还。

下载资源：
知识拓展：送礼之学问：送给谁？送什么？

（3）回礼：礼尚往来是中国的传统礼俗。通常，在接受别人的赠予后，要选择在适当时机和以恰当的理由回礼，如在对方婚、丧、嫁、娶等日子给予回礼。回礼的礼品应尽量与对方所赠礼品相等值，避免超值，给人留下攀比之感。

第三节　护士涉外礼仪

案例 5-3　日本旅馆有招待客人的惯例，当客人办完入住手续走进房间时，服务员立即拿来茶、热毛巾和日本点心，以表示旅馆对客人服务的周到热情，此惯例一直备受日本人的青睐，但却在美国人处遭了白眼。一次，一对美国夫妇在受此待遇后，感到十分生气，他们认为所上的茶点并非他们亲自所点，破坏了整个美好氛围。旅馆老板的一片好心不仅未被接受，还费力不讨好。

思考：这对美国夫妇为何对旅馆老板的“一片好心”感到如此生气？

随着我国与世界各国在政治、经济、文化、教育、科技、体育、学术等方面的交往越来越多，护理工作者的对外交往也日益频繁，因此需要学习、掌握一定的涉外礼仪常识，适应涉外事业的发展需要。掌握涉外礼仪知识有助于发展与各国家、地区人民的友谊，提升和维护个人、国家及医院的形象和声誉。

涉外礼仪即涉外交往礼仪，指在涉外交往中用以维护自身形象和本国形象，向国际交往对象表示尊敬与友好的国际通用的礼仪规范。

一、涉外礼仪的基本原则

（一）不卑不亢

涉外交往中的不卑不亢，最重要的是保持人格平等。应当时刻意识到自己的一言一行、一举一动所代表的不仅仅是个人，更代表了中国和中华民族的形象。要做到言行从容得体，谦逊待人，给予他国人员同等的尊重和友好。无论何种情况，都应维护国家利益和民族的尊严，体现中国人民的气概。不要自我标榜、抬高自己，也不要妄自菲薄、自我贬低。敢于对自己做出正面的、恰当的评价或肯定，对于不足之处要虚心求教。

（二）求同存异

求同就是要遵守国际礼仪惯例，遵守礼仪的“共性”；存异就是对他国的礼仪不可全盘否定，承认“个性”。各国的礼仪标准是建立在各自的文化基础上的，在涉外交往中，应提前了解和尊重该国的风土人情、风俗习惯、信仰禁忌等，如见面握手礼是世界通用的，与任何一个国家的人见面握手都是合适的。

（三）守时守信

守时守信在涉外交往中尤为重要，应严格遵守与他人约定的时间，不宜随意改动或晚到失礼。谨慎许诺，一旦有了承诺约定，就要尽全力遵守。如果有难以抗拒的因素导致失约或迟到，一定要提前通知并说明原因，并以适当的方式郑重表示歉意。

（四）不宜为先

在涉外交往中，面对自己一时难以应付、举棋不定的情况时，不宜急于抢先、冒昧行事，应先静观一下周围的人的所作所为，并与之采取一致的行动。不宜为先包括两层含义：一是要求人们在难以确定如何行动时，应当尽可能避免采取任何行动，免得出丑、露怯。二是如要求必须采取行动，最好先观察一下其他人的正确做法，然后加以模仿，尽量和在场的大多数人在行动上保持一致。

（五）尊重隐私

在许多国家，个人隐私是受法律保护的。个人隐私是指公民个人生活中不愿意为他人公开或知悉的秘密，包括收入、支出、年龄、恋爱及婚姻情况、健康状况、家庭住址、个人经历、政见及信仰。

（六）热情有度

同外国人打交道时，要把握好待人的分寸，做到热情有度，以不影响对方、不干涉对方为限。具体把握好以下几个度。

1. **关心有度**　中国人一向以热情好客闻名，但大多数外国人却对此不以为然。因此，对外交往中不宜对外国人表现得过于关心，切勿让对方觉得管得过多，因为外国人特别在意自我空间。

2. **举止有度**　与外国人相处时，务必对自己的举止多加注意，切勿因为自己举止不当而引起误会，或失敬于人。

3. **距离有度**　与外国人应酬时，应视双方关系不同，与对方保持适度的空间距离。

4. **批评适度**　对于外国人的所作所为，一般情况下，只要不触犯法律、不悖于伦理道德、没有侮辱我方的国格及人格、不危及自身安全，通常就没有必要去评判是非与对错，尤其是不宜当面对对方进行批评、指正。

（七）以右为尊

在涉外交往的位次排列中，应遵循以右为尊的原则，即右尊左卑，右高左低。从礼仪的角度来讲，右边的位置相比左边的位置尊贵。

（八）女士优先

女士优先是国际社会通用的一条重要的礼仪通则，指在一切社交场合，每一个成年男子应有教养，主动、自觉地以自己的言行，尊重、照顾、关心、体谅女士，如主动为女士开门、拉开座椅、接挂衣帽，不在女士面前吸烟，如女士提笨重物品，男士应主动帮忙等。

（九）个人形象

在涉外交往中，个人形象真实地反映了个体的素养和品位、生活态度和精神面貌以及对交往对象的重视程度，同时还代表着本单位、本国和本民族的形象。因此，注重个人形象是非常重要的，如注重仪容、仪态、着装、言谈举止、待人接物等。

（十）爱护环境

环境问题日益突出，爱护环境成为国际舆论倍加关注的问题。在生活中，每一个人都有义务对环境自觉地加以爱护和珍惜，培养环保意识，自律环保行为。要做到：不可损毁自然环境，不可虐待动物，不可损坏公物，不可乱堆、乱挂私人物品，不可乱丢废弃物品，不可随地吐痰，不可随意吸烟，不可制造噪声。

音频：
考点：涉外礼仪的基本原则

➢ **考点：**涉外礼仪的基本原则。

二、涉外交往的基本礼仪

在涉外交往中，我们面对语言、文化、风俗、习俗及宗教信仰各方面都不同的国家时，了解并尊重各国礼仪的“个性”，是涉外人员赢得双方友谊和合作的必要条件。对涉外交往的基本礼仪主要从着装礼仪、餐饮礼仪、出行礼仪和馈赠礼仪 4 个方面来介绍。

（一）涉外交往的着装礼仪

在涉外交往中，涉外人员的着装应按不同场合进行调整。应选择与所处场合相适应的服装，其基本要求是大方、得体且应景。这不仅仅是自身教养的表现，也是对交往对象尊重程度的体现。根据涉外人员所处的具体场合对服装进行调整，涉外场合大致可以分为 3 类：公务场合、社交场合、休闲场合。

1. **公务场合**　公务场合是涉外人员执行公务时涉及的场合。在公务场合，涉外人员的着装应重点突出“庄重保守”的风格，主要为深色毛料的套装、套裙或制服。男士的最佳衣着是身着藏蓝色、灰色的西装套装，中山装或制服，黑色皮鞋。女士的最佳衣着是身着单一色彩的西服套裙，套装或连衣裙。

2. **社交场合**　在社交场合，如宴请、拜访、聚会、观看演出等，应突出“时尚个性”的风格，不必过于保守、从众，也不宜过分地随便、邋遢。在社交场合中，时装、礼服及本国或本民族特色的服饰是最常见的穿着，其中黑色中山装套装与单色旗袍最具中国特色、应用最为广泛。

3. **休闲场合**　在休闲场合，如游览观光、逛街、购物等，着装不必过于正式，应以舒适、自然为总体风格。衣着不必过于正式，一般不宜穿套装、套裙和制服，与所处的具体环境不符，不利于休闲活动的进行。可以按照自己的喜好进行选择，如运动服、牛仔装、夹克、T 恤等。

（二）涉外交往的餐饮礼仪

涉外人员在涉外工作中经常会参与一些宴会场合，或是设宴，或是赴宴，无论哪一种形式，涉外人员都应全面地了解并尊重对方的习俗和餐饮习惯，同时也要十分注意自己在餐桌上的礼节。因此，设宴和赴宴时都需要注意以下内容。

1. 以东道主的身份设宴款待国际友人时的注意事项

（1）宴会的桌次：在宴会不止一桌时，要安排桌次（图 5-5 ~ 图 5-7 中桌次排位由尊至卑按顺序进行排列）。

1）以右为上：当餐桌分为左、右时，应以居右之桌为上。此时的左、右，是在室内根据“面门为上”的规则所确定的（图 5-5）。

2）以远为上：当餐桌距离餐厅正门有远近之分时，通常以距门远者为上（图 5-6）。

3）居中为上：当多张餐桌并排列开时，一般居中央者为上（图 5-7）。

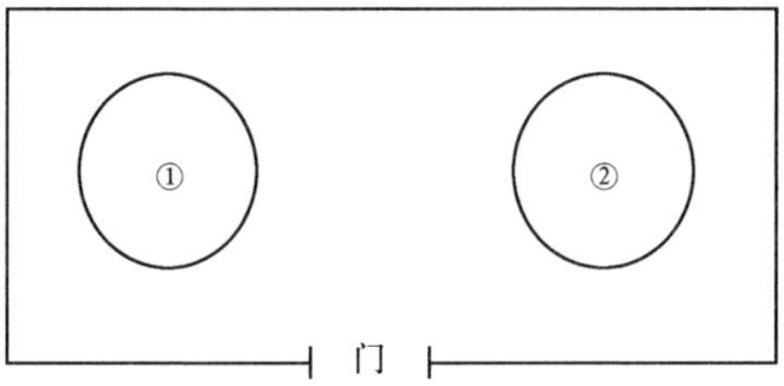

图 5-5　以右为上的桌次排位

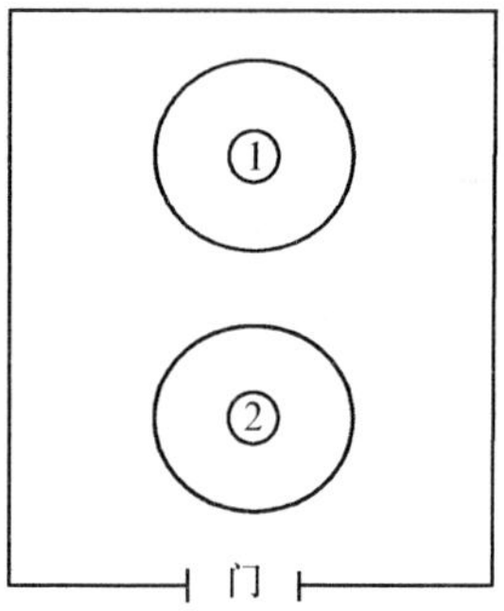

图 5-6　以远为上的桌次排位

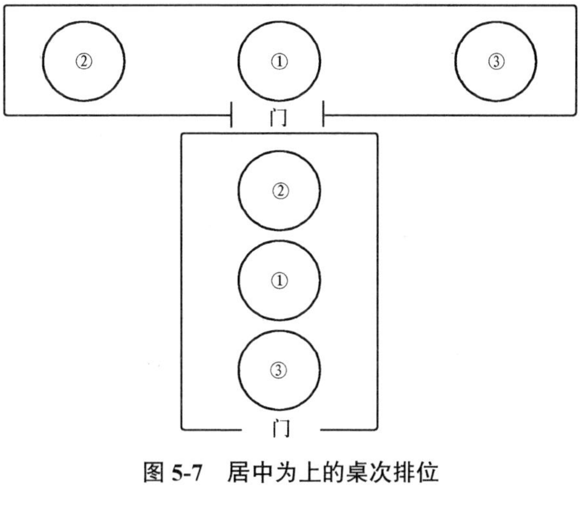

图 5-7　居中为上的桌次排位

（2）宴会的席次：在宴会上，席次具体是指同一张餐桌上席位的高低（图 5-8、图 5-9 中席次排位由尊至卑按顺序进行排列）。

1）面门为主：有一位主人时，主人之位应当面对餐厅正门（图 5-8）。有两位主人时，双方可对面而坐，一人面门，一人背门（图 5-9）。

2）主宾居右：即主要外宾应在主人右侧之位就座。

3）好事成双：根据传统习俗，凡吉庆宴会，每张餐桌上就座之人数应为双数。

4）各桌同向：通常，宴会上的每张餐桌上的排位均大体相似。

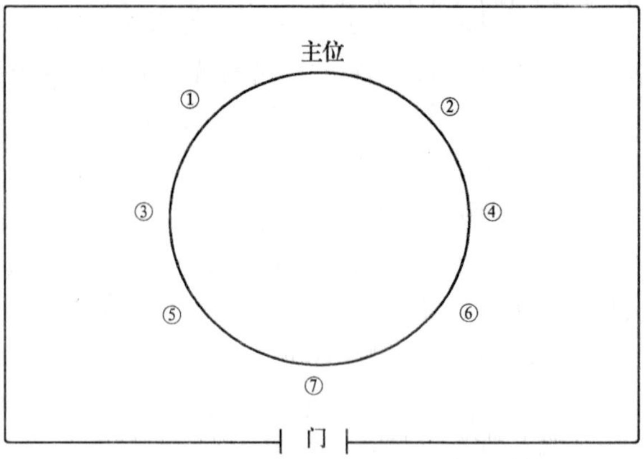

图 5-8　一位主人“面门为主”的席次排位

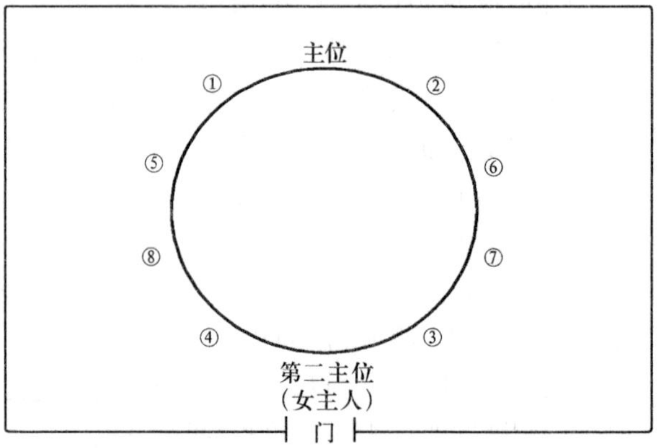

图 5-9　两位主人“面门为主”的席次排位

（3）菜单的选定：宴会菜肴的选定要注意避免触犯对方个人禁忌、民族禁忌、宗教禁忌。最适宜宴请外宾的菜肴包括具有民族特色的菜肴、具有本土风味的菜肴、餐馆的特色菜或招牌菜，还可增加一些外宾的家乡菜等。

（4）就餐的方式：在以中餐宴请外宾时，一般选择中餐具就餐（同时需要准备一套西餐具，以尊重对方的用餐习惯，若对方不习惯使用中餐具，能立即更换）。中餐具一般包括筷子、勺子、碗、盘子等。作为宴会主人，应该注重中餐具的使用礼仪，否则会被人笑话。中餐具使用礼仪要注意以下几点。

1）筷子必须成双使用：用筷子取菜、用餐时，应注意无论筷子上是否残留食物，都不能反复舔食。不用时，应将筷子置放在筷架上或碗碟边缘上。与人交谈应放下筷子，不能拿在手上指指点点。为客人奉菜时使用公筷。

2）勺子一般用于舀取菜肴、食物：使用公勺取食物时，不要过满，避免溢出来弄脏餐桌或自己的衣服。在舀取食物后，可以在原处“暂停”片刻，汤汁不会再往下流时，再移回来享用。

3）碗的使用：用碗进食时，应以勺、筷辅助。不能往不用的碗内丢烟头、纸巾之类的杂物。不可把碗倒扣在桌上。

4）盘子的使用：盘子一般用于盛放吃剩的食物残渣，应将残渣轻放于食盘内的前端，必要时请侍者撤换。不能在食盘内放过多食物。

（5）用餐的环境：安排涉外宴请的用餐环境应做到幽静、雅致、整洁、卫生，必要时可安排隐私性较好、隔音较好的包房就餐。

2. 以来宾的身份出席涉外宴请时的注意事项

（1）宴请的类型：分为宴会、招待会和工作餐。宴会是正式并隆重的宴请，出席时需注意着装和仪态。招待会分为冷餐会、酒会、茶会、咖啡会 4 种，此会较为轻松、自由，对穿着打扮无特殊要求。工作餐一般是在工作中遇饭点时的宴请方式，一般着工作装即可。

（2）付费方法：一般情况下，应邀参加正式宴会，客人不必付费。

（3）点菜规矩：赴宴时，若主人已经点好菜，则自己不可多做要求；若主人要求自己点菜，可以告诉对方“客随主便”或只点一道菜。

（4）就餐方式：外宾的宴请通常以西餐为主，西餐具包括餐巾、刀叉、杯子、汤碗和汤盘等。作为赴宴者，应该注重西餐具的使用礼仪，否则会出洋相。西餐具使用礼仪要注意以下几点。

1）餐巾：用餐时，将餐巾对折平放在腿上，以防食物弄脏衣服。餐巾的另一种用途是作为暗示标志：当女主人铺开餐巾时，意味着宴会开始；当女主人把餐巾放在桌上时，意味着宴请结束。若中途暂时离席，应把餐巾搭在座椅的扶手上，表示马上回来继续用餐。若把餐巾放在桌上，表示用餐完毕。

2）刀叉：是餐刀和餐叉的统称。用餐时，右手拿刀，左手持叉，叉住食物，切割成小块，用叉叉住食物进食。西餐中，刀叉的摆放代表一定的意义，如将餐叉放在盘子左边，餐刀放在盘子右边，是餐前摆放的模样（图 5-10A）。将叉头和刀刃相对，刀刃向内，叉齿向上成八字形平架在盘子两边，意味着进餐过程中暂时休息，还要继续用餐（图 5-10B）。将刀叉十字形摆放在盘中，表示等待第二份上桌（图 5-10C）。将刀叉并排横着放在盘中，表示给予西餐好评（图 5-10D）。若叉齿向上、刀刃向内、刀叉并排竖直放在盘中，表示停止进餐，可以把餐盘拿走（图 5-10E）。将刀插进叉间隙中，二者斜放于盘中，表示给予西餐差评（图 5-10F）。

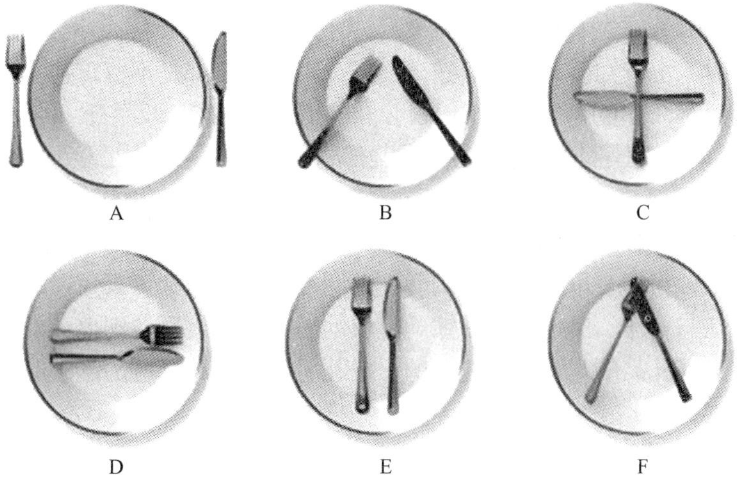

图 5-10 西餐刀叉的摆放方式

3）杯子：餐桌上有水杯和酒杯，两种杯子不可混用。不可用同一杯子去盛不同的酒，以免串味。如用高脚杯盛葡萄酒时，应用手握住杯脚中段，以免手的温度影响酒的风味。盛白兰地酒时，则需用无名指、中指夹住杯脚，手握住杯身，让手掌的温度促使白兰地散发出香味。

4）汤碗和汤盘：汤用深盘或小碗盛放。喝时用汤匙舀起入口，不可端着汤盘喝汤。汤匙放在盘中间，与桌边平行，匙柄在右，匙心向上。

（5）用餐的餐秩序：外宾的宴请一般都是西餐居多，用餐时取用菜肴的顺序有一定的规定。西餐一般分为正餐、便餐和自助餐。西餐正餐的常规菜序为：开胃菜、汤、海鲜、主菜、甜品、水果、红茶或咖啡等；西餐的便餐常规菜序为：头盆（开胃菜）、汤、主菜和甜品等；享用自助餐时，其正规的用餐顺序为：冷菜、汤、热菜、点心、甜品和水果。

（6）就餐举止：参加涉外宴请，既要尊重对方习俗，也要文明规范，举止优雅。就餐切记：让菜不夹菜，祝酒不劝酒，用餐时不发出声音，不吸烟，不毫无遮掩地当众剔牙，不随口乱吐东西。

（三）涉外交往的出行礼仪

涉外场合关于出行的礼仪最常用的是步行礼仪、电梯礼仪、出入门礼仪和乘车礼仪。

1. 步行礼仪 有两种形式：并行和陪同引导。

（1）并行中“尊贵的位置”：根据并行的人数进行变化。两人并行时，按照以右为尊的标准，“尊贵的位置”在右边；三人并行时，按照居中为上的标准，“尊贵的位置”在中间；四人及以上并行时，最好分前后排行走，按照居前为上的标准，“尊贵的位置”在队伍的前方。

（2）陪同引导：在陪同引导对方时，应注意引导的方位、速度、关照及体位等方面。

1）方位：双方并排行走时，陪同引导人员应居于左侧；双方单行行走时，陪同引导人员应居于左前方约 1 m 的位置。

2）速度：陪同引导人员行走的速度应充分考虑对方的速度，应与对方的速度相协调，不可过快或过慢。

3）关照：在行进过程中，陪同引导人员要密切观察行进途中是否有不利于行走的因素，例如拐角、楼梯、道路坎坷、照明欠佳地段等情况，都要提前提醒对方留意。

4）体位：在请对方先行时，要面向对方，稍欠身；在行进中与对方交谈或答复提问时，要把头部、上半身转向对方。

2. **电梯礼仪**　见第五章第五节二、交通礼仪。

3. **出入门礼仪**　进入或离开房间时，要注意以下几个问题。

（1）进入房间时，应先通报，得到对方允许才可进入。

（2）出房门时，也应知会对方。贸然出门或一声不吭，都是不尊重他人的表现。

（3）出入房门时，务必用手来开门或关门，且利用反手关门、反手开门的方法，始终做到面向对方开门及关门。切忌以肘部顶、用膝盖拱、用臀部撞、用足尖踢、用足跟蹬等方式开门或关门。

4. **乘车礼仪**　见第五章第二节四、迎送与馈赠礼仪（一）迎送礼仪。

（四）涉外交往的馈赠礼仪

在涉外交往中，为了表示对外宾的恭贺、感谢或慰问，通常可采用馈赠礼物的方式来增进双方的交流、信任与合作。由于中、外馈赠礼仪的习俗有所差别，因此，在对外送礼上，要注意中、外国家在选择礼品的观念、送礼目的、送礼时机、收礼反应、送礼时的言辞等方面的差异性，才有利于促进中、外和谐发展。

1. **选择礼品的观念**　中国人在选择礼品时，通常注重礼品的实用价值，而外国人则更注重礼品的纪念价值。因此，选择赠外礼物时，最重要的应是该份礼物是否有意义，能否表达送礼者的心意。

2. **送礼目的**　中国人送礼时往往以巩固、维系人际关系或酬谢为目的，因此礼物都较为贵重，而外国人则注重送礼的这一行为以及礼物的象征意义，所选礼物一般都不贵。因此，赠外礼物应注意礼物的文化象征和寓意，不必过于贵重。

3. **送礼时机**　中国人送礼讲究雪中送炭，十分讲究送礼的时效性，一般选择提前或及时送礼，以表重视。而外国人一般只有在双方关系确立后才互赠礼物，即在社交已有成果时才送礼，以避免有行贿、受贿之嫌。因此，赠外的礼物应在此次交往即将结束时才进行，同时表达的方式要恰如其分。

4. **收礼反应**　在接受礼物时，中国人往往不喜形于色，且不当面打开礼物，认为当面打开是不礼貌的行为，会给人留下“贪财”的不良印象，一般在客人离开后或回家再打开。而西方人在接受礼物时，为了表达感谢，通常会当面小心地打开礼物，并激动地称赞一番。因此，在接受外国人赠送礼物时，应同对方分享收礼时的欣喜。

5. **送礼时的言辞**　送礼时，中国人往往表现出极大的自谦，故意贬低自己所送礼品的价值，一般会附上“区区薄礼，不值一提”等否定形式的言辞来肯定自己所送礼品的价值。而西方人送礼时总是对自己所赠礼物大加赞赏，并告知礼物的得来不易。因此，赠外礼物时，应大方赞赏所赠的礼品，不必过于谦虚。

三、涉外交往的禁忌

涉外交往中应充分了解并尊重对方所在国家、地区及民族的风俗习惯，避免触犯其禁忌，自觉地在涉外交往中形成文明、规范的交往行为，杜绝那些有损形象、有辱国格的陋习出现。

（一）涉外活动交谈禁忌

涉外交往中，要注意自己的交谈态度。

1. **注意谈话时的语言** 在涉外交往中，涉外人员面对的大多是外国人，这时使用何种语言十分讲究。在普通场合，涉外人员可以使用国际通用语言或对方的国语。在正式的官方活动中，为体现一个国家的主权与尊严，则必须使用自己的国语，然后由翻译员进行翻译。

2. **注意谈话时的神态** 即谈话时的表情和动作。与外宾交谈时，在神态上亲切、友善、自然。在对方讲话时，要注视对方，仔细倾听。在自己说话时，要注意不卑不亢，恭敬有礼。

3. **注意谈话时的语气** 同外宾交谈时，应多使用敬语和礼貌用语，语气应平等待人，谦恭礼貌。不可表现出居高临下、盛气凌人、呼来喝去，也不宜在语气上一味讨好对方、迁就对方、附和对方，丢失自己的国格和人格。

（二）涉外活动拍照禁忌

许多国家已明文规定不可在博物馆、伟人纪念堂、宗教场所、海关或明令禁止的禁区、商店和超市、住宅私室等场所拍照，即便允许拍照，也不可使用闪光灯，且在一般情况下，忌讳给不相识的人（特别是女子）拍照。

知识链接

在国外旅游时的这些拍照禁忌，你都了解吗？

对很多人来说，旅行时看到美景，拍照留念是再正常不过的事情。不过在一些国家，假如你拍照的地点或内容不太合适，恐怕会带来麻烦，甚至招致牢狱之灾。因此，在国外旅游，一定要注意以下拍照禁忌，以免发生不必要的麻烦。

1. 阿联酋 在阿联酋，法律禁止对政府机构、王宫、军事安全要地以及外国驻阿使馆等建筑物进行拍照。

2. 希腊 在希腊，不准随意拍照，尤其对使用三脚架的拍照人员控制更严，立三脚架须经过官方同意。不允许随便拍摄古迹，否则会受到惩处。

3. 朝鲜 赴朝鲜旅游，手机、电脑以及带 GPS 的相机不可带入境，不能对军人和平壤的平民拍照。

4. 澳大利亚 到澳大利亚旅游，不要贸然拍摄或偷拍土著居民，土著居民比较保守，不喜欢被拍照。

5. 阿拉伯国家 在阿拉伯国家，不可未经允许拍摄女性，尤其是戴面纱的女性。

6. 其他 此外，全世界绝大部分国家和地区的海关及机场禁区，也都禁止随意闯入和拍照。涉及宗教、文物、博物馆和私有财产，一般也不允许拍照。

（三）涉外交往中数字、肢体、颜色禁忌

各个国家对数字、肢体、颜色都有各自的喜好与禁忌，涉外人员应特别注意。

1. **对数字的禁忌** 西方人认为“13”和“星期五”是两个不吉利的数字，却对数字“3”和“7”青睐有加。而我国、日本、韩国则认为“4”是不吉利的数字。因此，在对不同国家涉外活动的安排中，应避开与不吉利数字有关的日程安排。

2. **对肢体的禁忌** 使用手势时，一定要注意是否是对方国家的禁忌，例如 OK 手势在大

多数国家表示的是“很好”“好的”的意思，但此手势在土耳其、法国、巴西、德国、希腊、比利时等国家则属于不文明手势，带有侮辱等含义。

3. **对颜色的禁忌**　由于所处的地理位置、历史文化背景及风俗习惯的不同，各国对颜色有着不同的理解和忌讳。如中国人在喜庆日子喜欢穿红色衣服，丧葬时穿白色衣服，而在许多国家，尤其是西方国家，结婚时新娘往往穿白色婚纱，丧葬时穿黑色服装。大多数西方国家认为红色是不吉利、血腥的象征。

（四）涉外交往中常见的宗教禁忌

对于不同的宗教禁忌，我们应当有所认识，才不会冒犯对方的宗教信仰。

1. **伊斯兰教的禁忌**　伊斯兰教在饮食、服装、卫生、婚姻、丧葬、商业等方面有诸多禁忌。如信奉伊斯兰教的穆斯林人禁食猪肉、狗肉、猫肉、马肉、驴肉等肉类以及动物的血和内脏，严禁一切与酒有关的致醉食品。穆斯林人一般认为左手是脏的，忌讳用左手传递物品，特别是食物。

2. **基督教的禁忌**　基督教信仰中的禁忌并不是特别多，教徒们往往在个人行为上较为自由，但都需遵循劝人为善的宗旨。在饮食方面，不吃血制食品是基督教徒在生活中一个较为典型的禁忌。

3. **天主教的禁忌**　根据天主教的传统，天主教的主教神父是不可结婚的。出入教堂应保持严肃态度，切忌衣着不整或穿拖鞋、短裤等。

4. **佛教的禁忌**　一般体现在两个方面：一方面是针对僧人和僧团的，另一方面是针对在家修行者的。对于前者，其禁忌较多，主要体现在饮食和个人生活方面，要求僧人不吃荤腥，以素食为主，不饮酒、不吸烟、不吃零食、不结婚、不蓄私财、不歌舞、不贪图奢靡享受、不从商、不看相算命等。另外，佛教教徒特别看重自己的头部，忌讳别人提着物品从自己头上掠过。小孩的头部也不可以随便抚摸，那样会给小孩带来疾病，只可以由佛和僧长或是父母能抚摸小孩的头表示祝福。

下载资源：
知识拓展：美国人收礼、送礼的习惯

5. **印度教的禁忌**　对于印度教徒而言，牛是不可侵犯的动物，教徒们忌讳使用牛皮制的皮鞋、皮带，更不能佩戴牛制品进入庙宇。因此，在信奉印度教的外宾面前，应避免谈论吃牛肉的话题。

第四节　称谓礼仪、介绍礼仪与名片介绍

案例 5–4　在广告公司上班的王先生与公司门卫的关系处得好，平时进、出公司大门时，门卫都对王先生以王哥相称，王先生也觉得这种称呼很亲切。这天，门卫看见王先生一行人，又热情地打招呼：“王哥好！几位大哥好！”谁知，随行的中国香港客人觉得很诧异，其中一位还面露不悦之色。

思考： 1. 为什么门卫平时亲切的称呼，在这时却让几位中国香港客人诧异甚至不悦？

2. 门卫的称呼有何不妥？应该如何称呼？

一、称谓礼仪

称谓是指人们在日常交往中对彼此所采用的称呼。称谓可表明被称呼者与当事人之间的关

系。恰当的称谓要符合民族、文化、传统和风俗习惯，并根据不同的场合选择正确的称谓。无论在日常工作中还是临床工作中，恰当地运用称谓是十分必要的。

（一）常用称谓方式

1. **泛尊称**　泛尊称是社会各界人士在较为广泛的一般的社交中使用的称谓。国际上，通常称成年男士为先生；对已婚女士称夫人、太太；对未婚或不了解婚姻状况的女子泛称为小姐或女士。

2. **行政职务称谓**　根据担任的职务作为称呼，在较为正式的官方活动中使用，如张校长、王院长、李科长等。这种称谓既有区分的作用，又能表示对对方的尊敬和礼貌。

3. **专业技术职称称谓**　通常在工作中使用，如于教授、赵工程师等。

4. **行业称谓**　用从事的职业工作当称谓，如护士小姐、医生、警察同志等。

5. **姓氏称谓**　关系较熟悉时，用对方的姓氏称呼对方，可在姓前加老、大、小，如老李、大张、小杨。如在姓后加“老”，用于德高望重且比自己年龄大者，如赵老。

6. **亲属称谓**　在与非亲属人士交往时，与对方用亲属称谓称之，给人以亲切、热情、敬重之感。尤其是在非正式场合的民间交往中，能使人倍感亲切，缩短人与人之间的心理距离，如“大哥”“叔叔”“阿姨”“奶奶”等。

（二）称谓的意义

1. **缩短交际距离**　恰当的称谓能取悦对方，使交谈双方感情融洽，拉近彼此的心理距离，有利于深入交流。

2. **彰显个人修养**　正确、得体的称谓是对他人的尊重，同时可体现自身的修养水平。

3. **称谓**　可以澄清彼此之间的关系，减少不必要的误会。

（三）称谓的原则

1. **礼貌原则**　称谓是良好沟通的开始，体现对他人的尊重，也是个人礼貌礼节、修养风度的展示。

2. **尊敬原则**　在中国几千年的传统文化中，人们自古就有为大、为老、为高的心态。称谓比实际年龄、地位或辈分高一些，显示对对方的尊敬和礼貌。对于女性来说，称谓比实际年龄小一些，会令对方开心。

3. **适度原则**　称谓要符合对方的年龄、身份和地位，做到恰如其分。

（四）选择称谓时的注意事项

1. **称谓时必须确认读音，禁忌误读**　如作为姓氏，“查”应读作 Zhā，“仇”作为姓氏时念 Qiú。

2. **替代性称呼**　在医院里，护士用床位编号替代对患者的称呼是不礼貌的行为。

3. **公共场所禁用乳名及绰号**　乳名、绰号往往是根据人的某个特征或者名字的谐音另起的名字，给别人起绰号本身就是对别人的不尊重，所以社交场合更不能称呼绰号。乳名是家人称呼孩子用的，在公众场合不适合称呼乳名，如“胖子”“大个子”“鼻涕王”。

4. **称谓要完整**　避免使用不敬、不恰当的称谓。如没有称呼语，以“哎”“喂”开头直接和对方交流，如张科长被称为“张科”，上海作家协会被称为“上协”，“瞎子”“乡巴佬”“土包子”等都是不礼貌的。

➢ **考点：**称谓的注意事项。

下载资源：

考点：称谓的注意事项

二、介绍礼仪

介绍是人际交往中与他人进行沟通、增进了解、建立友谊的一种最基本和最常规的方式，是人与人之间认识、交流、沟通的出发点，是人际沟通的桥梁。介绍可以加快彼此间的了解，缩短人们之间的心理距离，扩大人们的社交范围。

（一）自我介绍

自我介绍是将自己介绍给他人，是人际交往中展现自我的一种技巧和艺术。通过自我介绍可以结识他人，也可以让他人认识、了解自己，主动介绍自己可以结交新朋友，扩大社交范围。

1. **自我介绍的时机**　自我介绍应把握、选择时机，适时进行。选择对方有兴趣、有空闲、情绪好、干扰少时进行。

2. **自我介绍要求**　在进行自我介绍时，应不卑不亢、态度端庄、表情自然。介绍前，先向对方行礼问候，引起对方注意后再介绍自己，手（掌心向内）可以放在自己的左胸上，介绍时要与对方有眼神的交流，敢于正视对方的双眼。介绍时，语速正常，语音清晰，落落大方，时间以半分钟左右为佳，最好不要超过1分钟。内容真实可信，实事求是。不要过分谦虚、贬低自己，也不可夸大其词。

3. **根据介绍内容的不同分类**

（1）应酬式：适用于一般性的社交场合，对方属于泛泛之交，只介绍姓名而不涉及其他个人信息，如“您好！我叫李玲。”

（2）公务式：适用于工作场合，以工作为中心做自我介绍。介绍时需要说明工作身份，内容包括三要素：姓名、就职的单位及部门、担任的职务或从事的具体工作。例如“您好！我是刘兰，是××市人民医院呼吸内科的护士长。”

（3）社交式：适用于社交活动中，是一种刻意寻求与交往对象进一步交流与沟通，希望对方认识自己、了解自己、与自己建立联系的自我介绍，其内容可以包括姓名、籍贯、家乡、工作、学历、兴趣、爱好等可以找到共同点的内容。如“您好！我叫张梅，现在××市人民医院工作，我也是医专毕业的，跟您是校友。”

（4）礼仪式：适用于讲座、报告、演出、庆典、仪式等一些正规而隆重的场合，表示对交往对象友好、敬意的自我介绍。介绍内容包括姓名、单位、职务等，同时还应加入一些适宜的敬语。如“同学们好！我叫王丽，是护理系主任，请允许我代表护理系全体教职工欢迎同学们的到来！”“各位来宾，大家好！我叫李强，是××公司的经理，现在由我代表本公司热烈欢迎大家光临我们的周年庆典，谢谢大家的支持！”

（5）问答式：适用于应试、应聘和公务交往。介绍内容通常是回答提问的内容，有问必答。例如主考官问：“请介绍一下你的基本情况。”应聘者答：“各位主考官好！我叫赵莲，现年22岁，汉族，共产党员。2016年毕业于××大学护理系。”

知识链接

职场介绍礼仪基本点

首先，要弄清职场礼仪与社交礼仪的差别。职场礼仪没有性别之分，如为女士开门，这样的“绅士风度”在工作场合是不必要的。请记住：工作场所，男女平等。其次，将体谅和尊重别人当做自己的指导原则。进行介绍时，是将级别低的人介绍给级别高的人。如果你的首席执行官是琼斯女士，而你要将一位叫简·史密斯的行政行助理介绍给她，正确的方法是“琼斯女士，我想介绍您认识简·史密斯。”如果你在进行介绍时忘记了别人的名字，不要惊慌失措。你可以这样继续进行介绍，“对不起，我一下想不起您的名字了。”与进行弥补性的介绍相比，不进行介绍是更大的失礼。

（二）为他人介绍

为他人介绍是将彼此不相识的甲、乙双方引见介绍的一种方式。

1. **介绍时的顺序** 介绍的次序在介绍中十分重要，要遵守两条原则。

（1）尊者有优先了解情况的权利。

（2）个人或少数人优先被介绍给多数人。

在介绍过程中，先提某人的名字乃是对此人的尊敬，如“××，请允许我来介绍一下，这位是××”。在这里，前者为尊者。一般情况下，介绍的顺序为：①先将年轻者介绍给年长者；②先将职务低者介绍给职务高者；③先将男士介绍给女士；④先将客人介绍给主人；⑤先将个人介绍给集体；⑥先将晚到者介绍给早到者。

2. **介绍时的姿势** 介绍者一般应取直立位，身体上部略倾向于被介绍者，伸出靠近被介绍者一侧的手臂，手掌向上，四指并拢，指尖朝向被介绍者，拇指微微张开，上臂略向外展并与身体呈锐角，目光跟随手势，面带微笑介绍他人（图 5-11）。

被介绍者应报以微笑、致意、握手的举动予以回应，以示礼貌。其中，最为有礼貌的互动方式是介绍到自己时从坐姿改为站立姿态，如果站立确实不方便，可采用点头致意或将上半身前倾等动作进行互动。

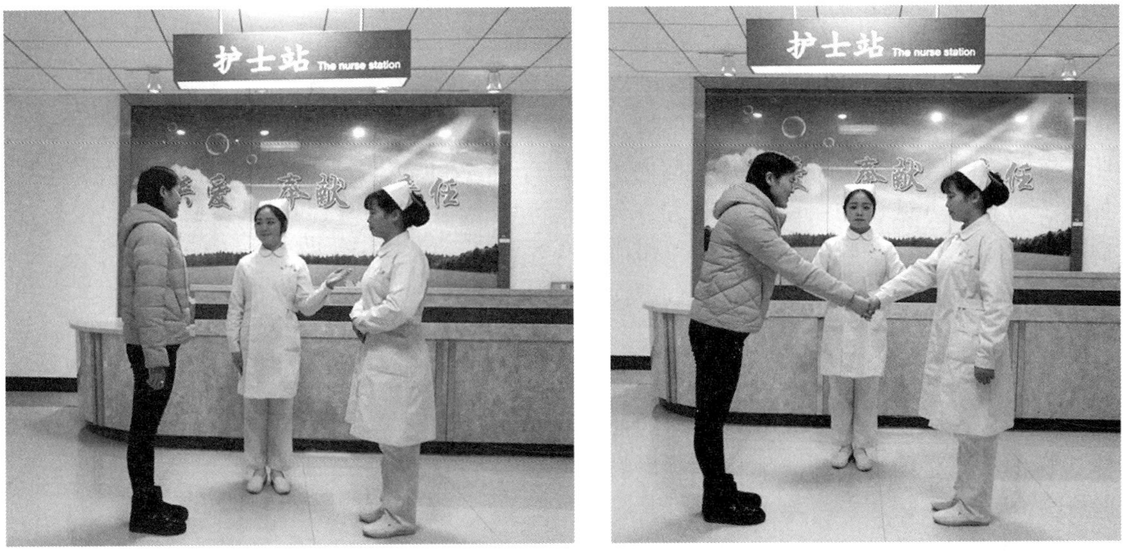

图 5-11 介绍礼仪

音频：
考点：为他人介绍的顺序

➢ **考点：**为他人介绍的顺序。

3. **介绍的形式**

（1）标准式：适用于正式场合。介绍内容以双方的姓名、单位、职务等为主。如“我来给两位介绍一下，这位是人民医院护理部张丽主任；这位是医科大学护理学院孙刚院长。”

（2）简介式：用于一般的社交场合。介绍内容往往只有双方姓名。如“我来介绍一下，这位是王芳，这位是李婷。”

（3）强调式：适用于各种社交场合。其内容除了姓名以外，往往会强调被介绍者与介绍者之间的关系，目的是为了引起另一位被介绍者的重视。如“王老师，这位是刘红，是护理系大三学生，刘红是系学生会主席，学习非常优秀。”

（4）引见式：适用于普通的社交场合。介绍者将被介绍者双方引导在一起，不必介绍实质性的内容。如“两位，咱们相互认识一下吧。”由他人介绍转为自我介绍。

（5）推荐式：适用于比较正规的场合。介绍者有意将被介绍者推荐给另一方。内容在标准式介绍的基础上，着重强调优点。如“张主任，这位是人民医院手术室的总护士长，她在医院感染预防与控制方面是专家，尤其是对护士医院感染知识的宣教方面有独特的教学方法。”

（6）礼仪式：适用于正式场合，是最为正规的介绍方式。其内容与标准式介绍相同，但在表达方式上更为礼貌和谦恭。

（三）集体介绍

集体介绍指介绍者在为他人介绍时，被介绍者其中一方或者双方不止一人，甚至是许多人。集体介绍有两种形式：为一人和多人做介绍；为多人和多人做介绍。为一人和多人做介绍时，个人或少数人应优先介绍给多人。为多人做介绍时，一般是由左向右或由右向左依次序介绍，这样显得一视同仁，避免厚此薄彼。如有地位高或年长者在场，为表示对他们的尊重，应先将大家逐一介绍给他们。

三、名片介绍

名片是一种经过设计，能表示自己身份，便于交往、联系和执行任务的卡片，是个人身份的介绍。恰到好处地使用名片，可以更快地帮助自己进入角色。

（一）递送名片礼仪

递送名片时，应起身，双手持名片，目光正视对方，身体上半身略前倾，并附“请多关照”“请多指教”等寒暄语。名片正面向上，如有外文，应将对方认识的一面呈与对方。名片位于肩下腰上，不可高于胸部。名片的递送应在介绍之后，在尚未弄清对方身份时不应急于递送名片（图 5-12）。

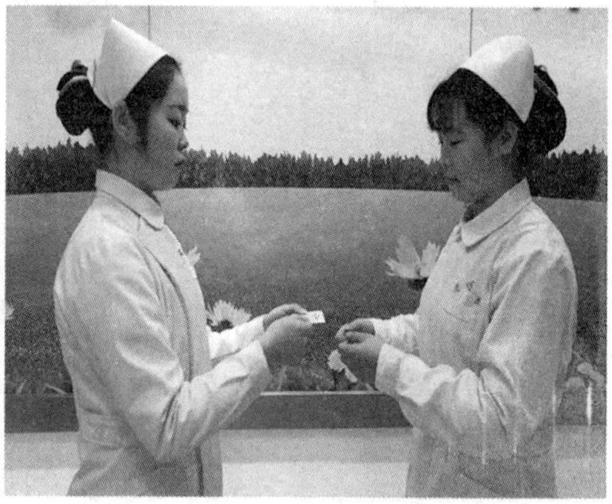

图 5-12　递送名片

递送名片的顺序为：职位低、年轻、被介绍方先递名片；职位高、年长、后介绍的回复。集体递送的顺序是由尊而卑。无尊卑顺序时，按顺时针方向。

（二）接受名片礼仪

当对方表示要递名片或交换名片时，应立即停止手中的事情，起身微笑站立，态度谦恭、目视对方，双手恭敬地接过名片，同时口头致谢，可以说“非常高兴认识您，以后请多指教”。接过名片，一定要认真看一遍，了解对方的身份，同时也表示对对方的尊重。最好能将名片上的内容诵读一遍，如有疑问，当面请教，然后郑重地放入名片夹或西服左胸的内衣袋。不可随意摆弄或扔在桌子上、塞在包里。若回赠名片，应收好对方名片后再递自己的名片。

（三）索取名片礼仪

尽量不要强行索取他人名片，可用询问及相互交换名片的方式。如“我们可以交换一下名片吗？”“以后怎样与您联系，方便留张名片吗？”“今后如何向您请教，可以留张名片吗？”等。当他人索取名片而自己又不想给对方时，应委婉地拒绝“真对不起，我的名片用完了”等。

下载资源：
知识拓展：职场礼仪小常识

第五节　其他社交礼仪

案例 5–5　小李参加旅行社组团旅游，每游览完景点，他都迟到最后上车，导游及全车人经常等他。在一处游览胜地的树上，他刻下了“小李，到此一游”。

思考：你怎样看待小李的行为？

一、宴会礼仪

宴会是宾主欢聚一堂、饮酒吃饭等较为隆重的社交场合，常用于庆祝节日、生日、纪念日，洗尘与饯行等活动，以表达对亲朋好友的祝贺、感谢、欢迎或欢送等情感，是人际交往的重要方式之一。

（一）餐前礼仪

1. 赴宴前应了解参加的人员、接待的规格等情况。适当修饰，做到整洁、优雅、个性化。

2. 准时赴宴，若有特殊原因需迟到或早退，务必先打招呼。

3. 向主人、客人问候及致意。主动交流，举止文雅，联络老朋友，结识新朋友。

4. 按主人指定的桌次、座次就座。若无桌次、座次，则应彼此礼让，不可坐他人的上位；一般以正对门的位次为上座，尊卑位次为右高左低，依次两边分开入座。入座方式是从左侧入座，左侧出座，即左进左出。

（二）文明进餐

在进餐过程中，应保持文明的举止、优雅的神态和良好的进餐习惯，不可因不雅的吃相而影响了自己的形象。

1. 宴会开始之初，当主人和主宾致祝酒词时，应注视并洗耳恭听。听从主人招呼，方可开始进餐。

2. 上菜后，应礼让他人，不能首先伸筷。一般让菜不夹菜，如为他人夹菜时，应使用公筷；不要用筷子在公用食物盘中挑三拣四；就近夹菜，不可夹菜太多，也不可连续多次夹食一种菜；骨、刺、皮等物不可随意吐在餐桌上或地下，应放在自己面前的小碟中。

3. 文明敬酒、饮酒。不酗酒，不强迫别人喝酒，应尊重个人的意愿饮酒。不能饮酒的客人应为其换上适合的饮料。敬酒时，依长幼尊卑的顺序，礼貌相敬，并使自己的杯子低于尊长的杯子，轻轻相碰，辅以简短的祝辞。

4. 为活跃宴会的气氛，进餐时免不了相互交谈，要把握交谈的内容、方式和语调。交谈的内容要雅俗共赏，避免低级趣味的丑闻、荤话。尽量不要窃窃私语，谈话的语调宜平缓。口中有食物不讲话，不能唾沫、饭粒乱喷。

5. 食态文雅，避免出现一些失态的举止。食物需慢慢咀嚼，吃完东西再说话。剔牙应用手遮挡。席间不化妆、不整仪。

6. 宴会未结束不能提前离席。如确实有事必须提前退席，需请求主人允许并向同桌的其他客人致以诚挚的歉意，如“对不起，失陪了！”。餐毕离开时，轻拉座椅，起身向主人表示谢意和祝愿，并适时夸奖菜肴的丰盛美味，与其他客人一一握手道别，礼貌离开。

7. 如是自助餐的形式，应排队循序取菜、少取多次、切勿外带。注意文明用餐，不要狼吞虎咽。不要把餐桌上搞得杯盘狼藉，用过的餐具和吃剩的残渣应稍加整理，以便服务员收回。

二、交通礼仪

每个人都会进入各种各样的公共场所，公共场所礼仪是指人们在公共场所应当遵守的基本礼节、礼貌。随着社会的发展，现代化交通工具越来越发达，使用各种交通工具都应遵循礼仪规范。

（一）乘车礼仪

乘坐任何交通工具均应购票上车，排队上车及下车、对号入座。在行驶中注意安全，礼让尊者、长者、妇女、儿童、患者及残疾人。

1. 排队候车、上车及下车 在指定地点候车，等车停稳后再上车及下车。在早晚上班及下班的高峰时间，人流量比较大，应按照到达的先后顺序，在站台排队候车、上车及下车。乘车时按要求上车及下车，上车后主动投币或刷卡。

2. 遵守社会公德，保持自身良好形象

（1）乘车时主动为老、弱、病、残、孕妇和抱小孩的乘客让座。当他人为自己让座时，应立即道谢。路途较远的车，一般都对号入座。无需对号入座的车，按先来后到的顺序就座，不允许抢座、占座。

（2）在车厢内应与他人保持合适的“公众距离”，随身所带的物品放到适当位置，不能妨碍他人。注意安全，不能将身体伸出窗外。

（3）应该相互体谅，若不小心碰撞他人，要主动道歉，说“对不起”；若被他人碰撞，不能恶语伤人，不能纠缠不休，当他人为之道歉时，要及时回应“没关系”。

（4）保持车厢内的清洁卫生。不能在车厢内吸烟，不能吃味道重的食物，垃圾应带下车后妥善处理。

（5）保持安静，不能在车厢内高谈阔论，不能大声接听手机。车上遇到熟人点头示意即可，不可挤过去交谈。

（6）不妨碍他人。雨、雪天，上车时应把雨伞收拢，雨衣脱下叠好。到站前，提前向车门移动、及时下车，人多时请他人“让一让”。公众场合着装、言行要得体，与恋人同行不要过分亲昵。不携带未受约束的可能危及他人的宠物。不携带腥、臭、污秽物品。不携带未经包装的刀具、玻璃等。

（二）乘电梯礼仪

1. 乘电梯的一般礼仪 排队乘电梯，请勿挡住电梯口，留出一条通道让电梯内的人快速出来。进、出电梯时，不可争先恐后挤入或挤出。靠电梯门的人按住开门或关门按钮，便于人们进、出电梯。到达相应楼层，靠电梯门的人先出去。进入电梯后，应由电梯门的两侧往后站，站成“凹”字，最后上的人站在中间。站立时均朝向电梯门口，以免造成面对面的尴尬。电梯运行中若有其他人员进入，可主动询问去的楼层，帮忙按下。电梯空间狭小，不要大声讲话，电梯内不能吸烟。注意安全，当电梯门关闭时，不要强行扒门挤入。当电梯超载时，不要硬挤进去，以免产生安全隐患。

2. 工作中的电梯礼仪 注意出入电梯的顺序，目的是控制电梯，主动为他人服务，讲究礼仪。出入有人控制的电梯，尤其是尊长、女士、客人同乘电梯时，应主动后进后出。若进入无人管理的电梯，则应先进后出。

进、出无人管理的电梯时，引导者引领客人来到电梯门前，按电梯按钮。当电梯轿厢到达门打开，引导者先行进入电梯，并用一手按开门按钮，另一手按住电梯侧门，以免电梯门碰到客人，并礼貌地说“请进”，请客人进入电梯。按下客人要去的楼层按钮，到达目标楼层，一手按住开门按钮，另一手做出引导动作，告知已经到达，请客人先下，并热诚地引导行进的方向。如有残疾人，应让残疾人站在离电梯门最近的地方，方便上、下电梯。

（三）行路礼仪

道路是基本的公共场所，行路应遵守行路礼仪。遵守行路礼仪，既保证了自身的安全，也保证了交通的畅通，体现个人的素质和形象，利于建立良好的社会风气。

1. **遵守交通规则** 步行要走人行道，不走自行车道或机动车道。在人行道上应顺应人流行走，不要逆行。

2. **相互礼让** 给老、弱、病、残，如老年人、儿童、孕妇、负重者、行路困难者让路。道路狭窄时，礼让他人，依次通过。遇到有人需要帮助，应尽可能提供帮助。

3. **保持道路卫生** 不随地吐痰，不乱扔杂物，不要边走边吃东西。

4. **主动问候** 遇到熟人应主动打招呼或进行问候。如果想多交谈一会儿，应靠边站立，不要站在路中央或拥挤的地方，以免妨碍交通，增加不安全因素。

5. **文明问路** 运用礼貌语言问路，如"您好！打扰一下，请问，××路怎么走呢？谢谢您！"遇他人向自己问路时，应尽力相助，必要时为之带路。

（四）上下楼梯礼仪

上、下楼梯时，宜单行行进，不宜多人并排而行；应靠右侧行走，右上右下，注意与人保持一定距离，以免碰撞；不允许站在楼梯上或楼梯转角处与人深谈。乘坐扶梯，应立于扶梯右侧，留出左侧作为紧急通道。

三、文化场所礼仪

（一）观看演出礼仪

在工作和生活中，经常会有观看演出的机会。观看演出能使人赏心悦目，放松心情，学习知识，提升品位，因此可以在工作之余多看一些演出。演出是表演者辛苦练习的成果，凝聚了表演者的血汗，观众要对他们的辛勤工作表示尊重和鼓励，所以要注意观看演出时的礼仪，让演出顺利进行，也让观赏者能得到收获。

1. **着装整齐** 观看演出，应注意坐姿。在演出厅观看演出时不能戴着帽子。演出没有结束前不能站立观看表演，容易影响他人，挡住后面观众的视线。

2. **保持安静，避免噪声** 噪声会影响表演者的表演及观众观演。若是观看有一定危险性的表演项目（如杂技），突然的噪声干扰可能会导致灾难性的后果。所以，演出前应将手机关机或者调成静音。观众在观看表演期间保持安静，不要交头接耳、窃窃私语，随身携带的物品不要发出声响。

3. **不要随意走动** 观众席前后排座位之间的空隙小，若来回走动，其他观众需要站起来让道，会给别人增添麻烦，让别人分心。来回走动也会让自己不能很好地欣赏演出。因此，有事尽量在演出前或演出后去办理。

4. **谨慎拍照和录像** 拍照和录像会打扰到其他观众。如没有经过演出团队的同意拍照或录像，是侵犯他人权益的做法。若演出团队追究，会受到法律的惩罚。

5. **不要吃零食** 吃东西会发出声响，食物的气味也会影响到其他观众，食物残渣容易掉在座位和地板上，令人反感。

6. **严禁吸烟** 吸食二手烟对人体健康有巨大危害。观众席人员密集，如在室内演出，空气流通差，吸烟更会造成烟雾缭绕、乌烟瘴气。使人无法看清表演，还会使人头晕目眩，无法忍受。

7. **鼓掌的礼仪** 当一个节目结束后，观众应热烈鼓掌，以表示对表演者的肯定和支持。在演出中应谨慎鼓掌，节目精彩之处可短暂鼓掌，其他时间最好不要鼓掌，以免干扰表演者和观看者。演出中，如果演员出现一些失误，一定不要喝倒彩、鼓倒掌，这是对表演者的基本尊重和支持，也是作为观众的基本礼仪。

8. **离场礼仪**　所有节目表演完毕，舞台落幕时，全体观众应站立并热烈鼓掌，表示对表演团队精彩演出的感谢。灯光打开后，按座位离出口远近为序依次离场，离场时井然有序，切忌大声喧哗、横冲直撞。

（二）游览观光礼仪

知识链接

游览观光应遵守“七不”规范

马路不乱穿，
车辆不乱停，
垃圾不乱扔，
宠物不扰邻，
餐食不浪费，
言语不喧哗，
守序不插队。

1. **注意个人形象，不伤风化**　旅行时服饰以舒适、自然为主，尽量穿运动装、休闲装。不要赤身露体，有碍观瞻。年轻情侣、新婚夫妇结伴游玩，虽然亲密无间，但过于亲昵的举动在大庭广众之下都是有失礼节的。

2. **乘车礼仪**　坐车应提前 10 分钟上车，不要迟到，以免让他人等候、耽误行程。乘观光车时，第一排座是留给领队导游的，游客尽量不要坐。前几排座位让给老人和妇女、儿童，年轻的游客尽量坐到车厢后面。车上卫生间是供乘客特急需要时使用的，一般不要使用。

3. **遵守景点规定**　自觉排队购票，遵守观光秩序。遵守景点的开放时间，在规定时间内进入和离开。在不允许游客进入的场所或地点，不得擅自进入。不允许拍照的地方，不得拍照。一些民族地区景点或宗教性景点，应尊重当地的管理规定、宗教戒规和有关习俗。

4. **旅行中以礼相待、主动谦让**　随团队旅游时，应听从导游的安排，离队应征得导游的同意。在自由浏览时不可延误归队时间，让全队人担心、等待。在旅游途中，如果不小心冒犯了他人，应及时致歉，不要与之发生纠纷。旅行中，如走在狭窄的曲径、小桥、山洞时，主动给老、弱、妇、孺让道。

5. **维护环境整洁**　维护环境整洁是游客的责任与义务。不可乱丢垃圾，不能随地吐痰、便溺。随时将垃圾收拾干净，尽量集中丢弃在垃圾箱或垃圾点。不污染景点内的水资源，尽量保持水域的环境卫生。

6. **爱护旅游景物**　爱护景点的一砖一瓦、一草一木，山川名胜和历史古迹是不可再生的宝贵的自然资源和文化遗产，应倍加珍惜。不可攀折花木、践踏草地。不得随意涂写刻画。不要触摸珍贵的文物展品。不能戏弄浏览点的动物。在山林中还应注意防火，不可乱扔烟头。

（三）观看体育比赛礼仪

观看体育比赛时，要注意自己的言行举止。言行举止不仅是个人涵养的问题，也关系到社会风气和文明程度。

1. **着装适宜得体**　观看体育比赛时的穿着可以随气候、场所和个人爱好而定，但要注意公共场所礼节，不能只穿一件小背心，不能光着膀子观看比赛，这样不雅观。

2. **提前入场、对号入座**　尽量提前入场，不要拥挤，遇到老、弱、病、残者主动礼让。进场后对号入座，关闭随身携带的手机等通讯工具。如果入场晚了，比赛已经开始，应就地入座，待中间休息时再寻找自己的座位，比赛中不能随意走动。

3. **尊重各国国旗**　举行升旗仪式时，观众应面向国旗肃立致敬，对于其他国家的国旗、国徽，也应本着相互平等、相互尊重的原则，给予应有的尊重和礼遇。

4. **尊重运动员、裁判员、教练员**　观看体育比赛时，应热情地为双方运动员加油，给对方运动队、运动员以礼貌的致意。不嘲讽及辱骂裁判员、运动员、教练员。不做有损国格、人格之事。如果是精彩的场面，不管是主队的还是客队的，都应该鼓掌加油，表现出公道和友好。

5. **举止文明**　在比赛中不大声喧哗，切忌起哄、吹口哨、怪声尖叫、向场内扔东西、鼓倒掌、喝倒彩的行为，这些行为是违背体育精神的，更是没有教养的表现。观看比赛时不吸烟、不吃带响声的食品。爱护公共设施，不蹬踏座椅，不乱涂刻画。比赛过程中照相不能使用闪光灯，如禁止照相要遵守。

下载资源：
知识拓展：出国旅行小贴士

6. **遵守观赛规则**　体育比赛项目较多，每种体育比赛都有固定的规则。观众应提前了解该赛事的相关知识，遵守观赛规则，才不会盲目观赛。

自测题

一、选择题

1. 在职员对上司的称呼上，应该注意（　　）
   A. 称其头衔以示尊重，即使上司表示可用名字、昵称相称呼，也只能局限于公司内部
   B. 如果上司表示可以用姓名、昵称相称呼，就可以这样做，以显得亲切
   C. 随便称呼什么都可以
   D. 叫同志
   E. 直呼其名
2. 通常在介绍中，下面符合正确礼仪的是（　　）
   A. 首先将职位高的人介绍给职位低的人
   B. 首先将女性介绍给男性
   C. 首先将年轻者介绍给年长者
   D. 首先将上级介绍给下级
   E. 将主人介绍给客人
3. 名片是现代商务活动中必不可少的工具之一，有关名片的礼仪，下列做法正确的是（　　）
   A. 为显示自己的身份，应尽可能多地把自己的头衔都印在名片上
   B. 若需回赠名片时，应放好对方的名片后再递送
   C. 在用餐时，要利用时机多发名片，以加强联系
   D. 接过名片时要马上看并读出来，再放到桌角以方便随时看
   E. 可用单手接过名片
4. 进入无人值守的升降式电梯，一般应请客人（　　）
   A. 先进，先出　　B. 后进，先出　　C. 后进，后出
   D. 先进，后出　　E. 不必拘礼
5. 你和小王是同事，她有事需要你额外帮助时，作为同事的你，你最好（　　）
   A. 虽然不是分内的事，但也要积极、主动地协助
   B. 一直等到别人发出求救信号之后再去帮他
   C. 不是分内之事，可以置之不理
   D. 多一事不如少一事
   E. 让办公室其他人协助

二、简答题

1. 简述求职面试前应做好哪些心理准备。
2. 简述涉外交往时馈赠礼物的注意事项。

三、案例题

某医院内科小李护士负责第5病房，里面共住有3位患者，分别是1床的张兰，女，29岁，小学教师；2床的王琳琳，女，18岁，高中生；3床的陈丽，56岁，退休工人。

思考：1. 护士小李该如何称呼她们？

2. 王琳琳是新入院患者，护士小李应该如何对王琳琳进行自我介绍，并将她介绍给同病室的其他患者？

（张彬渝　杨天琼）

第六章 礼仪、形体模拟训练

思政之光

思维导图

- 礼仪、形体模拟训练
  - 基本姿势练习（手臂练习）
    - 手位
    - 手位及其手臂的波浪练习
    - 手臂基本动作的练习方法
    - 手臂、肩、胸部力量和柔韧性练习
    - 斜肩、溜肩的矫正方法
  - 基本姿势练习（下肢练习）
    - 脚位
    - 把杆
    - 下肢基本动作组合练习
    - 腿部肌肉练习
    - “O”“X”型腿矫正方法
  - 基本姿势练习（躯干练习）
    - 身体波浪及其组合
    - 胸、背部肌肉练习
    - “鸡胸”、弓背矫正方法
  - 站姿、蹲姿、行礼、凝视、微笑训练
    - 站姿训练
    - 蹲姿训练
    - 行礼训练
    - 凝视训练
    - 微笑训练
  - 行姿训练
    - 基本行姿训练
    - 持物行走训练
    - 行走训练
  - 坐姿训练
    - 基本坐姿训练
    - 入座与离座训练
    - 凝视训练
    - 微笑训练
  - 交谈模拟训练
    - 交谈模拟训练
    - 坐姿交谈模拟训练
    - 站姿交谈模拟训练

学习目标

1. 知道手臂、下肢、躯干的训练内容，为形体素质训练奠定基础。
2. 正确运用站姿、蹲姿、行礼、凝视、微笑、行姿、坐姿、交谈方法。
3. 正确运用臂、下肢、躯干的训练方法。
4. 提高学生的身体素质，塑造学生的体质，使学生具有良好的身体协调能力。

第一节　基本姿势练习（手臂练习）

一、手位

学习手的位置之前必须学好手的形态：拇指尖要轻轻地碰到中指的指根处，其他的手指稍弯一些，挨在一起放好。这种形态只是在初学时才要求这样做。因为学生还不能有意识地支配、控制自己的动作，因而手指容易紧张。以后，手的形态变得比较自然，拇指不必碰中指，而是朝向手心。我国至今延用的是下面介绍的 7 个手位。

一位手：双手在身体前呈椭圆形，手心朝上，指尖相对，两手间距一拳左右，稍稍离开大腿（图 6-1）。

二位手：手保持椭圆形，抬到横膈的高度（上半身的中部，腰以上，胸以下的位置）。但在动作过程中，要注意保持肘和手指这两个支撑点的稳定（图 6-2）。

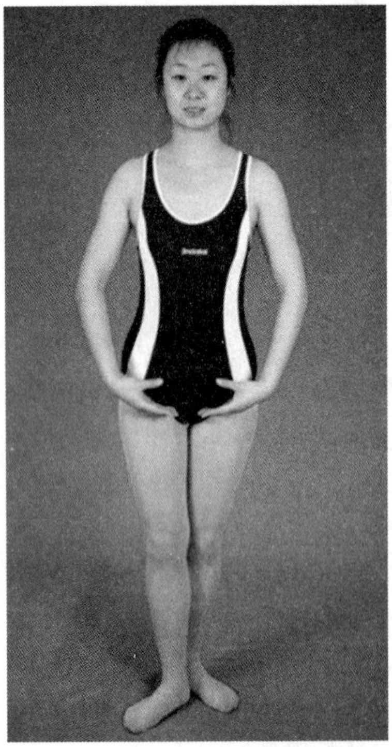

图 6-1　一位手

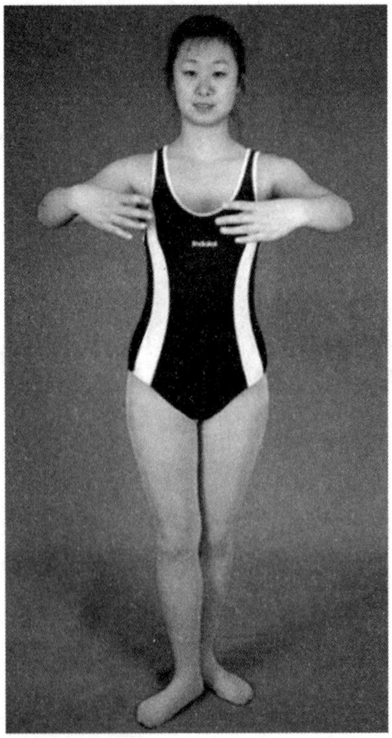

图 6-2　二位手

三位手：双手臂在二位手姿态上，向上抬至头前上方（图 6-3）。

四位手：左手不动，右手切回到二位手，组成四位手。它已是舞姿了（图 6-4）。

五位手：左手不动，右手保持弯度成椭圆形。从手指尖开始慢慢向旁打开。在过程中，肘和手指两个支撑点要保持在一个水平面上。手要放在身体的前面一点，不要过分向后打开，起到延续双肩线条的作用（图 6-5）。

六位手：右手不动，左手从三位手切回到二位手，组成六位手，形成舞姿（图 6-6）。

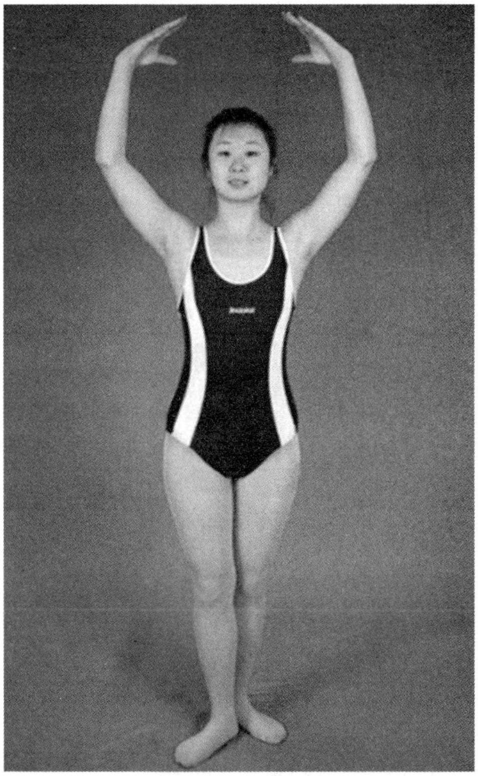

图 6-3 三位手

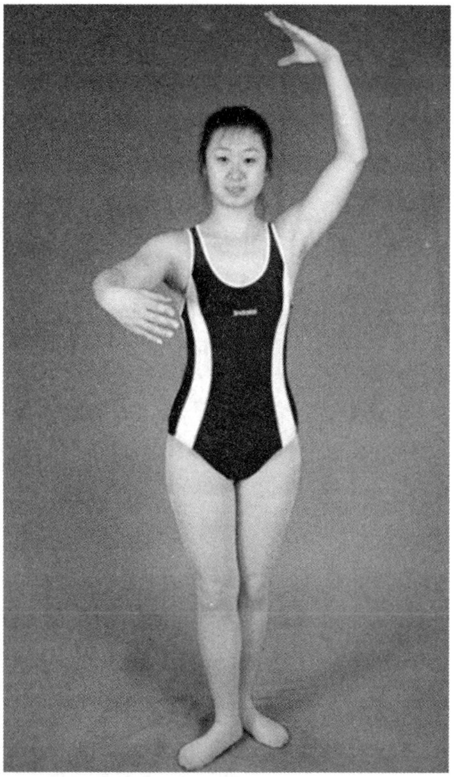

图 6-4 四位手

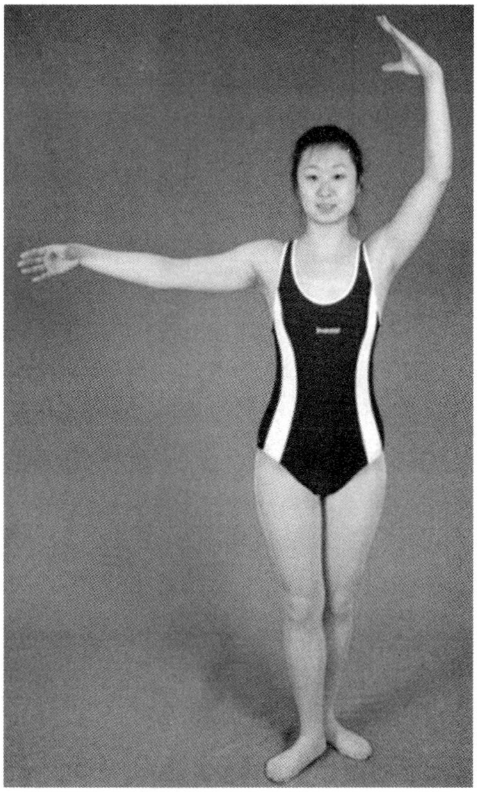

图 6-5 五位手

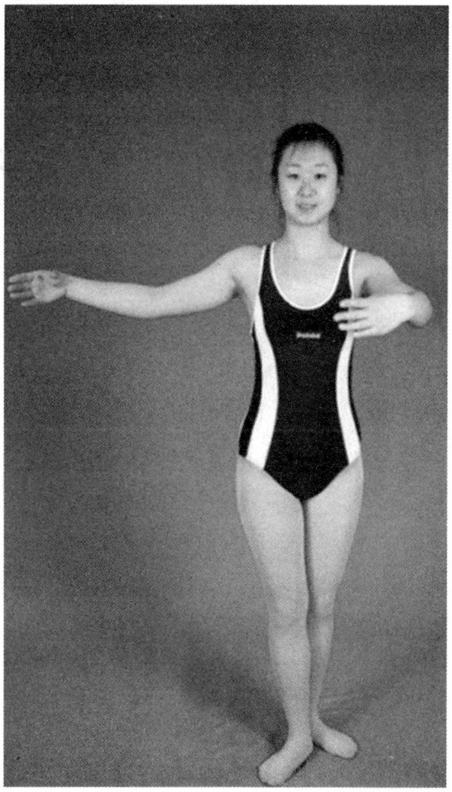

图 6-6 六位手

七位手：六位手姿态，二位手打开到旁至七位手（图 6-7，图 6-8）。

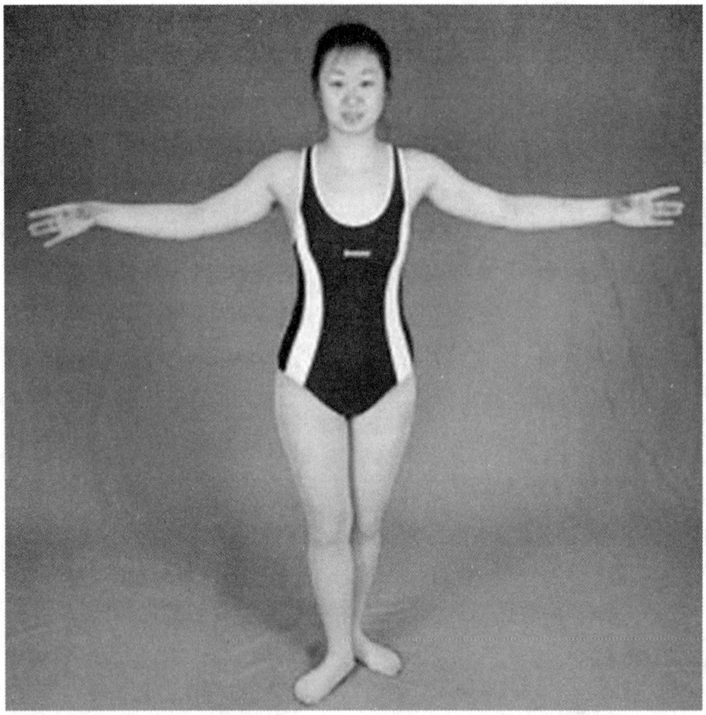

图 6-7　七位手（一）

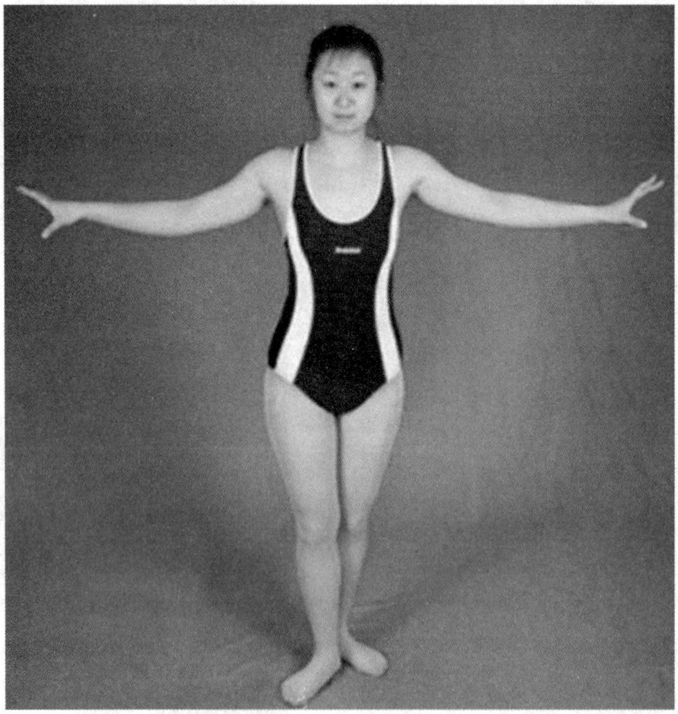

图 6-8　七位手（二）

结束：双手从七位（手心朝前）划一个小半圈，手心朝下，向两边伸长后，肘先弯曲下垂，逐渐收回到一位，结束。

二、手位及其手臂的波浪练习

1. **手臂侧波浪**　自然站立，两臂侧平举。以肩带肘、腕，稍屈，手指放松下垂，紧接着肩部下沉，肘、腕、指各关节依次伸直侧举，形成连贯柔和的、波浪式的运动。手臂波浪还有前波浪，同侧波浪动作相同，只是方向的改变（图 6-9）。

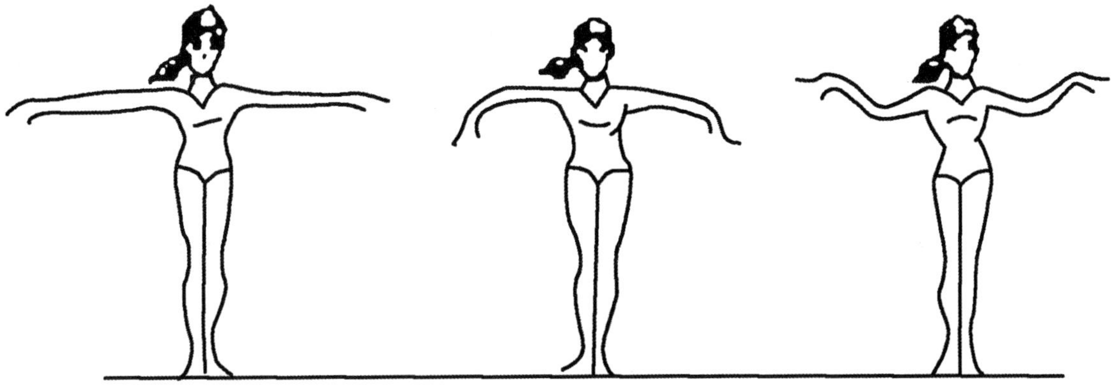

图 6-9　手臂侧波浪

2. **手臂摆动**　手臂伸直，以肩为轴，并以肩带动肘，以肘带动手做钟摆或弧形运动。摆动时肩放松，手臂可同时或依次向前、向后、向左、向右以及水平方向的摆动（图 6-10）。

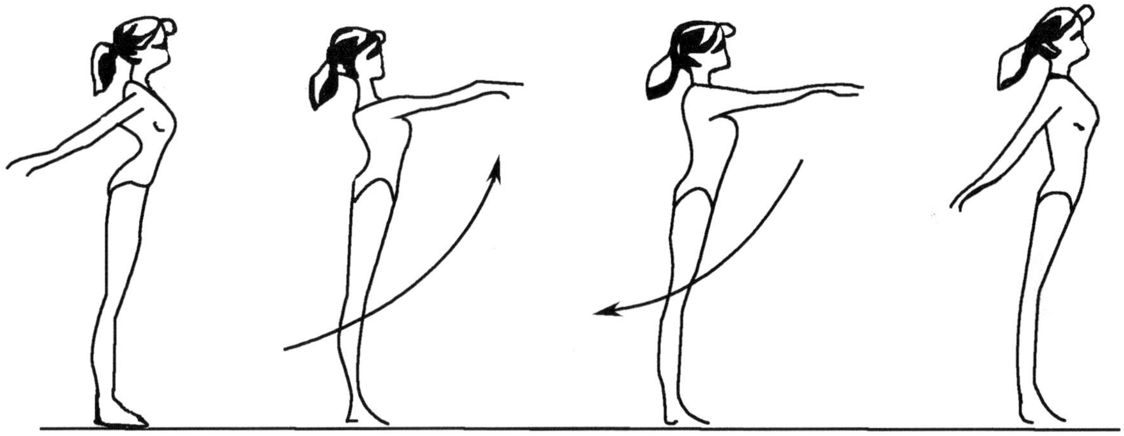

图 6-10　手臂摆动

三、手臂基本动作的练习方法

1. 芭蕾手位在连续做的基础上，分开节拍练习。
2. 结合步伐进行手臂摆动练习。
3. 先练习两臂同方向的摆动，再练习反方向的摆动。
4. 波浪应由慢到快，幅度由小到大，由单臂波浪、双臂波浪到依次波浪，在熟练的基础上配合手臂动作做各种练习。

四、手臂、肩、胸部力量和柔韧性练习

手臂、肩部的动作是上半身姿态优美的重要部分。在日常生活中，人们通过上肢来完成工作和表达感情，而丰富多彩的上肢动作和造型又是通过手型的变化以及肘关节的屈伸来实现的。经常锻炼上肢，可减少臂部多余脂肪，增强上肢肌肉的力量，使体态更轻盈、更敏捷。因

此，上肢是不可缺少的主要练习部位。加强手臂、肩部的柔韧性与力量练习能进一步提高手臂与肩部的控制力，使体型及动作更加舒展、优美。

1. 上臂肱三头肌

（1）卧式臂屈伸

起始姿势：平卧于长凳上，两手反握或正握杠铃，向上举起，两臂和地面垂直后，屈肘下垂前臂。

动作过程：保持上臂不摆动，收缩肱三头肌，将前臂向上挺伸，直到臂部完全伸直。静止 1 秒，彻底收缩肱三头肌，然后屈肘有控制地让前臂徐徐下垂到开始位置，充分伸展肱三头肌。

呼吸方法：挺伸前臂时吸气，下垂前臂时呼气。

注意要点：挺伸和下垂前臂时，上臂要保持原位不摆动。

（2）俯身臂屈伸

起始姿势：向前屈体，单手握哑铃，另一手撑开或一手扶膝后腿上，让握哑铃的上臂贴靠身侧，与上半身平行。屈肘，让前臂自然下垂。

动作过程：上半身和上臂保持不动，收缩肱三头肌，将前臂向后上方挺伸，直到臂部完全伸直，同时彻底收缩肱三头肌。静止 1 秒，再屈肘，让前臂徐徐下垂到开始位置。

呼吸方法：挺伸前臂时吸气，下垂前臂时呼气。

注意要点：挺伸前臂时尽可能勿使上臂上、下摆动，臂部完全挺直后，还要把手腕往上抬，使肱三头肌收缩更彻底。

（3）臂屈伸

起始姿势：两手正握或反握杠铃或两手合握一个哑铃。将其高举过顶后，屈肘，让前臂向后下垂。全身直立或坐在凳上。

动作过程：两上臂贴近两耳，保持竖直，不摇动。收缩肱三头肌，逐渐伸展肘关节，将前臂向上挺伸，直到臂部完全伸直，肱三头肌彻底收紧。静止 1 秒，再屈肘，让前臂徐徐下垂到开始位置，使肱三头肌尽量伸展。

呼吸方法：挺伸前臂时吸气，屈降前臂时呼气。

注意要点：挺伸前臂时切勿摆动上臂。

（4）双臂胸前屈伸

起始姿势：两手在胸前握一根连接拉力条的弯把，握距与肩同宽或稍窄或合紧。上臂贴靠两肋。屈肘，弯起前臂。

动作过程：保持上臂不动，收缩肱三头肌和前臂的肌肉，将弯把用力下压到臂部完全伸直。静止 1 秒，尽力收缩肱三头肌，屈肘，让弯把徐徐回到原位。

呼吸方法：弯把下压时吸气，缩回时呼气。

注意要点：下压弯把时，务必低到两臂完全伸直。上臂要固定不动。虽然前臂也需用力，但意念要注意肱三头肌的伸缩。

（5）直臂后抬

起始姿势：身体直立，两手反握或正握杠铃，置于身后。

动作过程：保持两臂伸直，将杠铃尽量向后上方抬起。向上屈转手腕，并尽力收缩肱三头肌，静止 1 秒，下降杠铃到原位。放松肱三头肌。

呼吸方法：臂部后抬时吸气，回降时呼气。

注意要点：抬臂时，身体不可晃动，抬到可能的最高点屈转腕部，才能使肱三头肌彻底收缩。

2. 上臂肱二头肌

（1）两臂弯举

起始姿势：全身直立，两手仰握杠铃，两臂下垂。

动作过程：上臂尽量保持不摆动，屈肘，弯起前臂到可能的最高点，同时收缩肱二头肌，静止 1 秒。松展肘关节，让前臂徐徐下落到两臂完全伸直。

呼吸方法：弯起前臂时吸气，回落时呼气。

注意要点：要依靠肱二头肌的力量使前臂向上弯起，在前臂弯起到最高点时，彻底收缩肱二头肌 1 秒，而不是立即放松它。不要在弯起前臂时让两肘随之向前上方摆动来使前臂上弯得更高。

（2）两臂斜板弯举

起始姿势：立在斜板后，两手握杠铃，手心向上，将整个臂部或是上臂平贴在斜板上。

动作过程；收缩肱二头肌，将前臂向上弯起，直到可能的最高点时，彻底收缩肱二头肌 1 秒，然后慢慢松展肘关节，让杠铃徐徐回落到板上。

呼吸方法：弯起前臂时吸气，落下时呼气。

注意要点：平贴在斜板上的臂先要尽量向下伸直。上弯前臂时，肩部丝毫不可上缩。

（3）单臂蹲坐弯举

起始姿势：蹲在地上或坐在凳上，一手握哑铃，让上臂贴在大腿内侧，前臂向下直垂。另一只手扶压在另一大腿上。

动作过程：收缩握哑铃一臂的肱二头肌，将前臂向上弯起，到可能的最高点时，彻底收缩肱二头肌 1 秒，然后伸展肘关节，让哑铃徐徐下落到开始位置。练完一侧，换练另一侧。

呼吸方法：弯起前臂时吸气，下垂时呼气。

注意要点：让上臂贴靠大腿是为了确保不在弯起前臂时移动肘部。

3. 前臂　腕弯举。

起始姿势：两手反握杠铃，蹲坐下来。将前臂贴放在大腿上，将手腕向前伸出，垂于膝盖前，两手也可正握杠。反握主练前臂内侧肌肉，正握主练前臂外侧肌肉，也可把上臂贴靠在平板或斜板上做或用哑铃左、右轮流做。

动作过程：前臂平贴大腿，只把手腕尽力向上、向内屈转（收缩屈指肌），直到不能再屈转时，静止 1 秒。放松前臂肌肉，让手腕向前回落。

呼吸方法：屈转腕时吸气，回落时呼气。

注意要点：屈转到最后时，要尽力收缩前臂肌肉（屈指肌）1 秒，再逐渐放松。

4. 三角肌前部　前平举。

起始姿势：两腿直立，挺胸收腹。两手正握哑铃或杠铃，两臂下垂于腿前。

动作过程：直臂持铃向上举起，至稍高于肩。静止 1 秒，再直臂徐徐放下，还原至腿前。如用哑铃，可左、右手各一次，连续交替做。

呼吸方法：上举时吸气，下落时呼气。

注意要点：上举和下落时全身保持直立，两臂保持直伸，意念集中在三角肌。

5. 三角肌中部

（1）单臂侧平拉

起始姿势：全身直立，一脚踩套住拉力器的一个握柄或胶皮条的一端，同侧手握拉力器另一端。另一手插按在腰间。

动作过程：收缩三角肌，一手将拉力器或胶皮条向侧上方拉到与肩齐高。另一手用力插按腰间以保持平衡。上拉到最高点后，静止 1 秒，然后，在三角肌继续用力控制下，让拉簧或胶皮条徐徐松缩到开始位置。重复练，一肩已无力上拉后，换练另一肩。

呼吸方法：上拉时吸气，到达顶点后呼气。下落时吸气，落到底点后呼气。

注意要点：上拉时，身体不要摇摆借劲。这一动作也可用哑铃，侧卧来做。

（2）侧平举

起始姿势：双脚自然开立，两手握哑铃，下垂于身体两侧。

动作过程：收缩三角肌，直臂向侧上方举起，直到略高于肩，静止 1 秒，再让两臂徐徐放下到下垂位置。

呼吸方法：上举时吸气，静止时呼气。下降时吸气，完全落下时呼气。

注意要点：上举和下落时，全身保持直立，不要摇摆弯曲，臂部保持直伸。

6. 三角肌后部

（1）直立推举

起始姿势：把杠铃从地面上拉到胸上，全身直立。

动作过程：两臂向上直推至完全伸直，静止 1 秒，让杠铃慢慢下落到胸上。

呼吸方法：上举时吸气，下落时呼气。

注意要点：上举和下放杠铃时，身体不要摆动。该动作对上臂肱三头肌也有较大的锻炼作用。如将杠铃下落到颈后肩上，则对三角肌后部有更大的锻炼作用，称为颈后推举。胸前和颈后的推举，也可坐在凳上做。还可用哑铃，左、右两臂同时做交替的上推和下落，如此做，则可在上推和下落时吸气，静止时呼气。

（2）俯身侧平举

起始姿势：两足开立，向前屈体 90°，两手握哑铃，两臂垂直肩下。

动作过程：收缩三角肌后部，直臂从两侧平举起哑铃，直到与地面平行。静止 1 秒，再让两臂徐徐放下。

呼吸方法：上举时吸气，下落时呼气。

注意要点：上举和下放哑铃时，全身保持稳定，不要摇摆。意念集中在三角肌后部。上举前，要彻底放松，到达最高点时，要彻底收缩。这一动作也可俯卧在长条凳上做。

7. 配 2/4 拍或 4/4 拍中速音乐

（1）正面压肩练习（4×8 拍）（图 6-11）

预备姿势：面对把杆，双脚开立，两臂伸直扶把杆。

第一个八拍至第二个八拍，两拍一压，将肩关节拉开，上半身用力下压，压肩时保持抬头、挺胸、塌腰姿势。

第三个八拍至第四个八拍，压肩至最大限度，控制不动。

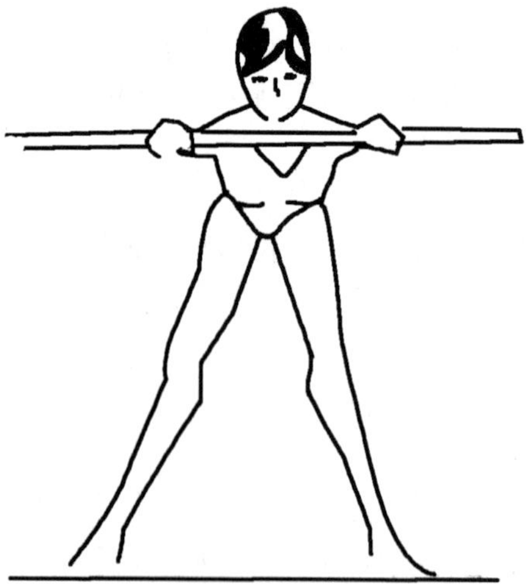

图 6-11　正面压肩练习

（2）手臂屈伸练习（4×8 拍）（图 6-12）

预备姿势：面对把杆约 1 m 站立，两臂伸直扶把杆，前脚掌着地，身体成一斜面。

第一个八拍：1 ~ 2 拍身体前倾，两臂侧屈，胸靠近把杆。3 ~ 4 拍还原成预备姿势，5 ~ 8

拍同 1 ~ 4 拍。

第二至第四个八拍同第一个八拍。

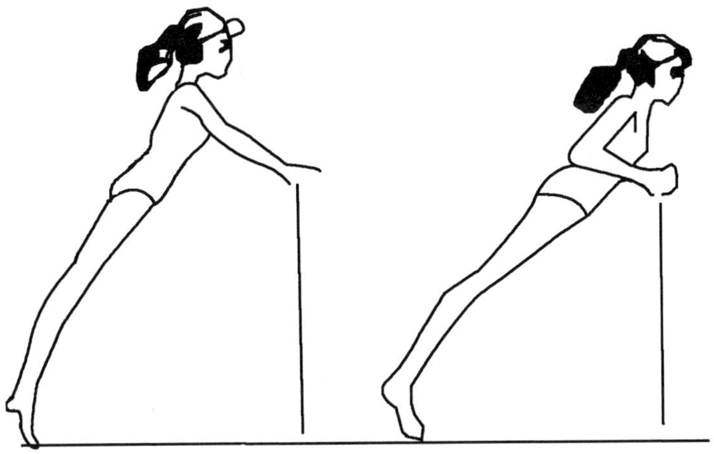

图 6-12　手臂屈伸练习

（3）拉肩练习（4×8 拍）（图 6-13）

预备姿势：背对把杆站立，双脚开立，两手向后伸直扶把杆。

第一个八拍：1 拍上半身前倾，抬头、挺胸、拉肩，双手移至与肩同宽，2 ~ 6 拍控制不动，7 ~ 8 拍还原成预备姿势。

第二至第四个八拍同第一个八拍。

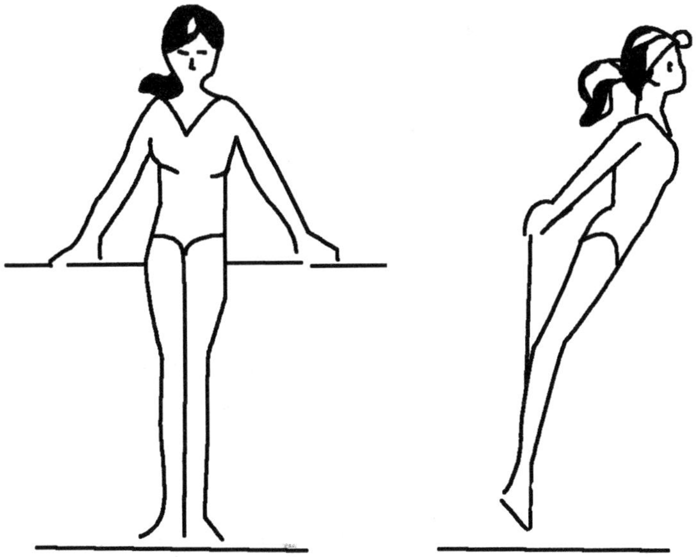

图 6-13　拉肩练习

（4）含、展胸练习（4×8 拍）（图 6-14）

预备姿势：两腿开立，两臂自然下垂，眼睛平视。

第一个八拍：1 ~ 4 拍匀速挺胸，肩慢慢外展。5 ~ 8 拍慢慢含胸，两肩内合，胸廓内收。

第二至第四个八拍同第一个八拍。

动作基本要求：速度均匀，动作舒展。

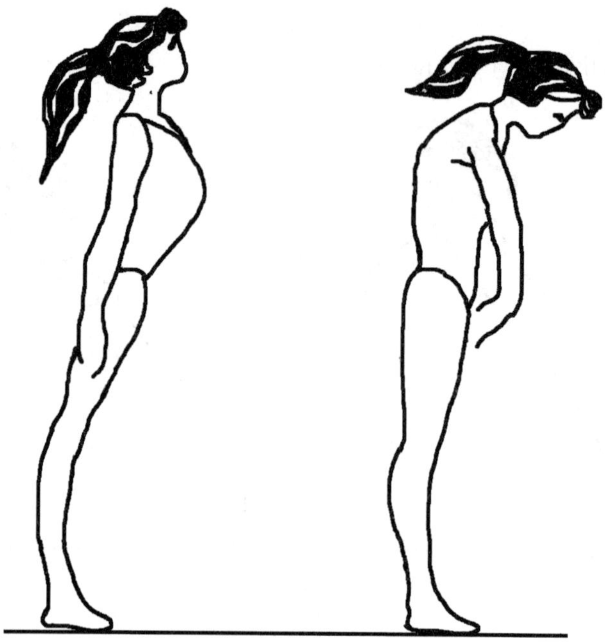

图 6-14　含、展胸练习

五、斜肩、溜肩的矫正方法

（一）斜肩形成原因及矫正方法

1. 形成原因　在日常生活中，斜肩表现为两种形态：一种是双肩向一侧倾斜，另一种是一肩高一肩低。造成双肩发展不平衡的主要原因是肩部长期用力不均，两肩得不到同步的发展，使双侧肩部的肌肉力量以及发展程度不一致。如长期习惯于单肩负重（如持背包、书包，肩扛、手提重物）等，长期不正确的姿势和习惯会造成一侧肩带肌和另一侧腰肌的力量强，牵引力大，腰两侧的肌肉力量不平衡，久而久之使腰椎侧弯，严重者可形成脊柱的侧弯。

2. 矫正方法

（1）展臂耸肩：练习者站立姿势，双腿侧分与肩同宽，两肩交替，有节奏地完成肩部最大限度的上提和下沉动作，肩低侧可手握哑铃反复耸肩，完成上提和下沉的动作，以提高肩带肌的力量。

（2）双肩环绕：练习者站立姿势，双腿侧分与肩同宽，两臂侧平举。首先做双臂向内侧、外侧交替环绕的动作，双臂尽量伸展，环绕幅度要逐渐增大，然后做双臂向前、向后绕环。反复练习。

（3）俯撑移动：练习者俯卧支撑，身体保持平直，脚背触地。腰、腹部控制用力，双臂伸直交替向前移动，带动身体前行。主要发展三角肌及肩部肌群的力量。

（二）溜肩形成原因及矫正方法

溜肩又叫“垂肩”，是指肩部与颈部的角度较大。正常情况颈部与肩部的角度为：男子 95° ~ 100°，女子 100° ~ 200°。如果角度大于此范围，就是溜肩。

1. 形成原因　造成溜肩的原因一方面是遗传，另一方面主要是日常生活中各种不良姿势导致肩部锁骨和肩胛骨周围附着的各种肌肉群无力。

2. 矫正方法

（1）双手持物耸肩：练习者呈站姿或坐姿，上半身保持直立。双手握有一定重量的物品，两肩同时尽量上提并保持一段时间，上举时上半身保持挺胸，然后放松，反复练习。每日重复 10 ~ 15 次。

（2）双臂负重提拉、推举：练习者站姿或坐姿，上半身保持正直，双手持物于体侧。双肩做上提、下沉动作。随即吸气，双手持物做直臂侧平举，至与肩齐平时稍停 2 ~ 3 秒，直臂持物举起时，肘不要弯曲，上半身不准前后摆动借力，随即呼气，动作还原。然后双脚开立，与肩同宽，双臂在体前屈肘，两臂伸直向上推举呈头上举，接着还原为体前屈位。

第二节 基本姿势练习（下肢练习）

一、脚位

芭蕾中脚的 5 种基本位置是最早要学习的动作。不只是因为简单，而是芭蕾课堂上大部分动作都是以这 5 种位置之一作为开始和结束姿态。它需要时间和坚持不懈的刻苦锻炼。有些人的自然开度好，以下的动作就能很轻易地完成。有些人开度较差，但多练习就会逐渐达到要求。

芭蕾的脚位

一位脚：双脚完全外开。双脚跟相接形成一横线（图 6-15）。

二位脚：双脚根在一位脚基础，向旁打开一脚的距离（根据自己脚的大小）（图 6-16）。

三位脚：一脚位于另一脚之前。前脚跟紧贴后脚心。前脚盖住后脚的一半（图 6-17）。

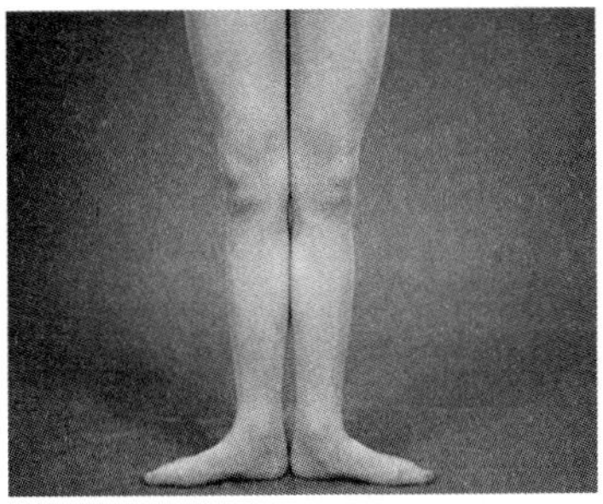

图 6-15 一位脚

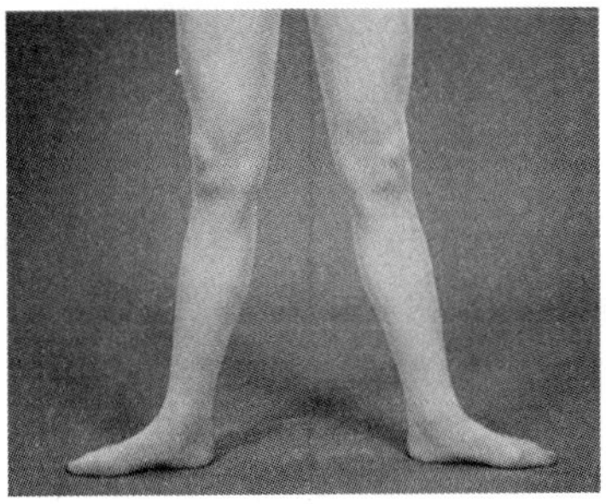

图 6-16 二位脚

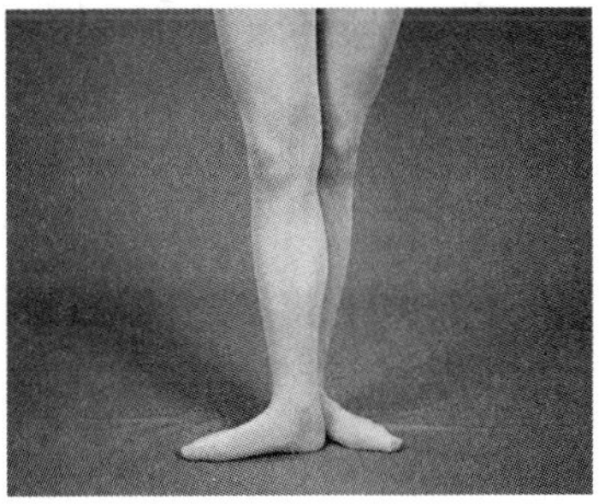

图 6-17 三位脚

四位脚：一脚从五位脚向前打开，双脚相距一脚的距离。前脚跟与后脚趾关节成一条线（图 6-18）。

五位脚：两脚紧贴在一起，一脚的后跟紧挨着另一脚的脚尖，前脚完全遮盖住后脚（图 6-19）。

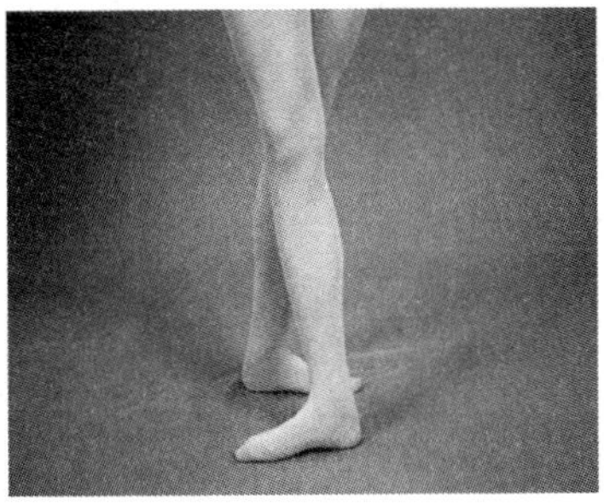

图 6-18 四位脚

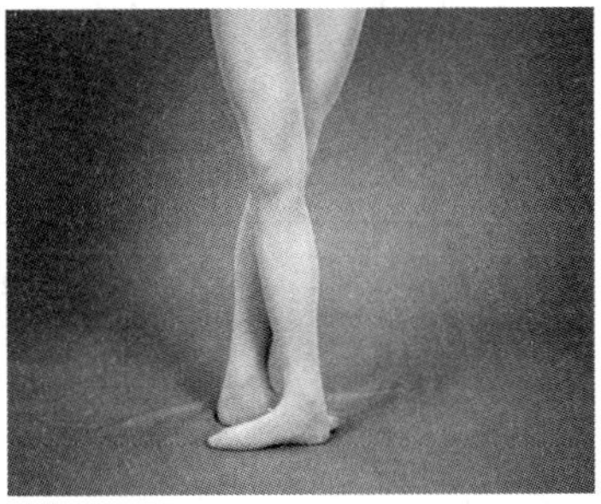

图 6-19 五位脚

二、把杆

1. 蹲、立形态控制练习（4×8 拍）（图 6-20）

配 2/4 拍或 4/4 拍中速音乐。

预备姿势：侧对把杆，左手扶把，右手自然下垂于体侧。

第一个八拍：1 ~ 2 拍屈腿半蹲，上半身保持正直，膝关节外展，同时右手臂侧平举，3 拍双脚提踵立，4 ~ 8 拍控制。

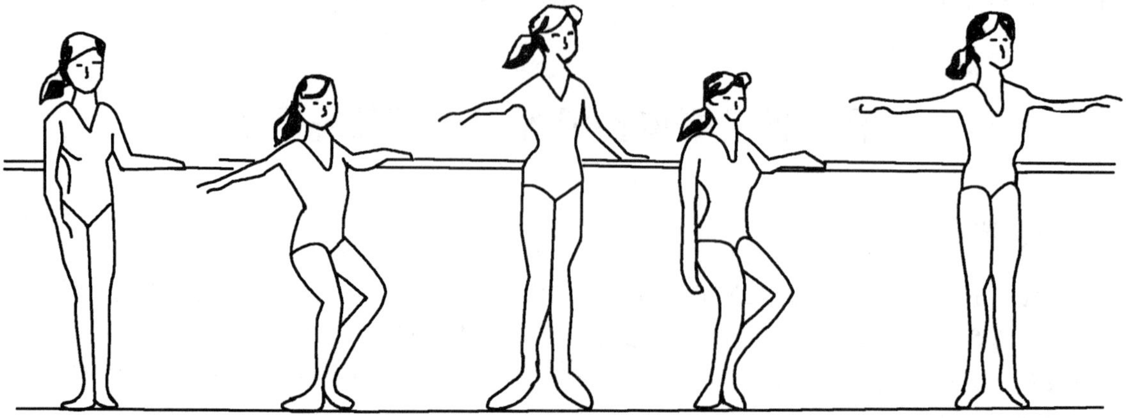

图 6-20　蹲、立形态控制练习

第二个八拍：1 ~ 4 拍右臂自然下垂，屈腿半蹲，5 ~ 6 拍双臂侧平举，提踵、控制，7 拍还原，8 拍右转体 180°。

第三至第四个八拍：同第一至第二个八拍。

2. 小踢腿形态控制练习（4×8 拍）（图 6–21）

配 2/4 拍或 4/4 拍中速音乐。

预备姿势：右脚前丁字步站立，左手扶把，右手自然下垂。

第一个八拍：1 ~ 2 拍右脚前丁字步，右手臂侧摆。3 ~ 4 拍右腿绷脚尖，前踢腿（腿要直，髋要正），5 ~ 6 拍右腿正前方吸腿，7 ~ 8 拍右腿以膝为轴，以脚背带动小腿，快速向右侧方弹出。

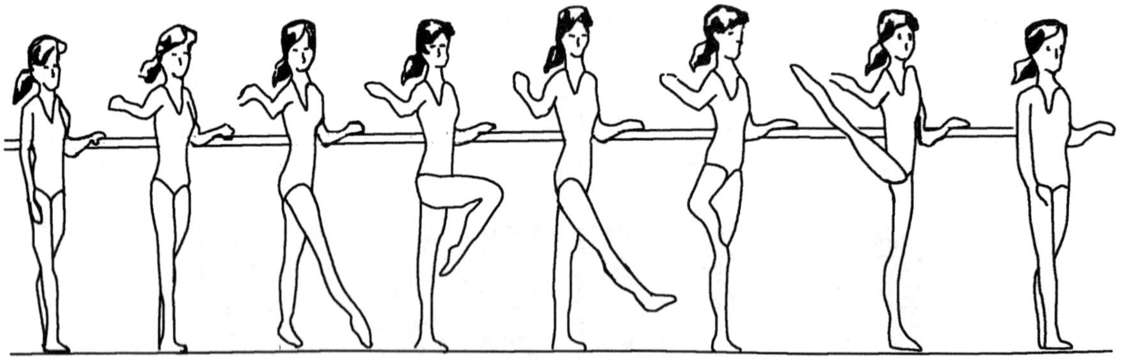

图 6-21　小踢腿形态控制练习

第二个八拍：1 ~ 2 拍右脚侧方吸腿，3 ~ 4 拍右腿以膝为轴，快速向侧弹出，脚背向上，腿伸直，5 ~ 6 拍右腿正前方吸腿，7 ~ 8 拍右脚向左脚前交叉，右转体 180° 成左前丁字步。

第三至第四个八拍：同第一至第二个八拍。

三、下肢基本动作组合练习

1. 双手叉腰，复习柔软步、足尖步。配合不同的手臂动作，在音乐的伴奏下完成练习。

2. 在练习柔软步、足尖步的基础上，学习变换步、华尔兹的步伐，练习时由慢到正常节拍。配合不同的手臂动作，在音乐的伴奏下完成练习。

四、腿部肌肉练习

下肢练习是基本功训练的主要部分，重点是加强髋关节、膝关节、踝关节的坚固性和灵活性，以提高站立姿态的腿部支撑能力和体型的优美程度。经常进行腿部练习，可以保持腿部围度适中，减少腿部脂肪堆积，加强腿部肌肉力量，使体型更为优美，使步伐充满青春活力。

（一）股四头肌

1. 前蹲

起始姿势：站在深蹲架前，屈膝，两手握住深蹲架上的杠铃托在胸前肩上。向前走两步，双脚开立，略宽于肩，脚趾稍向外撇，身体伸直。

动作过程：屈膝下蹲到大腿上面和地面平行或稍低，大腿和臀部用力使双脚蹬地，使身体回复到直立。按规定次数和组数重复再做。完成后，退回几步，把杠铃放回深蹲架上。

呼吸方法：下蹲时呼气，起立时吸气。

注意要点：完成整个动作的过程中，背部要平直，上半身勿前倾，臀部不要后突，后腰要下塌，动作要稳定。腿部快伸直时，用力挺直膝关节。

2. 后蹲 该动作不仅可锻炼股四头肌和臀大肌，还可使下半身得到全面的锻炼。

起始姿势：站在深蹲架前，屈膝，两手握住深蹲架上的杠铃并担负在颈后肩上。向前走两步，双脚开立，略宽于肩，脚趾稍向外撇，身体伸直。

动作过程：屈膝下蹲到大腿上面和地面平行或稍低，大腿和臀部用力使双脚蹬地，使身体回复到直立。按规定次数和组数重复再做。完成后，退回几步，把杠铃放回深蹲架上。

呼吸方法：下蹲时呼气，起立时吸气。

注意要点：完成整个动作的过程中，背部要平直，上半身勿前倾，臀部不要后突，后腰要下塌，动作要稳定。腿部快伸直时，用力挺直膝关节。

3. 腿举

起始姿势：仰卧在“腿举架”的底板上，蜷缩双腿，让整个脚底顶住加重板的底面。

动作过程：两腿用力向上蹬板，到两腿完全伸直，同时尽力收缩股四头肌。屈膝，让加重板慢慢下降到先卡定的高度。重复再做。

呼吸方法：用力蹬板时吸气，回降时呼气。

注意要点：仰卧时，臀部正对加重板的中心下方。蹬板时，整个脚底平贴住板底。

（二）股二头肌

1. 立式腿弯举

起始姿势：站在一高木块或矮凳上，一脚系一哑铃，使哑铃自然直悬在木块外，另一腿支撑体重，一手或两手扶墙或木条。

动作过程：屈膝，将小腿用力尽量向后弯起，静止 1 秒，同时尽力收缩股二头肌。自然垂下小腿到原来位置，重复再做。

呼吸方法：弯起小腿时吸气，下垂时呼气。

注意要点：弯起小腿时，不要让大腿前后摆动。

2. 坐式腿屈伸

起始姿势：坐在专制长凳上，在滚轴的另一边加上所要重量的杠铃片，双脚勾住滚轴，小腿与大腿成 90°。

动作过程：两腿用力收缩股四头肌，伸直膝关节，使小腿向上挺直。静止 1 秒，垂下小腿，重复再做。

呼吸方法：用力蹬板时吸气，回降时呼气。

（三）小腿肌肉群

1. 俯卧腿弯举

起始姿势：俯卧在专用长凳上，双脚踝伸勾在滚轴下面，滚轴另一面加上所要重量的杠铃片。

动作过程：屈膝，将小腿向后弯起，到最高点时尽力收缩股二头肌。静止 1 秒，伸直小腿到原来位置，重复再做。

呼吸方法：弯起小腿时吸气，放下时呼气。

注意要点：弯起小腿时，大腿平贴凳面。如没有专用的腿弯举凳，可俯卧在普通的长凳上，脚系哑铃、杠铃片做。

2. 站立提踵

起始姿势：将杠铃放在颈后肩上，双脚开立，脚尖稍向里扣或外撇，脚掌站在垫木上，脚跟露在垫木外。

动作过程：收缩小腿肌肉群，使脚跟尽量提高，使腓肠肌彻底收紧。静止 1 秒，放下脚跟，还原。重复再做。

呼吸方法：提起脚跟时吸气，放下脚跟时呼气。

注意要点：脚跟上提和下降时要注意保持重心稳定。身体踮高时，前额要领先上提。下降时，要让脚跟低于垫木面。

（四）综合练习

1. **下蹲**　预备时，面对墙站立，两手叉腰。练习时，屈膝下蹲，身体保持正直，使面部似接非接墙但不接触，再起立。每组动作练习 15 ~ 20 次，重复 2 ~ 3 组。

2. **腿屈伸**　预备时，体前屈，两手扶膝。练习时，全蹲，胸部尽量靠近膝部，低头，含胸，还原。每组练习 15 次，重复 2 ~ 3 组。

3. **歇步压腿（图 6-22）**　预备时，歇步左（右）腿半蹲，右（左）腿直腿前伸（勾脚尖）。练习时，体前屈，双手扶膝或两手抱脚、小腿。抬头、挺胸、上半身尽量贴近胸部，停 3 ~ 5 秒，然后慢慢抬起上半身，两腿交换。左、右腿各练习 10 次为 1 组，重复 2 ~ 3 组。

4. **直角坐控腿（图 6-23）**　预备时，直角坐，左腿屈膝，两手叉腰。练习时，右腿直腿抬起，停 3 ~ 5 秒，慢放下，两腿交替。左、右腿各练习 10 ~ 15 次为 1 组，重复做 2 ~ 3 组。

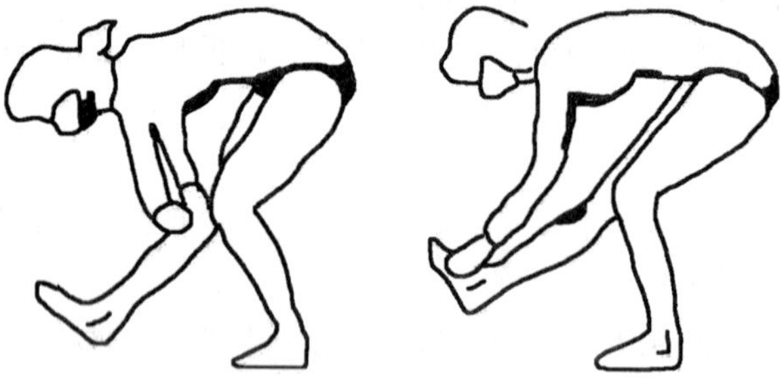

图 6-22　歇步压腿

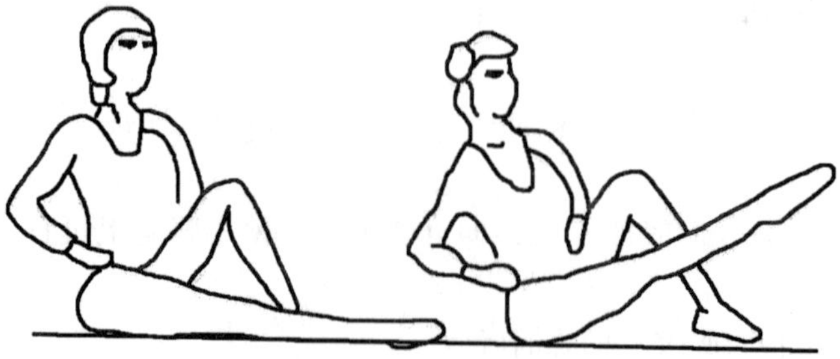

图 6-23　直脚坐控腿

5. **半蹲肌群锻炼（图 6-24）** 预备时，双脚分开站立，挺胸直腰，双手握杠铃于颈后肩上，掌心向前。练习时，屈膝下蹲至大腿近水平时，随即伸腿直立，在伸膝运动中，当膝关节伸至 135° 之后，膝关节的屈肌也参与伸膝活动。不同的膝关节角度，股四头肌的四个头所起的作用是不同的，35° ~ 90° 时主要练习股直肌，90° ~ 165° 时练习股外侧肌，168° ~ 180° 时主要练习股内侧肌。每个动作练习 5 ~ 8 次为 1 组，重复 2 ~ 3 组。

6. **箭步蹲肌群锻炼（图 6-25）** 预备时，两腿伸直站立，脚尖向前，挺胸直腰，双手握杠铃于颈后肩上，掌心向前。练习时，左（右）脚向前迈一步成前后分腿，后脚跟提起，做腿屈伸的蹲起或行进间健步蹲。每组动作练习 5 ~ 8 次，重复 2 ~ 3 组。

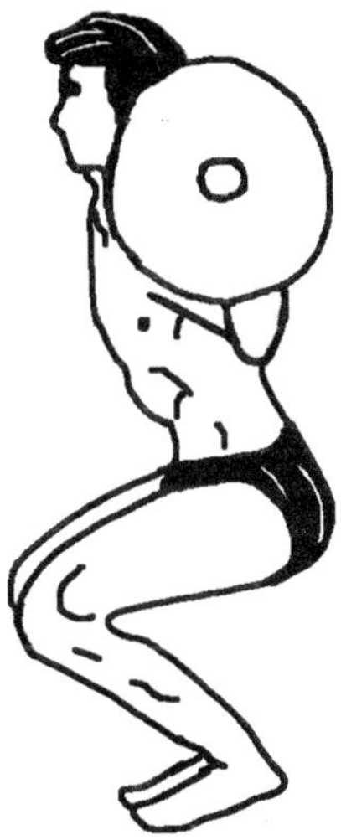

图 6-24　半蹲肌群锻炼

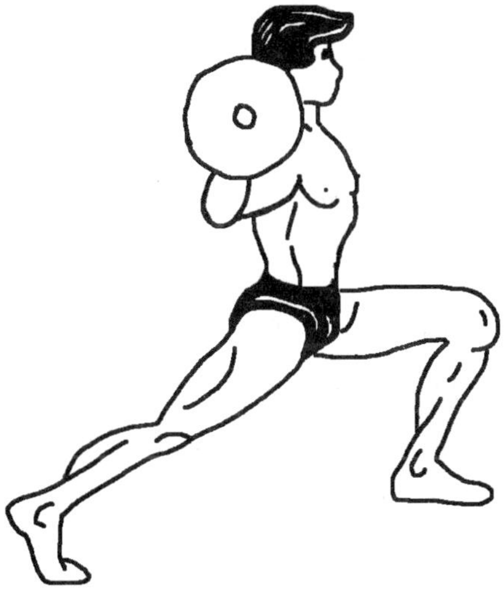

图 6-25　箭步蹲肌群锻炼

五、“O”“X”型腿矫正方法

（一）“O”型腿

“O”型腿又称“罗圈腿”，是指膝关节外翻，双脚踝部并拢，双膝不能靠拢，并形成“O”字，是儿童期骨骼发育畸形造成的。

1. **“O”型腿矫正** “O”型腿主要原因是幼儿时期站立过早，行走时间过长，缺乏营养和锻炼，导致大腿及小腿内、外两侧肌群及韧带的收缩力量与伸展力量发展不平衡。

2. **训练方法**

（1）蹲起屈伸：双脚及两腿并拢，俯身站立，双手扶膝，做往里推夹的动作（两腿不要分开），做蹲下起立 1 次，然后半蹲，再向左与向右做膝关节回转运动的练习 1 次，如此反复。

（2）杠铃夹腿深蹲：肩负中等重量的杠铃，两腿分开与肩同宽，慢慢下蹲至全蹲（膝角小于 90°），然后快速夹腿直立，反复练习。

（3）提踵转脚：双脚开立，先以脚跟为轴，做脚尖外展、内收动作，做 8 ~ 16 次，然后以脚尖为轴，做脚跟的外展、内收动作。双脚始终并拢。

（4）夹球蹲跳：练习者站姿，双脚踝内侧夹一排球，两膝内侧夹紧，双脚跟提起，半蹲，两手扶在两膝上做向前连续蹲跳，反复练习。

（二）“X”型腿

“X”型腿又称“剪刀腿”，是股骨内收、内旋，两膝能并拢的一种骨关节异常的现象，是佝偻病的症状之一。当正步站立时，两膝并拢，两脚跟并不拢的间隔距离为 1.5 cm 以上，走路出现两膝互碰步态的均为“X”型腿。

1. **矫正练习** “X”型腿与“O”型腿的形成原因基本相似。特征是：站立时两膝并拢，双脚不能并拢，形成“X”型。对“X”型腿的矫正一定要持之以恒，方会有效果。

2. 训练方法

（1）盘坐压腿练习：练习者坐于垫上，上半身保持直立，左腿体前伸直，右腿屈膝外展，右脚放于左脚的膝关节处，左手扶右踝部，右手扶右膝内侧。右手掌向下用力，将右膝向下压，至最大限度，控制 15 ～ 20 秒，然后慢慢放开还原。再换右腿重复练习。

（2）直腿夹物：练习者坐在椅子上，两臂后撑，上半身挺立，两踝关节处夹紧一件软物，开始时物体尽量厚实，膝关节并拢，脚跟着地。用脚带动腿做最大限度前伸，控制 4 ～ 5 秒，然后放松，反复练习。

（3）按摩捆绑：白天按摩两小腿内侧肌肉，并将足内翻、内收、内旋，每次 20 ～ 30 下，每天 2 次；夜间睡觉时，将两下肢用绳带绑在一起或用小夹板固定。

第三节　基本姿势练习（躯干练习）

一、身体波浪及其组合

1. 侧波浪（图 6–26） 左脚尖侧点地，两臂右侧上举，上半身左侧屈，左、右腿依次屈膝向左移重心并随之依次伸直，同时髋、腰、胸、头依次经前屈向左侧上方挺出至右脚尖侧点地，上半身右侧屈，两臂随着经下摆至左上方。

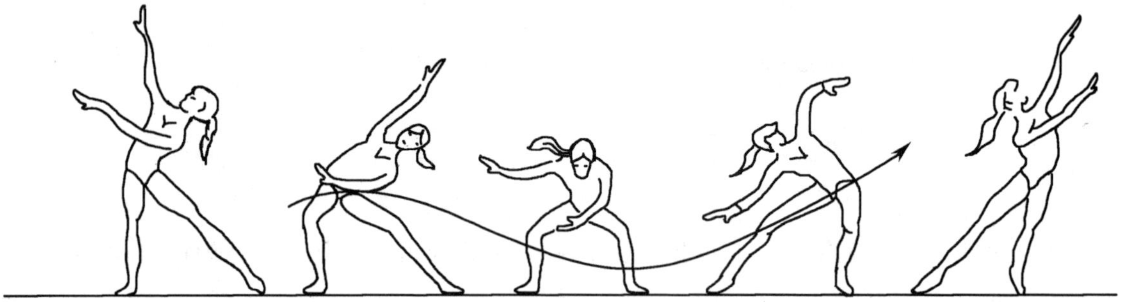

图 6-26　侧波浪

2. 前波浪（图 6–27） 由半蹲体前屈开始，膝、髋、腰、胸、颈依次向前上方挺出，经含胸、低头、顶髋的反向弯曲和上半身大幅度后屈姿势，由下至上，身体各关节依次伸展还原成直立。动作中两臂由前经下向后绕至上举，全身协调配合。

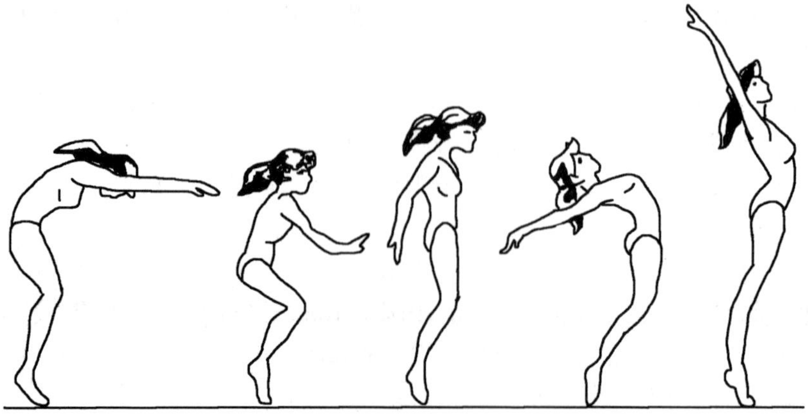

图 6-27　前波浪

3. **身体波浪基本动作的练习方法**

（1）两手或一手扶把杆练习身体波浪，由分解练习到完整动作，由慢到快体会反向弯曲和依次屈伸的用力顺序以及重心的控制。

（2）徒手练习身体波浪。

（3）结合移重心练习身体波浪。

二、胸、背部肌肉练习

（一）胸大肌

1. **平卧举**

起始姿势：仰卧长凳，将杠铃放在胸部上方。

动作过程：将杠铃垂直上举至两臂完全伸直，胸肌彻底收缩，静止 1 秒，慢慢下落。

呼吸方法：上举时吸气，下落时呼气。

注意要点：上举时背部、臀部要平贴凳面，双脚用力下踏。

2. **上斜卧举**

起始姿势：头朝上斜卧长凳 30° ~ 45°，两手正握杠铃置于胸部上方。

动作过程：把杠铃垂直上举至两臂完全伸直，静止 1 秒，慢慢下落至原位。

呼吸方法：上举时吸气，静止时呼气。徐徐下落时吸气，落到原位时呼气。

3. **下斜卧举**

起始姿势：头朝下斜卧长凳，两手正握杠铃置于胸部下方。

动作过程：把杠铃垂直上举至两臂完全伸直，静止 1 秒，慢慢下落至原位。

呼吸方法：上举时吸气，静止时呼气。徐徐下落时吸气，落到原位时呼气。

4. **卧式两臂上拉**

起始姿势：仰卧长凳上，两手正握哑铃或杠铃，两臂直伸，与地面平行。双脚平踏在地面或长凳上。

动作过程：两臂保持平伸，将哑铃或杠铃向上、向后拉，并下落到可能的最低点。静止 1 秒，让胸大肌尽量拉伸。然后收缩胸大肌，将两臂拉向上、向前，直至下落到腿侧开始位置。

呼吸方法：向上、向后拉时吸气，向上、向前回复时呼气。

注意要点：后拉时，让两臂充分向后直伸。前拉时，让两臂充分向前直伸。该动作也可两手并握一较重的哑铃来做，因两手握距较狭，重量集中在杠中央，对发展胸大肌靠人体中线的边沿部分有较大作用。

5. **仰卧飞鸟**

起始姿势：仰卧长凳上，两手拳心相对，持哑铃；两臂向上直伸与地面垂直，双脚平踏地面。

动作过程：两手向两侧分开下落，两肘微屈，直到不能更低时止。静止 1 秒，让胸大肌完全伸展，然后将两臂从两侧向上，回合到开始位置。

呼吸方法：两臂拉开时吸气，回复时呼气。

注意要点：两手不要紧握。分臂时，背部肌肉要收紧。意念集中在胸大肌的收缩和伸展上。

（二）腹直肌

1. **仰卧起腿**

起始姿势：仰卧平垫上或头朝上仰卧斜板上。两手握住头后方的固定物件，全身伸直。

动作过程：收缩腹肌，将保持伸直的两腿向上弯起，直到可能的最大程度。保持 1 秒，再让两腿徐徐回落。

呼吸方法：向上弯起两腿时吸气，回落时呼气。

注意要点：下落两腿时，仍要控制腹肌，勿使下落过快。

2. 仰卧抬腿卷缩上半身

起始姿势：平卧床上或地上。两膝弯曲，抬起小腿，勿使下降，两手抱头。

动作过程：保持小腿不下放的姿势，尽力把上半身向前卷缩，身体实际上不会上抬很高。

呼吸方法：上半身向前卷缩时吸气，回落时呼气。

注意要点：上半身向前卷缩时，腰要下沉贴床或地面，腹肌尽量收缩。

3. 坐式缩腿

起始姿势：坐在凳边，两手向后撑在凳上。两腿向前直伸。

动作过程：屈膝缩起小腿到可能的最高点。彻底收缩腹直肌1秒，然后徐徐降落小腿，直到完全伸直。

呼吸方法：缩起小腿时吸气，降落时呼气。

注意要点：本动作较简易，其作用大小全在膝部上提的高低和动作的快慢上。愈高、愈慢作用愈大，反之愈小。

（三）上背部

1. 立式耸肩

起始姿势：身体直立，两手用正（俯）握法握杠铃或哑铃，握距稍宽于肩。

动作过程：先让肩部尽量下倾，两臂完全不使劲，然后耸起两肩（主要是收缩斜方肌），松下肩，重复再做。

呼吸方法：耸起肩部时吸气，松下肩部时呼气。

注意要点：耸起肩部把杠铃稍稍上提要完全靠收缩斜方肌所产生的力量，两肘不能有丝毫弯曲。

2. 直立划船

起始姿势：双脚自然开立，两手握杠，用上握法握距比肩狭（可窄到两拳在杠中央相接）。

动作过程：把杠铃徐徐向上拉起，直到横杠几乎触及颏部。让杠铃徐徐下垂到两臂完全伸直，重复再做。

呼吸方法：杠铃上拉时吸气，杠铃下垂时呼气。

注意要点：上拉时，要让横杠尽量贴近身体。如握把较宽，杠铃上提时让两肘尖向上。上拉时身体不要摆动。下垂杠铃要徐徐而行，最后要让杠铃尽量下垂到可能的最低点。

（四）中背部

1. 引体向上

起始姿势：两手用宽握距正握（掌心向前）单杠，双脚离地，两臂及身体自然下垂，伸直。

动作过程：用背阔肌的收缩力量将身体往上拉起，直到单杠触及或接近胸部。静止1秒，使背阔肌彻底收缩。然后逐渐放松背阔肌，让身体徐徐下降，直到回复完全下垂，重复再做。

呼吸方法：将身体往上拉时吸气，下垂时呼气。

注意要点：上拉时意念集中在背阔肌，将身体尽可能地拉高，上拉时不要让身体摆动。下垂时脚不能触及地面。可在腰上钩挂杠铃片来加重。

2. 坐式下拉吊棍

起始姿势：坐在凳上，两手用宽握距向上伸直，正握（掌心向前）吊棍。

动作过程：收缩背阔肌，将吊棍尽力往下拉，直到触及颈后肩背部或是触及前胸，然后慢慢放松背阔肌，让吊棍缩回到两臂伸直拉住的高度。

呼吸方法：将吊棍下拉时吸气，松回时呼气。

注意要点：应将意念集中在背阔肌收缩和放松的控制上。若坐着的高度不合适，可站立着做或跪着做。

3. 俯身划船　该动作是锻炼背阔肌的基本动作之一，可用杠铃、哑铃等来做。用杠铃时，握距宽，并上拉到触及腹部时，对背阔肌下端有较大锻炼作用。握距窄，并直接上拉到触及胸部时，对背阔肌上部影响较大。若用哑铃，可左、右手交替做或用单手先练一边，再练另一边。

起始姿势：屈膝，上半身前倾，两臂直垂握杠，应使杠铃稍离地面。头不要低垂。

动作过程：收缩背阔肌，将上臂上拉，把杠铃尽量拉高，静止 1 秒，让杠铃徐徐下降到两臂完全伸直下垂。

呼吸方法：上拉杠铃时吸气，放下时呼气。

注意要点：上拉时，要想着让主要力量来自背阔肌的收缩，而不是臀部。上拉时，腰要收紧，上半身尽量不摇动，腿部用力，臀部后移，以保持平衡。如做单臂划船，另一手可撑扶在膝上或凳上。

（五）下背部

1. 直腿硬拉

起始姿势：双脚开立，比肩稍狭。向前屈体，不要屈膝。两手用正、反握握杠，握距稍宽于肩。勿低头。

动作过程：收缩下背部肌肉，将上半身向上、向后挺起，两肩尽量后移。最后，尽力收缩骶棘肌，静止 1 秒，再慢慢屈体向前，直到杠铃片几乎触及地面。如欲加大后背部的屈伸幅度来加强锻炼效果，双脚放在垫木上，杠铃放在地上。

呼吸方法：上拉时吸气，放下时呼气。

注意要点：两腿始终直立，膝部勿弯曲。意念要始终在后背部。动作平稳，用大重量，但切勿过重，切勿突然用大重量，也可屈腿做这个动作，称为“屈腿硬拉”，对下背部的锻炼作用稍小，但有助于锻炼股四头肌。

2. 负重躬身

起始姿势：颈后肩负杠铃，两手用宽握距握杠，全身直立。

动作过程：慢慢向前屈体躬身，直到上半身与地面平行，静止 1 秒，身体向上挺起，直到回复全身直立。

呼吸方法：向前屈体时吸气，挺起时呼气。

注意要点：屈伸上半身时，应始终保持挺胸、收腹、紧腰和双脚伸直。两手紧握横杠，勿使在颈椎上滑动。挺起时有意识地彻底收缩骶棘肌。

3. 超度挺身

起始姿势：俯伏在长凳上，让上半身前滑，直到小腹贴在凳边。向前屈体，让上半身直向下垂。让一同伴压住或坐在小腿上。两手交叉放在胸前。若要增大抗力，还可抱一杠铃片在胸前。

动作过程：上半身尽量向上挺，到最高点时，静止 1 秒。然后慢慢回复。

呼吸方法：上半身挺起时吸气，前屈时呼气。

注意要点：向上挺伸时应尽力收缩骶棘肌，动作不要过快。

（六）综合练习

1. 背弓练习（4×8 拍）　配 2/4 拍或 4/4 拍中速音乐（图 6-28）。

预备姿势：仰卧，两腿伸直稍分开，手臂上举。

第一个八拍：1 ~ 4 拍上半身和两腿两头翘（用力仰头），5 ~ 6 拍两腿放下，曲肘双手撑地，7 ~ 8 拍双臂撑直，上半身后仰成最大反背弓。

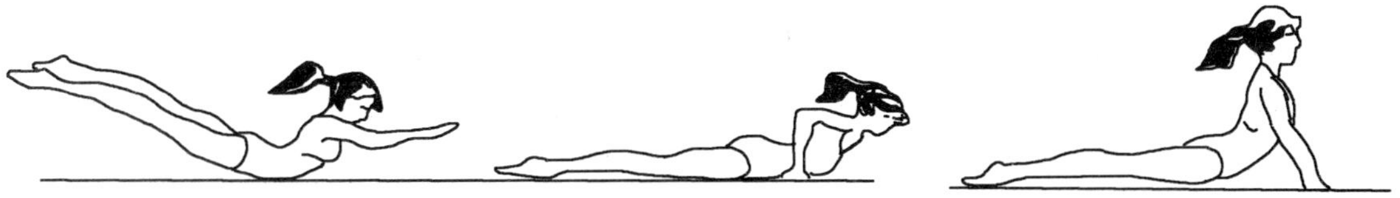

图 6-28　背弓练习

第二个八拍：1 ~ 2 拍还原成预备姿势，3 ~ 6 拍上半身和两腿两头翘，7 ~ 8 拍还原成预备姿势。

第三至第四个八拍：同第一至第二个八拍。

2. 胸腰练习　配 2/4 拍或 4/4 拍中速音乐。

（1）坐姿的胸腰练习（4×8 拍）（图 6-29）

预备姿势：直角坐，两腿并拢伸直，绷脚面，两臂垂直于体侧。

第一个八拍：1 ~ 2 拍上半身前屈压腿（腹部尽量贴近大腿），同时两臂前摆，3 ~ 4 拍上半身抬起成直角坐（抬头、挺胸、立腰、立背），同时收臂上举（掌心相对），5 ~ 6 拍上半身向后下腰（用力仰头），同时两臂经侧摆至身体后支撑。

第二至第四个八拍：同第一个八拍。

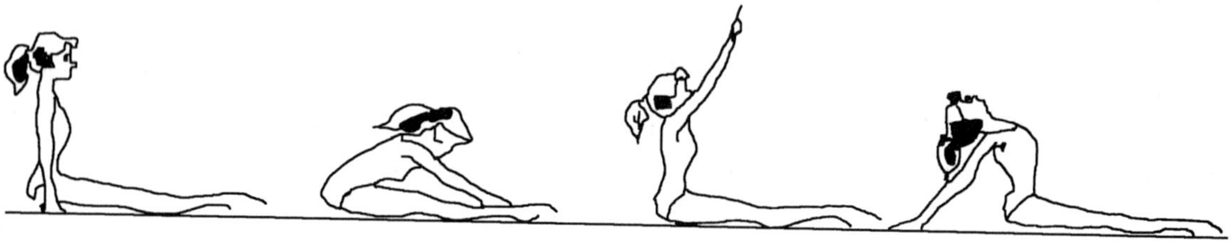

图 6-29　坐姿的胸腰练习

（2）跪姿的胸腰练习（4×8 拍）（图 6-30）

预备姿势：分腿跪姿，上半身正直，手臂上举。

第一个八拍：1 ~ 6 拍上半身向后下腰，控制；7 ~ 8 拍还原成预备姿势。

第二个八拍：1 ~ 6 拍臀部后跪坐于两腿之间，上半身后倒，平躺于地上，两臂置于体侧，7 ~ 8 拍腰背用力，挑腰起，还原成预备姿势。

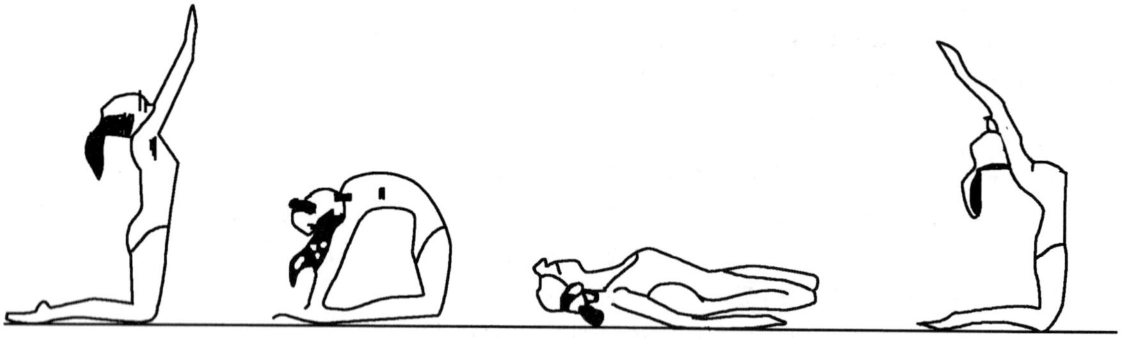

图 6-30　跪姿胸腰练习

第三至第四个八拍：同第一至第二个八拍。

动作的基本要求：下腰时，要抬头，再依次肩、胸、腰向后倒地。

（七）腹部力量练习

配 2/4 拍或 4/4 拍中速音乐。

1. 坐姿收腹吸腿练习（4×8 拍）（图 6–31）

预备姿势：坐地，两腿并拢吸腿，脚尖点地，双手抱住膝部。

第一个八拍：1 ~ 2 拍上半身后倒，两臂上举，两腿伸直，3 ~ 4 拍利用腹部力量，抬上半身吸腿（身体团紧），还原成预备姿势，5 ~ 8 拍同 1 ~ 4 拍。

第二至第四个八拍：同第一个八拍。

2. **仰卧收腹剪腿练习**（4×8拍）（图6-32）

预备姿势：仰卧，两臂置于体侧。

第一个八拍：1～2拍两腿伸直，斜40°举腿，3～6拍两腿在空中做上、下交叉动作各两次，7～8拍还原成预备姿势。

第二至第四个八拍：同第一个八拍。

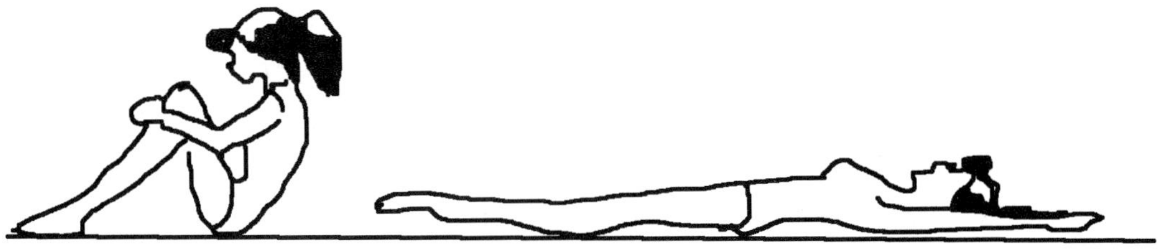

图6-31 坐姿收腹吸腿练习

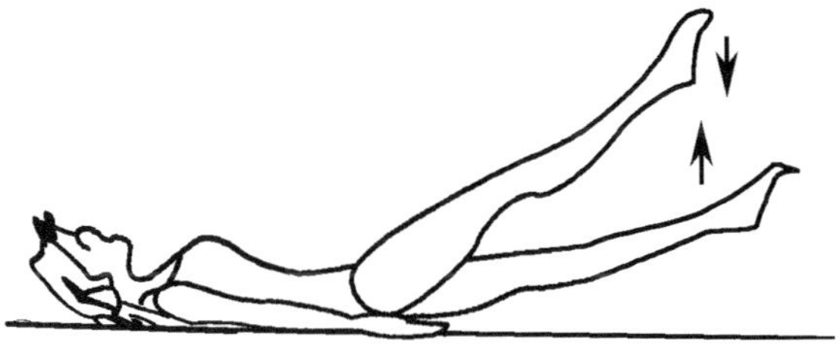

图6-32 仰卧收腹剪腿练习

三、“鸡胸”、弓背矫正方法

（一）弓背形成的原因及矫正方法

1. 弓背形成的原因 弓背是指胸椎后凸所引起的形态改变，不是脊柱本身有病变，而是因为低头、窝胸，背部肌肉薄弱、松弛无力所致。

弓背的人平时要注意纠正自己的姿势，强调挺胸立腰，经常做扩胸动作，提高后背肌群力量，使后背平直，胸挺起。还可通过以下几组练习来改善肌肉力量，进行矫正。

2. 矫正方法

（1）肩胸部位力量练习

1）站姿直臂扩胸：自然站立，双脚开立与肩同宽，挺胸、收腹、紧腰，两手握哑铃，掌心相对，两臂伸直置胸前，随即吸气，两手平稳而均匀地将哑铃向两侧拉开，两臂与两肩成一直线，稍停2～3秒。然后呼气，缓慢还原。重复10～12次为1组，共练习4组。

2）俯卧飞鸟：练习者俯卧在高脚长凳上，两手握哑铃直臂垂悬（要求高于地面），随即吸气，双臂用力提起，向两侧分开，当握哑铃的双手高出肩背水平部位后，稍停2～3秒。然后呼气，再慢慢下落，成还原姿势。重复10～12次为1组，共练习4组。

（2）肩胸部位的伸展拉伸

1）俯卧两头起：练习者俯卧在垫上，两臂伸直放于体侧，然后吸气，头、胸部和腿部同时向上抬起，使身体呈最大限度背弓形，稍停3～4秒。再呼气，还原放松。重复10～15次为1组，共练习4组。

2）头、胸挺身：两腿开立与肩同宽，双手在体后交叉相握，头后仰，梗颈，尽量挺胸展肩，用力伸展躯干，拉伸控制10秒左右，随后放松，反复练习。

（二）“鸡胸”矫正训练

“鸡胸”是一种软骨病，由于先天或后天患佝偻病使得肋骨后侧向内凹陷，胸骨部分抬高、凸出而形成。因胸前壁呈楔状凸起，状如禽类的胸骨故而得名。

1. **平卧扩胸**　练习者仰卧在长凳上，两手握拉力器，掌心相对，两臂伸直持器械置于胸部上方。然后吸气，两臂向两侧慢慢将弹簧拉力器向两侧及下方拉开到两手略低于两肩，控制几秒钟，接着呼气，缓慢还原。

2. **平卧扭臂飞鸟**　练习者仰卧在凳上，身体保持平直，两手掌心相对持铃，两臂伸直持铃置于胸部上方。随即呼气，两臂同时分别向身体两侧放下，两肘稍屈。当两臂分别向两侧下落时，两臂要外旋，两肘最大限度内侧翻转朝上，使胸肌外侧部拉得更开，然后吸气，持铃呈两臂抱树状举起，直至两臂伸直，然后还原成预备姿势。

3. **含胸抱腿**　练习者自然站立，两腿侧分与肩同宽，两臂做最大限度向外环绕一周，双腿下蹲，同时含胸低头，至最大限度，双手抱住小腿，静止几秒钟，然后还原。反复练习。

第四节　站姿、蹲姿、行礼、凝视、微笑训练

一、站姿训练

（一）站姿的基本要求

正确的站姿是指人们在自然直立时的正确姿势，站姿总的要求是“正看一个面，侧看一条线”。站姿标准主要是正和直，即从人身体的正面来看，主要特点是头正、眼正、肩正、身正；从人身体的侧面来看，主要特点是颈直、背直、臂直、腿直。

（二）训练方法

1. **五点一线法（靠墙法）**　练习者保持站立的基本姿势，面带微笑，双目平视，下颌微收，双手自然下垂，手指并拢，呼吸均匀。身体背靠墙站立，尽量使后脑、肩、臀、小腿肚、足跟五点呈一直线紧靠墙面，收腹，挺胸，双脚并拢，大腿夹紧，按照训练要领保持一段时间，直到达到训练要求。

2. **背靠背法**　练习者身高相近的两人为一组，背靠背站立，尽量使后脑、肩、臀、小腿肚、足跟均彼此紧密相贴，按上述的站姿要求进行站姿训练，每次 15 分钟。

3. **顶书法**　在训练时头顶平放一本书，按标准站姿进行站立训练。为了塑造腿部的美感，两腿之间最好夹一张纸片，在练习的过程中书和纸片均不能落地，练习身体平衡感与挺拔感，每天练习 10 分钟。

二、蹲姿训练

（一）蹲姿

蹲姿是常见的一种姿势。如站久了，一般都会用蹲姿缓解一下。蹲姿和坐姿不同，但都是由站姿或行姿变化而来的，是相对于静止的体位。

（二）训练方法

1. **基本蹲姿**　蹲姿的运用要优美、典雅。基本要求：一脚在前，一脚在后，两腿向下蹲，前脚全着地，小腿基本垂直于地面，后脚跟提起，后脚掌着地，臀部向下。

2. **两种常用的蹲姿训练**

（1）交叉式蹲姿：下蹲时右脚在前，左脚在后，右小腿垂直于地面，右全脚着地。左腿在后与右腿交叉重叠，左膝由后面伸向右侧，左脚跟抬起，左脚掌着地。两腿前后靠紧，合力支

撑身体。臀部向下，上半身稍前倾。

（2）高低式蹲姿：下蹲时左脚在前，右脚在后（不重叠），两腿靠紧向下蹲。左脚全脚着地，小腿基本垂直于地面。右脚跟提起，右脚掌着地。右膝低于左膝，右膝内侧靠于左小腿内侧，形成左膝高右膝低的姿势，臀部向下，基本上以右腿支撑身体。

3. **拾物蹲姿**　若用右手捡物品，可以先走到物品的左边，右脚向后退半步后再蹲下来。脊背保持挺直，臀部一定要蹲下来，避免弯腰翘臀的姿势。

4. **蹲姿禁忌**

（1）弯腰捡拾物品时，禁忌两腿叉开，臀部向后撅起，这是不雅观的姿态。

（2）禁忌下蹲时低头、弯背或弯上半身、翘臀部，特别是女性穿短裙时，这种姿势十分不雅。

三、行礼训练

1. **鞠躬礼**　鞠躬礼是人们在生活中对别人表示恭敬的一种礼节，既适用于庄严肃穆、喜庆欢乐的仪式，也适用于一般的社交场合。

训练方法：取站立姿势，双目平视，以髋为轴，身体上部挺直向前倾斜 15° ~ 30°，目光落在前方 1 ~ 2 m 处，双手交叠或相握，随身体的前倾自然下垂，随即恢复原位。

注意在行鞠躬礼时，避免出现低头含胸、仰首观望、目光游移等不良姿态。并注意双手不可按在腹部或扶在双腿，否则有损行礼者的风度与形象。

2. **握手礼**

训练方法：练习者两人一组，双方相距 1 m，相互注视对方，面带微笑，双腿立正，上半身稍前倾，伸出右手，四指并拢，拇指张开，与对方相握。

3. **指引手势训练**　手势作为信息传递的方式，在日常交际中使用较频繁，范围较广。通过正确、优美的手势引领客人，可以表达一个人良好的礼仪素养。

训练方法：左手或右手抬高至腰部，四指并拢，拇指微张，掌心向上，为“尊敬”和“请”的敬意语态，以肘部为轴，可以右手单臂或双臂横摆式，朝一定的方向伸出手臂。当请他人坐下时，手臂伸向左前方、正前方、右前方，手臂摆动幅度不要过大。

四、凝视训练

对着镜子或同学两人一组，眼睛看着对方面部的三角部分，这个三角以双眼线为底线，上顶角到前额。这种凝视给人郑重、严肃之感，适用于工作交往。

五、微笑训练

对着镜子或同学两人一组，嘴角两端稍提起，露出不到半牙的笑为宜，说话时以露出 8 颗牙为宜。练习时，眼神、下颌配合练习。

➢ **考点：**站姿、蹲姿、行礼、凝视、微笑。

下载资源：
考点：站姿、蹲姿、行礼、凝视、微笑

第五节　行 姿 训 练

一、基本行姿训练

行走以文雅、端庄的站姿为基础，是人的基本动作之一，是人体最自然、最频繁的一种周期性的位移运动，属于动态姿势，具有节奏感和流动感。行姿能直接反映一个人的健康状况、气质、文化修养和审美层次。良好的姿态虽然有一定的遗传因素，但关键在于后天的培养和训练。

1. **行姿练习分解动作一**　练习者标准站姿，收腹挺胸，开肩梗颈，目视前方，面带微笑。双手叉腰，左脚擦地前点地，右脚蹬地，重心前移至左脚，成右脚后点地，然后换右脚擦地前点地，左脚蹬地，重心前移至右脚，成左脚后点地。反复练习。在练习时注意重心的移动，蹬地要用力。

2. **行姿练习分解动作二**　练习者在上述动作基础上，当右脚擦地前点地，左臂前下斜举，右臂后下斜举，左脚蹬地，重心前移，成左脚后点地，手臂位置不变，然后换脚反复练习。注意左、右下斜举臂与前移重心动作要协调。

3. **步度的控制练习**　练习者标准行姿，只是在行走时对步度进行控制，男士每步 40 cm，女士每步 36 cm，反复练习，在练习过程中始终保持上半身端直，收腹挺胸，开肩梗颈，目视前方。

4. **步位控制**　在正确行姿的基础上，对步位进行控制。男士走两点，即在行走时，左、右脚不在一条线上。女士走一条线，即在行走时，左、右脚位置应在一条线上。反复练习。并注意行走时手臂的摆动，双脚移动和步位控制之间的协调。

二、持物行走训练

详见第三章第六节护理工作中的举止礼仪。

三、行走训练

抬头，挺胸，收腹，目视前方，避免背、腰、膝部弯曲，使全身成一直线。起步时重心在前，足尖前伸，步幅适中，双肩平衡自然摆动，直线前进。训练时，可配上节奏感较强的音乐，控制走路的速度、节拍，保持身体动作自然、协调。

行走训练方法：

1. **练习腰腿力量**　双手固定腰部，正步出脚，脚背绷直，踮脚行走。
2. **练习颈背挺直**　头顶书本，按上述要求，但不踮脚行走。
3. **修正脚步**　双脚内缘的落点力求在一条直线上。
4. **训练全身协调运动**　轻步行走，达到柔步无声。

音频：
考点：行姿

➢ **考点：**行姿。

第六节　坐 姿 训 练

一、基本坐姿训练

坐姿美是体现形体美的重要组成部分，也是个性、气质、风度、修养及健康的一种表征。良好的坐姿给人以自信、友好、成熟、稳重之感，同时对其保持健康也有好处。

1. **就座训练**　练习者保持站立的基本姿势，立于椅子前面，目视前方，面带微笑。左脚退后半步，女士右手捋裙（用右手沿臀向下整体裙子），坐下。女士坐椅面的 1/2 ~ 2/3，不可坐满椅，也不可坐 1/3，男士可坐椅面的 2/3 ~ 3/4。坐椅后，上半身要端直，女士双膝并拢，双手交叉于腹前，男士双膝可略分开一拳头的距离，双手分别置于左、右腿上或左、右扶手上，最后收回右脚，与左脚相并。

2. **起立姿势训练** 在就座姿势的基础上，练习者右脚向前移动半步，左脚蹬地起身，随即重心移至右脚，最后收回左脚，成规范的站立姿势。在整个过程中，注意重心的移动，始终保持上半身端直。

3. **正身侧坐姿势训练** 练习者标准坐姿，上半身向左侧身，保持端直，双脚向右斜伸出内收，双脚尖点地，脚尖要绷紧，右脚置于左脚掌处，力求使斜放后的腿部与地面呈45°。手的姿势不变，控制动作，双脚收回并拢，双脚垂直于地面，身体转正，然后换方向反复练习。

4. **双腿重叠就座姿势训练** 在标准坐姿的基础上，练习者左腿垂直于地面，右腿重叠于左腿上，右小腿向里收，紧贴左小腿，脚尖绷直。控制此动作，然后换右腿。反复练习，到熟练掌握为止。在练习过程中，手的姿势不变。

5. **单腿侧挂坐姿训练** 练习者按就座训练自入座后，身体向左侧身45°，右小腿左侧足尖点地，左腿稍稍提起，左脚挂在右脚踝关节处，双腿并拢。控制动作，然后放下左腿，右侧身成正坐姿势。换方向反复练习。

二、入座与离座训练

入座时，应转身背对座位坐下，距座位较远时，可将右脚后退半步，待腿触到座位边缘后，再轻轻坐下。

离座时，要注意礼仪序列，悄悄起身，由左侧离席。不要突然跳起，惊吓他人，也应注意不要弄出声响或把身边东西碰翻掉地。

三、凝视训练

护士与患者进行交谈及工作时同事间进行交谈时，可以用眼睛看着对话者面部的三角部分，这个三角以双眼线为底线，上顶角到前额。

四、微笑训练

在服务工作中，微笑有重要意义。微笑服务是一种美德，是热情待客的表现。

每天用几分钟的时间对着镜子练习，看镜子中的自己是否能坚持微笑。放一首欢快的乐曲，静坐，思想集中，感情投入，发自内心、自然而然地微笑。

第七节 交谈模拟训练

一、交谈模拟训练

设计一个模拟病区，让学生进行角色扮演，分别演示医生、患者、陪护、护士等角色，模拟设想各种场景，让学生在训练中学习言谈交流的技巧，学会怎样礼貌地善待患者，怎样轻松自如地与患者交流沟通，怎样融洽、友善地与同事往来相处等，学习做一名合格的现代文明护士。

二、坐姿交谈模拟训练

设计一个模拟招聘现场，让学生进行角色扮演，模拟及设想各种场景，让学生在训练中学习言谈交流的技巧，学会职场应聘礼仪，学会怎样轻松自如地与招聘人员交流及沟通。

三、站姿交谈模拟训练

设计一个模拟和领导、同事交谈的场景，让学生进行角色扮演，分别演示领导、护士长、医生、护士等角色，模拟及各种场景，让学生在训练中学习言谈交流的技巧，学会怎样轻松自如地与领导交流及沟通，怎样融洽、友善地与同事往来相处等。

自测题

一、选择题

1. 行走时双臂在身体两侧一前一后自然摆动，一般摆幅为（　　）

A. 5° ~ 10°　　B. 10° ~ 15°　　C. 15° ~ 20°
D. 25° ~ 30°　　E. 15° ~ 30°

2. 站立时，若双手垂握，一般位于（　　）

A. 腰部　　B. 上腹　　C. 中腹
D. 下腹　　E. 中腹部偏右侧

3. 下列哪个**不是**行注目礼的规范（　　）

A. 起身立正　　B. 挺胸抬头　　C. 面容庄重严肃
D. 衣帽穿戴整齐　　E. 不能染指甲

4. 坐姿端庄，不仅给人以文雅、稳重、冷静、沉着的感觉，而且也是展现自我气质良好的重要形式。因此**不应该**（　　）

A. 臀部占满座位，避免落空或摔倒
B. 双膝靠拢或微分开
C. 双脚并齐
D. 双手分别放在座位两侧的扶手上
E. 头要正、颈要直、肩要平

5. 站姿应自然、得体、优雅，否则有失庄重的仪表。下列哪种做法应**避免**（　　）

A. 挺胸、收腹，目视前方
B. 双手自然垂放或插在口袋中
C. 双手叠放或相握于腹部
D. 双脚与双腿并拢或展现“V”字形
E. 双脚与双腿并拢或展现“T”字形

二、简答题

1. 简述形体塑造的目的和意义。
2. 简述怎样矫正“0”型腿和“X”型腿。

三、案例分析

形体课上，张老师设计了一个模拟病区，让王红同学进行护士角色扮演，通过交谈训练言谈的技巧，怎样轻松自如地对女性老年患者进行口腔护理。

思考：如果你是王红，你如何与老人进行交谈？

（位汶军　崔亚敏）

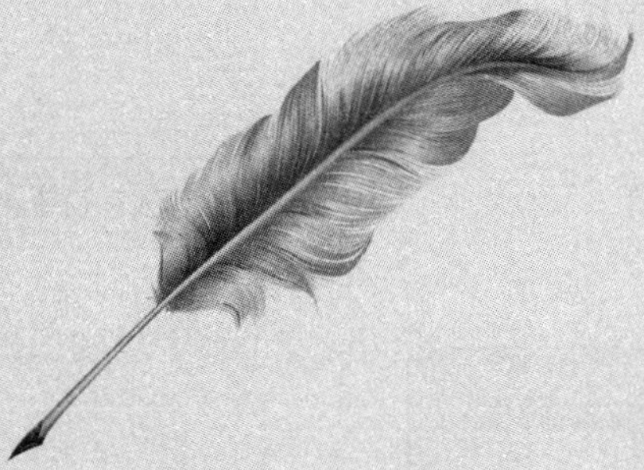

下篇 人际沟通

第七章

人际沟通课程

思政之光

思维导图

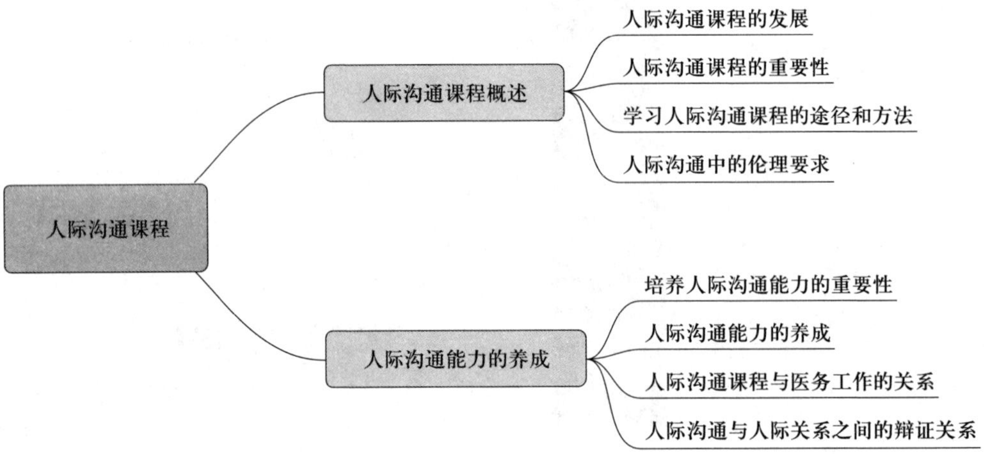

学习目标

1. 了解人际沟通课程的发展。
2. 理解人际沟通与人际关系之间的辩证关系。
3. 描述培养人际沟通能力的重要性。
4. 说出人际沟通课程的重要性，学习人际沟通课程的途径和方法。
5. 阐述人际沟通课程与医务工作的关系。
6. 学习与理解人际关系在中国的演化，提升医疗文化传播能力。

第一节　人际沟通课程概述

案例 7–1

一位高龄患者因脑出血昏迷被收治入院。3 位家属神色慌张地将其抬到护士站。值班护士很不高兴地说：“抬到病房去呀，难道你让他来当护士？”护士虽然不高兴，但还是带领家属将患者抬到了病房，并对患者家属说：“这里不许吸烟，陪伴不能睡病房里的空床……”此时，一位家属突然喊道：“你是不是想把我们都折磨死？”

思考： 1. 以上沟通障碍在沟通的哪一要素中出了问题？

2. 假如你是该护士，你会怎么和患者家属沟通？

在人才竞争日益激烈的知识经济时代，具备良好的人际关系及沟通能力是优秀护理人才在竞争中立于不败之地的关键。护理学科是以医学知识为基础的专业，又与社会人文学科密切相关，是直接与人打交道的综合性应用学科。了解人类社会实践中的人际关系和人际交往规律，熟悉人与人相处的原则和方法，对提高护士人际交往和沟通能力、增强护士的专业素质具有十分重要的意义。

一、人际沟通课程的发展

随着科学技术的高速发展和全球经济竞争的日益激烈，人们逐渐认识到，除了过硬的专业知识外，人际沟通技能已成为最重要的技能之一。因此，沟通技能受到人们越来越多的重视。

在国外，尤其是美国的大学，普遍重视沟通的教育，特别是20世纪70年代末及20世纪80年代初以后，99%的美国院校开设了沟通课程。同时，相关研究表明，沟通技能无论对什么职业或行业都至关重要，21世纪的合格人才更需要良好的沟通技能。

在我国，从20世纪80年代中期开始，普通大学开始开设人际沟通选修课程，20世纪90年代，中等职业学校开始重视沟通教育。目前，我国小学、中学、大学，越来越多的学校和专业开设了沟通课程，甚至MBA的课程中也开设有沟通课程。

医药卫生学校，因其学生未来的工作性质是服务于人，其岗位离不开与人打交道，更有必要开展沟通教育。只有懂得与人沟通，善于与人沟通，在实际工作中的医患沟通、医护沟通才能有效进行，才能获得事业的成功。

二、人际沟通课程的重要性

世界医学教育联合会著名的《福冈宣言》指出："所有医生必须学会交流和处理人际关系的技能。缺少这方面的技能应该看作与技术不够一样，是无能的表现。"医患沟通技能的培养是适应现代医学模式的需求以及高等医学教育改革的重要内容，医护人员必须掌握良好的沟通能力，提高人性化医疗服务水平，只有这样才能成为现代医学模式所要求的合格医务工作者。

（一）有利于改进医患关系

医患关系是医务工作中的重要关系。良好的人际沟通可以帮助医务工作者及时、准确地收集资料，评估病情，制定医疗、护理措施，及时向患者传递信息，取得患者的支持与理解，可以在与患者的相互理解中妥善解决各种矛盾，并在医患之间建立良好的人际关系。

（二）有利于促进医患双方的身心健康

生物–心理–社会医学模式告诉我们，影响人类健康和引起疾病的不仅是生物致病因素，还与人的心理因素和社会因素有着十分密切的关系。如果一个人整天工作和生活在一个关系紧张、心理压抑的环境中，在一定条件下就可能导致心身疾病，如常见的高血压、溃疡病、神经衰弱等。医务工作者与患者通过沟通，建立良好、协调的人际关系，在情感、思想、认识等方面互相交流，性格上互相影响，行为上互相作用，可以使人们心情舒畅、自信心增强、工作热情增加，产生安全感，有利于医患双方的身心健康。

（三）有利于营造和谐的工作环境

医患之间通过沟通，建立起相互理解、相互信任、相互支持、相互关心的良好氛围，在这种良好的心理氛围中，医护人员能得到心理满足，可以营造和谐的工作环境。医护人员将这种心理满足应用到为患者治疗、护理等方面，使患者得到更大的满足，从而解除由疾病带来的焦虑、恐惧、紧张等消极心理情绪，增强战胜疾病的信心。

（四）有利于提高工作效率

人际关系对医务人员的情绪和心境都有较大的影响，协调、和谐的人际关系有利于提高医务人员的工作效率。医务工作者通过人际沟通，形成和谐、融洽、友爱、团结的工作氛围，有利于减轻工作压力和缓解紧张情绪。如果医务人员彼此之间有矛盾、猜忌、冲突，且缺乏协作精神，必然会影响护理质量，降低工作效率，医患之间彼此理解、互相关心，就可能增强医务人员工作的主动性，减少不必要的医患纠纷。

下载资源：
知识拓展：人际沟通的详细过程

三、学习人际沟通课程的途径和方法

护士良好的人际沟通技能并非生来就有，而是靠崇高的理想和坚强的意志，在实践中刻苦磨炼，逐渐发展和培养起来的。

（一）树立献身护理事业的崇高理想

要想成为一名优秀的护士、具有良好的人际沟通能力，就必须首先树立起热爱护理事业，并为护理事业献身的崇高理想。

1. 树立献身护理事业的崇高理想，才能理解护理工作的价值和意义，才能懂得为什么工作和应当怎样工作，从而为实现自己的理想而主动、自觉地加强良好的沟通技能的培养。

2. 树立献身护理事业的崇高理想，才能真正爱护并尊重自己的工作对象，以解除患者痛苦为己任，想患者之所想，急患者之所急，痛患者之所痛。基于这种高尚的道德情操，就会自觉地注意使自己的工作更好地适应患者的需要。

3. 树立献身护理事业的崇高理想，才能对做好护理工作产生浓厚的兴趣。不但能愉快、积极地工作，还能孜孜不倦地探索研究，乐于发现问题、改进工作，力求把工作做得精益求精。

（二）增强自身素质

1. 思想素质

（1）思想品德：是指人品、德行，正确的人生观、价值观。以追求人类健康幸福为己任，全心全意为人民服务，是护理高尚思想品德的集中体现。护士要实现自己的人生理想，无愧于白衣天使的美誉，必须以积极的人生态度对待工作和生活，崇尚真、善、美，正确认识护理工作的价值和意义，热爱护理专业，做不唯利是图，脱离低级趣味，有益于人民的人。

（2）人格情操：护理工作维系着人民的健康生存与千家万户的幸福。因此，现代护士的理想人格情操应是：①有自尊、自重、自强不息的奋斗精神。②为追求护理学科的进步而勤奋学习，刻苦钻研业务。③对保障人类健康有高度的社会责任感和爱护生命的纯朴情怀。④自知，自爱，正视自己在能力、品质、行为方面存在的弱点，力求不断自我完善。以人格的力量敬业，在奉献中提高自己的精神境界。

2. 文化、业务素质　业务素质受文化水平的制约。因此，良好的业务素质必须有一个合理的知识结构来支持。

（1）基础文化知识：掌握相应的文化知识是深入理解医学、护理学理论的必备条件。

（2）人文及社会科学知识：护理工作的对象是人，护士必须学会尊重人、理解人，进而才会真诚地关心人、体谅人。因而，护士要懂得爱、懂得美、懂得社会道德规范，有与人交流思想的技能。学习心理学、伦理学、哲学、美学等人文及社会科学知识，对培养观察力、欣赏力、鉴别能力、思维和表达能力尤为重要。

（3）医学、护理学理论：护理专业所设置的解剖、生理等医学基础课程，内科学、外科学等临床医学课程，基础护理、专科护理等护理专业理论课程，是从事护理专业工作的理论基础。切实理解、掌握这些知识是护士运用医学知识解决临床护理问题的重要理论依据。

3. 心理素质　健康心理是健康行为的内在驱动力。护士良好的心理素质表现在应以积极、有效的心理活动，平稳的、正常的心理状态去适应和满足护理事业对自己的要求。

（1）有谋求事业成功的最大乐趣：只有乐于为解除患者疾苦做出奉献的护士，才会有热爱生命、尊重患者的美德，才会以强烈的求知欲去学习、钻研业务技术，探求护理规律，不断提高自己的工作能力和业务技术水平。

（2）有正确的从业动机：护理工作是高尚而平凡的职业劳动，要能不为名利所诱惑，不受世俗偏见干扰，就必须不断调适自己的心理状态，端正从业动机，以服从事业的需要和社会的需要，使热爱护理工作的事业心更具有稳定性、专一性和持久性。

（3）有坚强的意志：护理服务对象的特殊性和职业生活的特殊性，需要护士具有百折不挠的意志力，高度的自觉性，坚韧的耐受力，坚持正确的行为准则，严谨认真，正直无邪，以高尚的人格忠实地维护患者的利益。

（4）有美好的情感：知识、技术、情感的综合应用是护理专业的特色之一。护士情感的核心是“爱”，对生命的爱心和对事业的热爱而铸就的美好、细腻的情感是与患者进行有效沟通，实施护理使命的心理基础。

（5）要优化自己的性格：性格反映了一个人的风格和行为习惯。待人热情诚恳，宽容豁达；对工作一丝不苟，认真负责。有灵敏的思维，稳定的情绪，活泼开朗的个性，稳重冷静的处事态度，是护士的性格特色。优化自己的性格，不仅能给患者以温馨和信任，且能产生良好的沟通效应。

4. **技能素质**　娴熟的技术是做好护理工作、满足患者需要的重要条件。基础护理学所教的护理技术都是护士应该掌握的基本功。而娴熟的技术应深刻理解技术操作的原理、目的，操作正规，手法熟练、准确，才不致增加患者的痛苦。

（1）要有应急能力：在患者病情剧变的情况下，护士应有细致入微的观察力，分析、判断能力，熟练的技能技巧，沉着果断地进行救护。练就急救技术是护士技能的重要组成部分，是使患者化险为夷的重要保证。

（2）要有获取信息、交流信息的能力：护士时刻在与工作信息、知识信息打交道，必须学会搜集、提取、存贮信息的方法，这些方法包括观察、阅读、检索、记录等，并能以口述、文字表达等方式交流信息，以便不断提高知识水平和工作能力。

（3）要有协调、管理能力：护理工作涉及面广，繁杂多样，继承性、服务性强，因此，学会周密计划、疏通协调的工作方法是保证工作质量和提高工作效率的保障。

（三）学习有关的理论知识

为了培养良好的沟通能力，必须学习有关的理论知识。只有掌握护理人际关系的形成和发展变化规律，才能更快、更好地培养起良好的沟通技能。所以，护士除了学习、沟通理论外，还应当学习社会学、伦理学和医务道德修养等有关知识。

（四）加强实践锻炼

为了培养良好的沟通技能，最关键的是在实践中加强锻炼。为了在实践中取得更好的效果，应注意如下两点：

第一，实践一定要自觉。这是指在实践中要有意识地培养与人交往的能力，即把实践视为培养、锻炼沟通技巧的好机会和好场所。不然，终日忙忙碌碌，心中无数，即使参加了实践，进步也不快。

第二，要在实践中不断进行评价。评价内容包括自我评价，与过去比，以了解自己的进步程度；与同事、同学比，学人之长，避人之短；与患者及其家属的意见比，巩固成绩，克服不足。

知识链接

人际沟通的最高境界——默契

有这样一个电视节目：两对夫妻进行厨艺比赛。其中一对夫妻比较年轻，新婚不久；另一对夫妻年长一些，结婚多年。在厨艺比赛进行的过程中，年轻的小夫妻相互商议着如何根据现有的材料做出一道菜，其中有欢声笑语，也有争执讨论。年长的夫妻似乎并没有太多的交流，男的去切墩儿，女的就去掌勺；男的去看火，女的就准备下菜；安安静静也做出了一道菜。

沟通的最高境界似乎是一切都已经沟通完毕，无需任何的语言甚至动作，就可以知道对方是什么感受，将要做什么，怎么做，自己该如何配合。可谓“此时无声胜有声，心有灵犀一点通”，甚至是“心有灵犀没点就通”。

何以达到人际沟通的这种最高境界？其前提是感情的融合和价值观的认同。

四、人际沟通中的伦理要求

任何人际交往都是在一定社会条件下的交往，其实质就是一种社会关系。它不能是随心所欲、混乱无序的，必须遵循一定的伦理道德规范，受到必要的控制、约束和调节。护理人际关系也不例外。从南丁格尔时代起直到现代，各国和国际护理组织都对护士的行为准则进行过多次规范。从护理人际关系的交往与沟通过程来考察，护理人际关系最基本的伦理道德原则包括以下几个方面。

（一）同情体贴，热情负责

对人同情体贴，热情负责，体现了社会主义的人道主义原则，体现了护理工作者全心全意为人民服务的精神。在社会主义社会里，人与人之间在政治上是平等的关系。这种关系表现在医疗护理工作中，犹如白求恩所说，伤病员比你的父兄还要亲，因为他们是你的同志。护士为了患者的健康，必须对患者有深切的同情心，这种同情与怜悯、仁慈是不同的，它不是个人的恩赐，而是护士应尽的义务和职责。

（二）尊重人格，平等待人

尊重人格是每个公民必须遵循的行为准则之一。护士在与服务对象进行人际交往时，必须尊重对方的人格，不论患者的职务高低、年龄大小、病情轻重、容貌美丑、关系亲疏、经济贫富，都应一视同仁，平等待人。切忌以貌取人，以贵贱分高低。对某些患者关怀备至，对另一些患者冷若冰霜，这样有悖于护理人际关系最基本的伦理道德原则。

（三）诚实谦让，文明礼貌

文明礼貌待人，给人以美的享受。诚实谦让的交往能增进人们相互之间的信任与团结友爱。护士在荣誉面前应取谦让态度，不嫉贤妒能；对他人的批评能虚心、诚恳接受，宽宏大度，善于与同事合作；在患者面前，不因个人心情不佳而迁怒他人，要善于控制自己的情绪，既不忧形于色，也不欣喜无度。对同事、对患者始终诚实谦让，礼貌热情，举止端庄，言语文明。

（四）竭诚服务，不谋私利

全心全意为人民服务，就要忠于职守，做好本职工作。在医疗护理实践中，一切从患者的利益出发是护理工作的基本原则。在个人利益与患者利益发生冲突时，以患者利益为重，必要时牺牲个人利益。要树立辛苦我一个，幸福千万人的崇高风尚。

（五）实事求是，不弄虚作假

实事求是是科学态度的体现。护理学是一门科学性、应用性很强的学科。护士的工作能否做到实事求是，不仅关系到护理科学的发展，而且直接影响着护理人际关系，影响患者的生命安危。因此，对护理工作中的每一项检查、操作，必须严肃认真、一丝不苟，在任何情况下都不能弄虚作假。对于护理工作中的失误或差错事故，不隐瞒、不推卸责任，做到如实报告、及时纠正，勇于从失败或失误中总结经验和教训，树立严谨的科学态度和审慎的工作作风。

（六）恪守信誉，保守秘密

患者有什么心愿和要求，常常会向医护人员和盘托出，期望能得到理解和帮助，解除病痛。护士必须恪守对患者的承诺（如对患者隐私的保密），才能得到患者的信赖，才有利于护患之间的进一步交往。

下载资源：

考点：学习人际沟通课程的途径和方法

➤ **考点：**学习人际沟通课程的途径和方法。

第二节　人际沟通能力的养成

一、培养人际沟通能力的重要性

（一）有利于创造良好的工作环境

医、护、患之间相互理解，信任，关心，爱护和友好，可以形成良好的工作氛围。这种心理气氛能使医护人员合理的心理需要得到程度不同的满足，从而产生心情舒畅、愉快的积极情绪，激发护士对生活、工作的极大热情，能使患者在治疗、护理、康复的需求上得到最大的满足，解除或转移紧张、忧虑、焦急、烦闷、恐惧等消极心理，增强信赖、安全、康复的信心，使医、护、患整个群体保持一种稳定、团结、融洽的良好状态。

（二）有助于提高护理工作的效率

护士在生活和工作中同心同德、互相帮助、互相学习，会大大提高工作的效率。如果护士之间冷漠相对，互相猜忌提防，没有协作精神，必然耗费大量的精力去应付那些不必要的、人为的、毫无价值的琐碎的事情，必然影响到护理工作的质量和降低工作效率。

（三）有助于护士的自我认识，陶冶情操和发挥才能

人与人的交流与沟通是情感上互相交流、行为上互相作用、性格上互相影响的过程，人在观察自己与他人的相互作用中了解自己，获得对自我评价有参考价值的信息。广泛、正常人际交流可以使护士丰富和发展自己的良好个性，满足自己的精神心理需要，对促进自己的求知欲望、更新知识、变革陈旧观念、改进思维方式等都是极为重要的。

（四）有利于收集患者资料，为确定护理目标、制定护理计划、评价护理效果提供可靠依据

（五）有利于增进患者对医护人员及医疗护理工作的理解、信任和支持，提高患者对护理工作的满意度

（六）有利于适应医学模式的转变

传统的医学模式对于疾病和健康的认识只限于从局部和单纯的生物因素去考虑，而忽视了人的心理及社会因素的重要影响，因而具有很大的局限性。随着社会发展和医学科技的进步，人们逐渐认识到，人类健康和疾病不仅受生物因素的影响，而且与人的心理因素及社会因素具有十分密切的关系。于是，传统的生物医学模式被生物－心理－社会医学模式所取代。建立良好的护理人际关系，要求护士从整体上为患者服务，主动关心和了解患者的需求，熟悉和掌握患者的心理活动，并积极进行沟通和疏导，这无疑会促进患者的康复，有利于适应医学模式的转变。

知识链接

关于沟通的名言名句

1. 与人交谈一次，往往比多年闭门劳作更能启发心智。思想必定是在与人交往中产生，而在孤独中进行加工和表达。——列夫·托尔斯泰

2. 将自己的热忱与经验融入谈话中是打动人的速简方法，也是必然要件。如果你对自己的话不感兴趣，怎能期望他人感动。——戴尔·卡内基

3. 一个人必须知道该说什么，一个人必须知道什么时候说，一个人必须知道对谁说，一个人必须知道怎么说。——现代管理之父德鲁克

4. 最理想的朋友，是气质上互相倾慕，心灵上互相沟通，世界观上互相合拍，事业上目标一致的人。——周汉晖

二、人际沟通能力的养成

（一）具有高尚的职业道德

护士的职业道德是护士进行人际交往的行为准则。遵循这些准则，就能协调彼此间的关系，解决护患交往中出现的各种问题。高尚的职业道德包括对患者具有高度责任心。护理工作是与生命息息相关的工作，护理人员必须具有高度的责任心，否则，无论操作技术多么熟练，说话态度多么热情，都不可能赢得患者的信任。高尚的职业道德还包括爱心和同情心，只有将这些高尚的职业道德融入到我们的职业行为中，才能赢得患者的信赖，从而进行有效的沟通。

（二）摄取广博的相关知识

一个人的沟通能力是在正确的理念指导下，在长期的社会实践中发展和形成的。要培养和提高沟通能力，就必须加强人文知识的学习和沟通能力的训练。培养沟通能力必须具有良好的人文素质，这也是全面素质培养的要求，如学习一些美学、礼仪、哲学等相关知识，为培养和提高护患沟通能力奠定人文底蕴。

（三）在实践中锻炼提高

护理教育的目的是培养素质高、能力强的护理人才，而人的能力只能在实践中才能逐步产生、发展和完善。护士可以通过反复练习护理实训中的内容，在见习、实习中真实感受及沟通等方式，既提高人际沟通能力，又锻炼和解决实际问题和提高运用专业知识的能力。

（四）遵循沟通原则

提高沟通能力应遵循沟通的基本原则，掌握临床护理工作中的常用沟通技巧，善于倾听患者谈话，注意语言的科学性和艺术性，善于应用非语言行为等。娴熟的沟通技巧对建立良好的护患关系起着事半功倍的作用。既要注意疏导及控制自己的不良情绪，又要说得体话。得体的语言就像汽车的润滑剂，能够减少人与人之间的摩擦。不得当的语言，有时尽管是无意的，也可能造成严重的后果。

三、人际沟通课程与医务工作的关系

人际沟通在护理工作中具有至关重要的作用。无论是护患关系的建立，还是医护关系、护际关系的发展，均依赖于有效的人际沟通。人际沟通在护理工作中的主要作用包括连接作用、精神作用和调节作用。

（一）连接作用

沟通是人与人之间情感连接的主要桥梁，在建立和维持人际关系中具有重要作用。在护理

工作中，沟通同样是护士与医务工作者、患者之间情感连接的主要纽带。在临床护理实践中，护患关系与护患沟通的频率常常成正比，即交往机会越多，关系越融洽。护患沟通主要包括信息交往、情感交往和行为交往3个方面，而护患双方缺乏信息和情感的交流是影响护患关系的主要因素。所以，护患之间交往的时间、内容、频率等都是护患沟通是否有效的重要因素。此外，在运用护理程序进行整体护理时，无论是收集患者资料、确定护理诊断、制定护理计划、落实护理措施、进行护理评价等，都需要有良好的沟通技巧，才能取得患者的配合。同时，良好的沟通技巧也是护士与其他医务工作者顺利开展工作的基础。

（二）精神作用

沟通可以加深积极的情感体验，减弱消极的情感体验。通过沟通，患者之间可以相互诉说各自的喜怒哀乐，从而增进彼此之间的情感交流，增进亲密感；通过沟通，患者可以向医护人员倾诉，以保持心理平衡，促进身心健康。有研究表明，许多疾病，包括引发人类死亡的许多疾病，如心脑血管疾病、癌症等，都与长期沟通不畅引起的情绪不良有关。

（三）调节作用

通过提供信息，沟通可增进人们之间的理解，调控人们的行为。护理人员通过与服务对象有效沟通，可帮助护理对象掌握相关的健康知识，正确对待健康问题，建立健康的生活方式和遵医行为。

人际沟通还可以调节情绪、增进团结，有利于协调人们之间的行为。人际关系建立后，如果缺乏必要的沟通，就会产生隔阂、发生误会，甚至会使已经建立起来的关系中断或恶化。相反，适当的沟通可以协调和改善人际关系，并使之朝着健康的方向发展。如医院要保持良好的医疗护理环境，就必须制定一定的规章制度和行为标准，这些制度和标准的实施需要通过人际沟通的过程来实现，即护士通过沟通将信息传递给每个护理对象，促使其行为符合医院的制度和标准；护士通过沟通传播健康的社会知识，促使人们的社会行为规范化，形成良好的社会心理氛围。

四、人际沟通与人际关系之间的辩证关系

人际关系与人际沟通既有密切联系，又有一定的区别。

第一，建立和发展人际关系是交往与沟通的最直接的目的和结果。人际关系是在人际沟通的过程中形成和发展起来的，任何性质、任何类型的人际关系的形成都是人与人之间相互沟通的结果。有了良好的人际关系，然后才能进一步实现其他目的。护士要帮助患者消除心理障碍，实现护理目标，就应与患者建立并保持良好的人际关系；护士要与医生合作解决患者的健康问题，也要先与医生建立和保持良好的合作关系。

第二，良好的人际关系是顺利交往与沟通的基础和条件。人际交往沟通一般在两个层面展开：内容层面和关系层面。内容是指沟通中所传递的信息的实质性含义；关系是指沟通各方在沟通中所处的地位和联系方式。在沟通中，如果各方所处的地位恰当，联系方式得体，那么，沟通各方的关系可以处于和谐、有效的良好状态中，内容沟通可以顺利展开。如果在沟通中各方地位不当、联系方式不得体，则人际关系将处于紧张和不和谐的状态，内容沟通将产生障碍，甚至无法进行。

第三，人际沟通与人际关系的研究有不同的侧重点。人际沟通重点研究的是人与人之间联系的形式和程序，人际关系则重点研究人与人在沟通基础上形成的心理关系。在具体护理实践中，良好的人际沟通能力和人际协作能力对于完成护理目标是十分重要的。

音频：
考点：培养人际沟通能力的重要性

➢ **考点：**培养人际沟通能力的重要性。

自测题

一、选择题

1. 人际沟通的意义不包括下列选项中的哪一项（　　）
   A. 沟通信息　　B. 有助于心理健康
   C. 有利于自我认识的提高　　D. 改变知识结构及态度
   E. 证实信息
2. 下面哪一项不是护理人际沟通的特征（　　）
   A. 沟通过程的互动性　　B. 沟通效果的情境性
   C. 信息流向的单一性　　D. 沟通手段的多样性
   E. 沟通发生的客观性
3. 下列哪一项不是护理人际沟通的功能范畴（　　）
   A. 满足个体身心需要　　B. 建立和协调人际关系
   C. 自我认知功能　　D. 有助于正确决策
   E. 获得经济利益
4. 在下列选项中，人际沟通在护理工作中具有哪一项作用（　　）
   A. 连接作用　　B. 激励作用　　C. 约束作用
   D. 奖励作用　　E. 惩罚作用
5. 下列哪一项不是提高护理人际沟通能力的有效途径（　　）
   A. 具有高尚的职业道德　　B. 提高护理技术操作水平
   C. 摄取广博的相关知识　　D. 在实践中锻炼提高
   E. 遵循沟通原则

二、简答题

1. 简述学习人际沟通课程的重要性。
2. 简述你打算如何学好人际沟通课程。

三、案例题

患者，女性，32 岁。在得知自己被确诊为乳腺癌早期时，禁不住躺倒在床上失声痛哭，这时护士问："你现在觉得怎么样？"此患者一直低头不语，不愿意和护士沟通。之后的几天内，患者情绪很低落，常为一些小事伤心哭泣。

思考：当患者因沮丧而哭泣时，你会如何与患者沟通？

（谭　庆）

第八章
人际关系

思政之光

思维导图

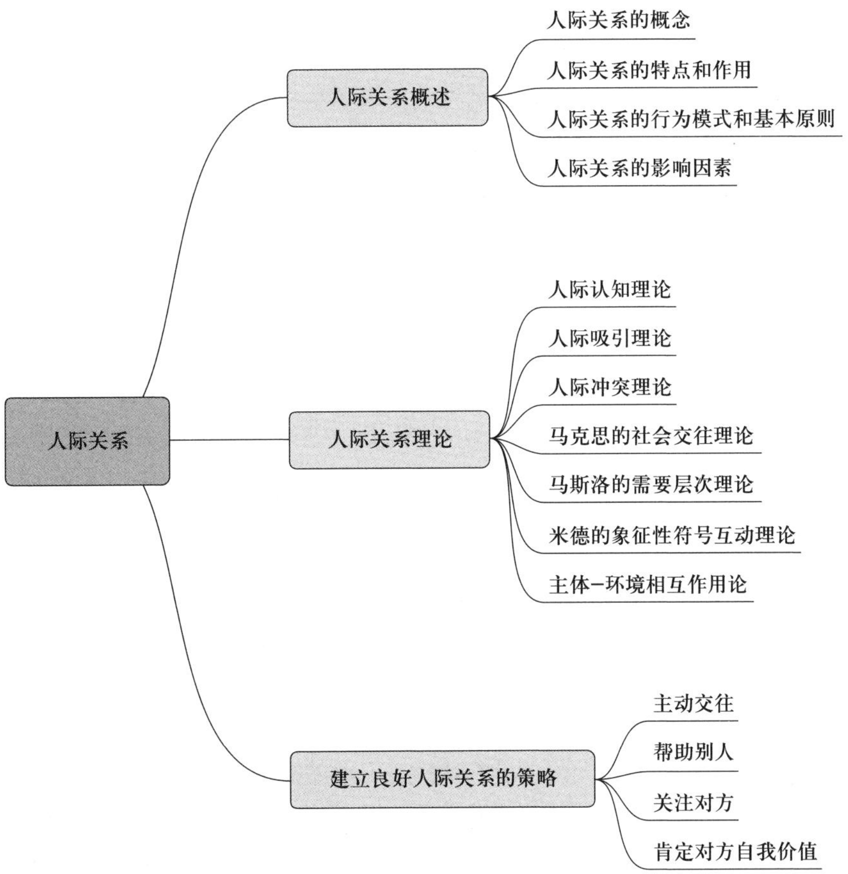

学习目标

1. 掌握建立良好人际关系的策略。
2. 熟悉人际关系行为模式及影响因素。
3. 了解人际关系的概念、特点与作用，人际关系的基本理论。
4. 能正确运用建立良好人际关系的策略，营造和谐的医患关系。
5. 培养尊重、宽容、诚信的良好品格，形成和谐的人际氛围。

第一节　人际关系概述

案例 8–1

年轻护士小孟刚到某医院时，不知如何与医院同事展开交流，同时也嫌这所医院太小、地点太偏，总不能安心工作，工作起来比较马虎，服务态度也较差，同事与患者对她的印象都不好，人际关系变得紧张起来。她还经常被患者投诉，大家也给她提了不少意见，她很苦恼。科室护士长及时与她耐心交谈，查找工作中的不足，使她认识到护理工作不仅要严谨求实，还要虚心向同事们学习，同时还要热情为患者服务，只有这样，才能形成和谐的人际关系，从而更好地开展工作。从那以后，她的表现有了很大的变化，不仅工作认真负责，而且对患者热情关心，主动了解患者的身体状况和健康需求，还虚心向同事们求教，整个人都变得非常积极。对于小孟的变化，同事们都看在眼里，过去对她的那些不良印象也逐渐变成了一致的好评。小孟现在干劲十足，充满动力。

思考：1. 引发小孟态度转变的原因是什么？

2. 人际关系对人的行为有哪些影响？

古希腊哲学家亚里士多德曾说："一个生活在社会之中、同人不发生关系的人，不是动物就是神"。在现实社会里，我们每一个人都生活在各种关系之中，人与人之间相互联系、相互影响、相互作用，各种关系相互交织、纷繁复杂。作为一名护理人员，我们不仅要学习如何正确处理一般的人际关系问题，更重要的是要将人际关系学的知识应用到护理工作中，共同创造和谐的工作环境，保障服务对象的健康，努力提高医疗护理工作质量。

一、人际关系的概念

人际关系（interpersonal relationship）作为一个专有名词是在 20 世纪初由美国人事管理协会最先提出的。1913 年，美国第一个协调人际关系的组织提出了自己的工作就是要解决职工的人际关系问题。1918 年，人际关系一词被正式采用。作为一个较为复杂的社会现象，不同的学科对人际关系有不同的理解。社会学家认为，人际关系是社会关系中人们直接交往的社会关系；社会心理学家认为，人际关系是人与人之间心理上的关系，表示心理距离的远近；行为科学家则认为，人际关系是人与人之间的行为关系，体现人们社会交往及联系的状况。

人际关系有广义与狭义之分。从广义角度看，人际关系是指人与人之间的关系，包括社会中所有人与人之间的关系以及人与人之间关系的所有方面；从狭义角度看，人际关系是在社会实践中个体为了满足自身的发展及生存的需要，通过一定的交往媒介与他人建立及发展起来的、以心理关系为主的一种显在的社会关系。

二、人际关系的特点和作用

（一）人际关系的特点

1. 人际关系的互动性　人际关系的互动性主要表现为个人性、直接性及情感性 3 个方面。

（1）个人性：是人际关系与社会关系本质区别之所在。人际关系的本质表现在具体个人的交往互动过程中。在人际关系中，教师与学生、上级与下级等社会角色的因素则退居次要地位，而对方是否为自己所喜欢或乐意接受的对象成了重要的问题。

（2）直接性：表示人际关系是人们在直接的，甚至是在面对面的交往过程中所形成的一种关系，关系中的人能切实感受到它的存在。

（3）情感性：情感色彩是人际关系的另一主要特征。不同的人际关系会引起不同的情感体验，而这种情感性表现为人们互相接近或吸引的联合情感及相互排斥或反对的分离情感。

2. 人际关系的心理性 人际关系是人与人之间的心理距离状态，而这种心理距离状态是由社会需要的满足程度所决定的。人际关系的好坏一般用心理距离（psychological distance）来衡量。人际关系反映个体或团体寻求社会需要满足的心理状态，其变化及发展决定于人际互动的双方社会需要满足的程度。如果双方在交往过程中都获得了各自的社会需要的满足，相互之间才能发生并保持友好或亲密的心理关系；反之，会产生人与人之间的疏远或敌对。

3. 人际关系的明确性 人在自己的生命过程中要结成许多不同的人际关系。从纵向来看，人一出生就会自然构成母子、父子等血缘关系；上学后就会形成同学、师生关系；工作后会形成上级、下级、同事等关系；到婚嫁年龄，会形成恋爱、夫妻等关系。如此类推，人的关系可能会永远延续下去。从横向看，每个人在同一时期，可能同时扮演着多种角色，同时处于多种人际关系中。虽然人际关系多种多样，但每一种人际关系相互之间的关系是明确的，如果相互之间的关系不明确，就无法发展健康的人际关系。

4. 人际关系的渐进性 社会心理学家研究证明，人际关系的发展需要经过一系列有规律的阶段或顺序，如果人们之间的关系没有按照预期的顺序发展，就会引起其中一个或多个当事人的恐慌不安，从而阻碍人际关系。如护理人员初次与患者接触就询问患者的许多个人问题，可能会引起患者的不安甚至反感。因此，在人际交往中，必须遵循循序渐进的原则，不能急于求成。如果完全从自己的主观愿望出发，导致一些突然超前或突然终止的反常行为，就会破坏人际关系的规律。

5. 人际关系的多面性 由于社会生活受多方面因素的影响，人的思维、情感及需要不可能是单方面的，而具有多面性、多层次的特点。由于每个人的文化背景、生活经历、知识结构、性格、需要等多方面的因素不同，必然会表现出个性、心理及行为上的多面性。同时，有些人际关系状况不纯粹是参与者两个人的因素，可能会涉及第三者、第四者或者更多的因素。

6. 人际关系的动态性 人际关系不是一成不变的，它同人的生命发展过程相似。一个人从出生起，要经过婴幼儿、少年、青年、中年、老年等生命阶段的发展过程。在此期间，无论是人，还是人际关系，都不可能停滞不前。相反，由于人在发生变化，人际关系也会随之发生变化。人际关系的变化可能会表现为性质、形态、交往模式等的变化。

7. 人际关系的复杂性 人际关系的多面性及动态性导致了人际关系的复杂性。人是由自然属性及社会属性组成的统一体。复杂的生理、心理及社会因素导致了个人的复杂性，而由两个以上的人所组成的人际关系将更加复杂，人际关系的复杂性表现为交往动机、交往心理、交往方式等多个方面。一般对人际关系投入的思考越多，相互之间关系的内涵越丰富，也越复杂。人际关系的复杂性也体现在其社会性上，人际关系是社会交往的联结点，各种人际关系可能存在于一个复杂的社会背景中，关系中的每一个人会以自己不同的社会背景体验人际关系。

知识链接

刺猬法则

所谓“刺猬法则”是说为了研究刺猬在寒冷冬天的生活习性，生物学家做了一个实验，把10几只刺猬放到户外的空地上。这些刺猬被冻得浑身发抖。为了取暖，它们只好紧紧地靠在一起，而相互靠拢后，又因为忍受不了彼此身上的长刺，很快就又各自分开了。可天气实在太冷了，它们又靠在一起取暖。然而，靠在一起时的刺痛使它们不得不再度分开。挨得太近，身上会被刺痛；离得太远，又冻得难受。就这样反反复复地分了又聚，聚了又分，不断地在受冻与受刺痛之间挣扎。最后，刺猬们终于找到了一个适中的距离，既可以相互取暖，又不致被彼此刺伤。这也恰好说明了人际关系中的心理距离效应。

（二）人际关系的作用

1. 满足个体需要，增进全面健康　任何个体都离不开与他人的交往。良好的人际关系是一个人心理正常发展、个性保持健康和生活幸福的重要条件之一。人们在相互交往中，不断认识自己、了解自己，健全自我意识，树立自信、自强的精神状态，增强良好的自我感觉，通过自我调节，消除个人孤独、空虚的情绪，保持愉快的心情，增强安全感，满足身心需要，增进身心健康。在相互交往中，帮助个人逐步克服不良的行为习惯，增加个人的社会知识，增进彼此友谊，增强集体意识和团队精神，从而促进人的全面发展和整体健康。有调查显示，人类的心理适应最主要的是对人际关系的适应。社会交往的多少以及人际关系是否和谐，与人的寿命长短成正比。一个心理健康的人能够从容应对突如其来的各种变故。

2. 有效传递信息，促进相互了解　人们在相互交往过程中需要不断地与他人沟通，传递知识文化、思想和情感，保证信息能够准确、及时地传递给每一位成员。有资料表明，一个事业上、生活中的成功者，往往是善于沟通、勤于交流的人。通过有效的沟通和交流，彼此认识、了解、展现自我、相互正确评价，从而相互吸引，建立和协调良好的人际关系。

3. 创造和谐环境，提高工作效率　良好的人际关系有助于创造和谐、融洽、团结友爱的群体氛围，有助于增进团队合作，发挥群体效能。工作中互相帮助，充满温情与关爱，使人们工作时心情舒畅，避免相互矛盾和摩擦，有利于达到最佳的工作状态，从而最大限度地发挥每一位成员的能力和潜力，提高工作效率。

知识链接

成功的第一要素

心理学家克林格做了一个广泛的调查，结果发现，良好的人际关系对于生活的幸福具有重要意义。当人们被问到“什么使你的生活富有意义”的时候，几乎所有的人都回答“亲密的人际关系是首要的”。

美国著名心理学家拿破仑·希尔经过 20 年的不断努力，对包括福特、罗斯福、洛克泰勒等著名人士在内的 500 多位成功者进行了深入的研究。结果：成功 = 人际关系（75%）+ 业务能力（20%）+ 机遇（5%）。由此可见，良好的人际关系是成功的第一要素。

三、人际关系的行为模式和基本原则

（一）人际关系的行为模式

社会心理学家舒茨（W.Schutz，1958）提出了人际需要三维理论，这一理论分为两个方面。首先，他提出了 3 种基本的人际需要。其次，他根据 3 种基本的人际需要以及个体在表现这 3 种基本人际需要时的主动性和被动性，将人的社会行为划分为 6 种人际关系行为倾向。

1. 3 种基本的人际需要　舒茨认为，每一个个体在人际互动过程中都有 3 种基本的需要，即包容需要、支配需要和情感需要。这 3 种基本的人际需要决定了个体在人际交往中所采用的行为以及如何描述、解释和预测他人行为。3 种基本需要的形成与个体的早期成长经验密切相关。

（1）包容（tolerance）的需要：具有这种需要的人希望与别人交往，与别人建立和维持和谐的人际关系。基于这种动机所形成的人际反应特质表现为交往、沟通、相属、出席、参与、随同等，与此动机相反的人际反应特质则为排斥、对立、疏远、回避、孤立等。一般来说，在个人成长的不同阶段，在不同的工作岗位上，都有被自己称为朋友的人，都有交往的欲求，只是欲求的性质与目的不同，交往维持的时间也不尽相同。

（2）控制（control）的需要：具有这种需要的人，希望通过权力或权威，与他人建立、维持良好的关系。出于这种动机所形成的人际反应特质表现为使用权力、权威、威信，以便影响、支配、控制、领导他人，与此动机相反的人际反应特质则是反抗权威或追随他人、受人支配、模仿他人等。控制的需要是每个社会成员所共有的，并非身居高位的人所独有，它是社会成员相互交往的特点之一。从儿童的游戏活动到家庭生活，从生产活动到政治活动，都表现出控制的需要。

（3）情感（emotion）的需要：具有这种需要的人，希望在情感方面与他人建立并维持良好的关系，由此而形成的人际反应特质表现为同情、热爱、热情、亲密、友善等，与此相反的人际反应特质是憎恨、疏远、冷漠、厌恶、仇视等。人的这种情感的需要在其心理发展过程中自始至终存在，只是在不同的年龄阶段，需要有不同的爱。幼儿需要母爱，青年需要性爱等。

应该指出，与上述各种需要相反的人并非绝对地拒绝对立的需要。例如与包容需要相反的人，并非愿意完全回避和排斥一切人，而只是相对的反向，或在需要强度上比别人弱一些。当然，对于复杂的人际反应特质做如上概括不免过于简单，但这种概括对于护理工作者测定、调控群体中人际关系的适应性是极有意义的，它还有助于个体提高社会交往的质量，改善人际关系。

2. 6 种基本的人际行为倾向 上述 3 种基本的人际需要都可以转化为行为动机，使个体产生行为倾向，而个体表现 3 种基本人际需要时又分为主动的和被动的两种情况，于是个体的人际行为倾向就可以被分为 6 种（表 8-1）。

舒茨同时指出，一个包容动机很强，同时行为又主动的人，必然是一个外倾性格的人，他喜欢与人交往，热情参加各种活动。如果他同时又是一个情感动机很强的人，不仅喜欢与别人交往，而且还很关心别人，同情、爱护别人，自然会受到大家的爱戴。

表 8-1 人际关系行为倾向

行为倾向 需要	主动性	被动性
包容需要	主动与他人交往	期待与他人交往
支配需要	支配他人	期待他人支配
情感需要	主动表示友好	期待他人情感表达

图片：
知识拓展：人际关系行为模式

（二）人际关系的基本原则

人际交往的基本原则是指根据人际关系发展的规律所制定的人际行为原则，人们在人际交往中应该依据的标准或规则。这些原则可以帮助人们成功地建立并维持自己期望的人际关系。

1. 相互原则 人际交往的基础是彼此相互尊重与支持，而平等是建立人际关系的前提，人际关系的实质是人际间的心理关系与距离，因此人际交往是人与人之间的心理沟通，是主动的、相互的。人际交往中的亲疏远近、喜欢与不喜欢也是相互的。人都有友爱和受人尊敬的需要，都希望得到别人的平等对待，而人的这种平等交往以及需要的满足程度也是相互的，因此，“爱人者，人恒爱之；敬人者，人恒敬之”是有其心理学依据的。

（1）平等：平等是交往双方处于相等同的地位，多指人格平等，具体包括情感对等、价值对等、地位对等以及交往频率对等。人格平等意味着人与人之间没有人身依附关系，相互独立、彼此尊重，在比自己强的人面前不畏缩，在比自己弱的人面前不骄纵。

（2）理解：理解是交往双方能够设身处地为对方着想，互相体谅、心心相通。“人之相识，贵在相知；人之相知，贵在知心。”理解包括体察、了解别人的需要，明了他人言行的动机和意义，帮助和满足其合理需求，对他人生活和言行中有价值的部分应给予鼓励、支持和认可。

2. **相容原则**　相容是指人际交往中的心理相容，即指人与人之间的融洽关系，与人相处时表现出的宽宏大度、心胸宽广、包涵忍让。要做到心理相容，应将心比心，即“己所不欲勿施于人”，做到“大事清楚，小事糊涂”。

知识链接

“六尺巷”的由来

清朝康熙皇帝用了一位汉人当宰相，名叫张英，他是安徽桐城人。有一天，张英在京城接到家乡仆人的来信，信上说：“邻居正在盖房子，建围墙时侵占了我们家二尺地，请主人做主。”于是张英立即回了一封信，内容是：“千里修书只为墙，让他三尺又何妨？万里长城今犹在，不见当年秦始皇。”仆人接到回信，马上拿着信去见邻人并很客气地说道：“我们家老爷说若二尺地不够，愿让三尺。”邻人一听，即说：“你们家老爷能让三尺，难道我就不能退三尺吗？”于是，各退三尺，就成了安徽桐城有名的“六尺巷”。

图片：
知识拓展：安徽桐城六尺巷

“海纳百川，有容乃大”。只有严于律己，才能宽以待人。增加交往频率，寻找共同点。为人处世要心胸开阔，体谅他人，谦虚和宽容，遇事多为别人着想，即使别人犯了错误或冒犯了自己，也不要斤斤计较，以免因小失大，伤害感情。

下载资源：
知识拓展：测测你的宽容度

3. **适度原则**　适度即凡事都要掌握分寸，指在不同的场合、根据不同的交往对象体现不同的交往程度。具体体现在以下几点。

（1）热情与幽默要适度：交往中，待人热情会使人感觉平易近人，利于拉近彼此的心理距离，缺乏热情会使人产生冷淡的感觉。然而，如果热情过度，会给人以轻浮或不礼貌的印象。适度的幽默不仅可以调节交谈的氛围，打消尴尬的处境，还可以调节彼此的心情，然而如果应用不当，则会使人产生不受尊重的感觉而导致窘迫的境地。

（2）谦虚与谨慎要适度：即谦让虚心，尊重他人，处事谨慎周密，深思熟虑，避免出现差错。过分谦虚会使人产生虚伪的印象，过分谨慎也会给人以谨小慎微、畏首畏尾、过于拘束的印象。因此，交往中要充满自信，待人亲切自然、优雅有度，才能给对方留下美好的印象。

（3）自尊与表现要适度：自尊是获得他人尊敬的前提条件，交往中要保持适度自尊。既不能过度自卑，也不能自负自大。交往中，应根据双方关系的不同，适度表露个人信息，否则会给人留下不真实、虚伪、不可靠的印象。

（4）信任与期望要适度：信任是建立人际关系的前提。双方的关系不同，信任程度有所差异，因而对对方的期望也应适度。过高或过低的期望都会使对方产生心理上的不适。

4. **诚信原则**　诚信即诚实守信，真诚待人，讲究信誉，信守承诺。“诚信为人之本”。明礼诚信是中华民族的传统美德，著名的思想家孔子反复地告诫他的弟子“与朋友交，言而有信”。德国诗人海涅说过：“生命不可能从谎言中开出灿烂的鲜花”。要做到诚信，必须“言必信，行必果”，言行一致，表里如一；“言而有信，一诺千金”，坚持真诚，彼此坦诚。说真话，不欺人也不自欺。

四、人际关系的影响因素

（一）仪表因素

个人的仪表（appearance）包括相貌、仪态、风度、穿着等，这些都会影响人们彼此间的吸引。尤其在初次见面时，由于第一印象的作用，仪表因素在人际交往中占重要地位。虽然人们能理智地认识到“人不可貌相，海水不可斗量”“不可以貌取人”等，然而在实际生活和交往中，人们往往还是难以摆脱仪表所起的微妙作用。亚里士多德曾经说过：“美丽比一张介绍信更具推荐力”。

仪表之所以能成为影响人际吸引的一个重要因素，是因为爱美是人类的一种普遍需要。美丽的仪表能使人产生愉悦的情绪，构成一种精神酬赏，从而容易对交往的对象产生好感。另外，仪表的美丑可以产生晕轮效应，即由一点推及其他。所以美丽的仪表可以使人认为这个人还具有其他一系列的较佳品质，反之亦然。

但是研究也表明，随着交往时间的延长，双方了解的程度加深，仪表因素的作用会越来越小，人际交往的吸引力将会从外在的仪表逐渐进入人们内在的品质。

（二）空间距离因素

俗话说，远亲不如近邻。人与人在地理位置、空间（space）、距离（distance）上越接近，越容易形成密切的关系。因为距离近，相互接触和交往的机会增多，双方更容易了解、熟悉。如同班、同组、同院的人更易成为朋友。研究表明，在一个新的环境里，与陌生人的第一次交往，距离的邻近因素是增进人际吸引的重要因素。当然还不能说距离的邻近一定具有吸引力。我们知道，自己所喜欢的人往往是邻近的人，而自己厌恶的人，也有邻近的人。邻近性是相互吸引的一个重要条件，但不是充分必要条件。

（三）交往频率因素

人们接触的次数称为交往频率（contact frequency）。交往的次数越多，越容易具有共同的经验、共同的话题和共同的感受，因而越可能建立密切的关系。对素不相识的人来说，交往频率在形成人际关系的初期起着重要的作用。当然，交往的内容和态度在交往中是至关重要的，如果没有诚意，只停留在一般应酬上，即使交往频率高，那也只是貌合神离，人际关系也不会真正密切起来。

（四）相似性因素

在人际交往过程中，双方若能意识到彼此的相似性（similarity），则容易互相吸引，产生亲密感，减少疏远感。相似性因素有很多，包括年龄、性别、学历、兴趣、性格、气质、态度等。研究表明，在教育水平、经济收入、籍贯、职业、社会地位、社会价值、资历等方面相似的人们容易相互吸引。在相似性因素中，态度是最主要的因素，例如在政治观、宗教信仰、对社会现象的看法等方面比较一致的人，在感情上更为融洽，即所谓志同道合，情投意合。有实验结果表明，在相处的初期，空间距离的邻近性决定人际之间的吸引，到了后期相互吸引发生了变化，彼此间的态度和价值观越相似的人，相互间的吸引力越强。心理学家的进一步研究还发现，只要对方和自己的态度相似，哪怕在其他方面有缺陷，同样也会对自己产生很大吸引力。

（五）互补性因素

当交往双方的特点或需要正好成为互补（complementarily）关系时，也会产生强烈的吸引力，这就是互补性吸引。例如一个支配欲较强的人喜欢和依赖性强的人交往，性格外向的人也可能和性格内向的人相处很好，这就是互补性需要在人际交往过程中的作用。研究证明，互补性因索增进人际吸引往往发生在感情深厚的朋友交往中，特别是在异性朋友和夫妻之间。

（六）能力因素

个人在能力（ability）及才干方面比较突出，与众不同，其本身就是一种吸引力，使他人对之发生钦佩感并欣赏其才能，愿意与他交往，这就是为什么一般人都喜欢聪明能干的人，而不喜欢愚蠢无能的人。但也有研究证实，一个极聪明能干的人，会使人感到高不可攀，使对方产生自卑感，令人敬而远之，从而降低了吸引力。如果一个英雄或伟人、名人偶然暴露些小缺点或者遭受一些小挫折，反而会使人更喜欢接近他。

但是，有些才能卓越却有些小缺陷的人对两种人缺乏吸引力。一种是能力差而自尊心弱的人，他们对能力高超者有崇拜心理，并可能产生晕轮效应，即认为他应是十全十美的，不应该有不能克服的缺点，因此对有小缺点的名人在自己心目中的形象打了折扣，滋生鄙夷之情；另下载资源：
知识拓展：人际关系综合诊断量表

音频：
考点：人际关系的概念、特点、行为模式、基本原则和影响因素

一种是能力强而自尊心脆弱的人，他们对于才能出众而连一点小缺点也不能克服的人感到失望，认为这种人不值得崇拜。

（七）个性品质因素

在影响人际关系的诸因素中，个性（personality）品质是最重要的因素。在人际交往的初期，一个人的外表美往往具有较大的影响，但随着交往的加深，这种影响会逐渐减弱，而个性品质的影响则逐渐增大。同外表美相比，优良的个性品质具有更持久的人际吸引力，优良的个性品质主要包括诚实、正直、真诚、热情、豁达、宽容、善良、机智、幽默、乐于助人等，而为人虚伪、冷漠孤僻、不尊重他人、疑心病重、忌妒性强、固执专横、心胸狭窄等不良品格会严重妨碍良好的人际关系的建立。

➢ **考点：**人际关系的概念、特点、行为模式、基本原则和影响因素。

第二节　人际关系理论

在思考和探索人际沟通规律的过程中，很多哲学家、社会学家、心理学家提出了自己的有关人际关系的理论，现简介几种具有代表性的人际关系理论。

一、人际认知理论

（一）人际认知

认知是指人的认识活动，人际认知则是指个体推测与判断他人的心理状态、动机或意向的过程。个体与个体之间正是通过相互认知而实现情感互动的。人际认知包括对他人的仪态表情、心理状态、思想性格、人际关系等方面的认知。

（二）认知效应

心理学把人际认知方面具有一定规律性的相互作用称为人际认知效应。例如一个人给别人留下的最初印象，往往会影响别人对他的总体认识，又如人们往往会因为一个人新近表现不好，而忽略他过去的表现等。掌握了这些人际认知效应的客观规律，可以帮助我们在人际交往中更科学、更深刻地相互认知，避免认知偏差，妥善地处理人际关系。

1. **首因效应**　在与陌生人交往时，通常是最先接收到的信息（首因）会受到较多的注意，从而使对方形成最初的印象，并构成一种记忆图式。这种记忆图式对后来的其他信息会进行筛选，即新信息中与原先印象相符合的信息，将被整合到这个记忆图式中去，而另外一些信息则往往被不自觉地忽视。因此，在人们初次交往时，最先进入认知者大脑的信息对形成认知印象会产生最大影响。这种现象在心理学中被称作“首因效应”。

知识链接

古往今来的“首因效应”

《三国演义》中大才子庞统经诸葛亮推荐准备效力西蜀，于是面见刘备。刘备见庞统相貌丑陋，心生鄙夷，仅授以其一县令之职，庞统欣然赴任，后一日之内尽断一县之案，刘备方知其大才，遂委以丞相之职。众所周知，相貌、礼节与才华绝无必然联系，但是礼贤下士的刘备尚不能避免这种偏见，可见首因效应的影响之大！

2. **第一印象**　对于不熟悉的交往对象，第一次接触后所形成的综合印象，称为第一印象。

构成第一印象的重要成分是性别、年龄、身材、发型、容貌、服饰、表情、态度等偏于外在的表现。认知者从被认知者那里接收到了这些信息之后，通过联想、想象和推理等一系列心理活动，对这些信息进行主观的加工处理，从而形成了对于被认知者的一个综合性的印象，这便是第一印象，也称“初次印象”。

第一印象与首因效应是两个不同的概念。首因效应强调的是初次交往时双方最初出现的某个认知因素对于认知者所产生的效果，而第一印象则是指交往双方初次见面后经多方观察感受而使对方产生的一种综合性的印象。在人际交往中，首因效应先于第一印象而影响人际认知，是产生第一印象的重要因素。首因效应是单个因素形成的，而第一印象则是多个因素综合而成的。

第一印象一旦形成，便具有比较牢固的持久性和稳定性，实际上起到了先入为主的作用。因此，在人际交往中，努力给对方留下一个良好的第一印象十分重要。

3. **近因效应** 人们在日常生活中常常会出现喜新厌旧的现象。在人际交往时，人们也常常会比较重视新的信息，而相对忽略旧的信息。这种在人际认知中，因最近或最后获得的信息而对总体印象产生了最大影响的效应，便是近因效应。近因效应主要产生于熟人之间，影响着已经发展着的交往。由近因效应而形成的人际认知，有时甚至能成为压倒一切的认知因素，左右着人们对一个人的总体评价。

4. **晕轮效应** 也称月轮效应、光环效应，是人际交往中对一个人的某种人格特征形成印象后，以此来推断此人其他方面的特征，即知觉者单凭被知觉者某方面的特征，推断其其他特征而高估或低估对方。

5. **成见** 又称“定型”或“刻板印象”，是指人们对于某类人或事物已经形成的固定看法和印象。这种印象包含了这类人或事物的一些固有的和一般的特征，人们只要一见到这类人或事物，就会认为他们必然会具有这些特征，这就是成见。

6. **先礼效应** 是指在人际交往中，要向对方提出批评意见或某种要求时，先用礼貌的语言行为发端，以便对方容易接受，从而达到自己的目的。先礼是一种让对方建立人际认知的过程，因为先礼体现善意和诚恳，对方可以通过这种先礼过程，感受到友善的意愿。当对方有了这种认知之后，就能比较乐意地接受意见、批评或要求了。

7. **免疫效应** 当一个人已经接受并相信某种观点时，则会对于相反的观点产生一定的抵抗力，即具有了一定的“免疫力”，这就是免疫效应。

人际交往的双方都是具有主观能动性的人，都有一定的控制自己的能力，这使人际交往变得十分复杂而变化多端。以上所介绍的各种人际认知效应，虽然都带有规律性，但都不是像自然科学中的规律那样绝对。例如当一个人预先知道首因效应会产生认知偏差时，他在与别人首次交往时，就会注意不要被对方首先出现的行为表现所支配。这时，首因效应对他的影响就会缩小，甚至消除，这就是免疫效应所产生的效果。

（三）人际认知效应的应用策略

在护理人际交往与沟通时，掌握人际认知的规律性，合理地应用人际认知效应，有助于建立和发展良性的护理人际关系。

1. **避免以貌取人** 交往中的首因效应和第一印象虽然重要，但不一定完全准确。需要在长期的交往中不断深入观察，才能及时修正因为首因效应和第一印象而产生的人际认知偏差。

2. **注重人的一贯表现** 要准确和客观地评价一个人，就必须重视他较为稳定的长期表现。因为人在特定的环境下，出于某种原因或动机，可能会有与平时大相径庭的行为和态度出现，我们不能因此而对一个人轻易下结论，产生不应有的人际认知偏差。

3. **注重及了解人的个性差异** 防止因“成见”而产生的以偏概全的认知偏差。尽管某类人会有其固有特征，但是人与人之间的个性差异又是客观存在的，如果忽视这种个性差异，势必会造成很多认知偏差，给人际交往带来麻烦。

4. 注意在动态和发展中全面地观察人、认识人 既要重视一个人过去的表现，又要重视他当前的表现；既要注重他的一贯表现，又要注重他近期的变化和进步；既要看到他的优点，又不能忽略他的缺点。

人具有复杂的社会属性，一个人的思想、心理状态随时随地处于变化之中。因此，在人际交往中产生人际认知偏差是不奇怪的。了解了人际认知效应之后，可以帮助我们在人际交往中比较准确地认知交往对象，主动地避免一些人际认知偏差。即使产生了人际认知偏差，也可以及早发现，及时纠正。

二、人际吸引理论

（一）人际吸引

人际吸引是指人与人之间在感情方面相互接纳、喜欢和亲和的现象，即一个人对其他人所抱的积极态度。人际吸引是以情感为主导的，并且以相互之间的肯定性评价倾向为前提。喜欢、友谊、尊重等都是在肯定性评价倾向的基础上发展起来的。

（二）人际吸引的规律

人际吸引不是凭空产生的，而是有条件的，也是有规律可循的。护士作为“白衣天使”，应该具有较好的人际魅力，应该研究和掌握人际吸引的条件和规律，从而使自己在与患者及同行的交往中能够更好地被接纳，被喜欢，受到人们的欢迎。这对于建立和发展良好的护理人际关系、更好地开展护理专业工作是十分有利和必要的。根据心理学家在人际吸引方面的研究，人际吸引的条件和规律可以归纳为以下几个方面。

1. 邻近与熟悉 邻近是指空间上的接近、熟悉以及互相了解的程度。住所相邻、座位相近，或者是同一小组、同一科室、同一宿舍等，都可以是形成人际吸引的原因。这是因为邻近者联系方便，相互之间接触的机会多，容易相互了解和熟悉。

熟悉是产生喜欢情感的必要条件。人们相互熟悉之后，便可以预测对方在不同情况下将会产生怎样的反应，将会采取什么行动等。这样，相互之间就可以主动地采取对方所喜欢的行为方式进行交往，避免采取有损于双方情感与关系的行为方式，从而能有意识地避免造成不愉快的后果。所以，相互熟悉的人最容易成为朋友。

2. 相似 人们彼此间某些相似的特征是导致相互吸引与喜欢的重要原因。在日常生活中，各种情况的相似都能在一定条件下不同程度地引起人们之间的相互吸引，例如共同的态度、信仰、价值观和兴趣，共同的籍贯、出生地、居住地，共同的国籍、民族、语言文化、宗教背景，共同的学历、经历、职业和专业相近的社会地位、经济条件，乃至相近的身体特征（如身高、体重、体型）等，都可能成为相互吸引的条件和原因。

3. 互补 当交往双方的需要和满足途径正好能够互相弥补对方的欠缺时，双方之间的吸引与喜欢程度也会增加。一般说来，具有下列一些互相对应的个性和风格的人，较容易结成互补关系的伙伴：支配型、关怀型的人与依赖型、顺从型的人之间；自信自强型的人与优柔寡断型的人之间；急躁型、倔强型的人与耐心型、柔顺型的人之间；阳刚型、外向型的人与阴柔型、内向型的人之间等。

4. 喜欢回馈 获得他人的赞许是一般人都具有的社会动机之一。这种赞许常以喜欢的反应表达出来，成为人际吸引的因素之一。心理学研究发现，喜欢具有“往返回馈”的特征，即别人的喜欢，能对我们构成“酬赏”，从而产生人际吸引，引起我们相应的反应，于是我们也以喜欢的情感、方式去报答别人。同样，我们喜欢别人，这对别人也会构成“酬赏”，从而产生人际吸引，于是别人也会以喜欢来报答我们，这就是喜欢回馈。

5. 能力 一般来说，在其他条件相当的情况下，一个人的能力越大，往往越能被人喜欢。一个聪明能干、富有才华的人，总比一个平凡、庸碌的人更讨人喜欢，更具有吸引力。因为人们都有一种追求自我完善、崇尚能力、寻求补偿的欲望。同能力强的人交往，常能得到某些方面的帮助和补偿，从而获得精神上的鼓励和力量。因此，能力是人际吸引的重要因素之一。但据实验证明，被描述成为十全十美的能人，常常并不是最受欢迎、最能被人喜欢的人。倒是有一定缺点的能人才是最受欢迎、最能被人喜欢的人。因为一个人被说得十全十美，成为一般人所不可企及的“圣人”或“完人”，人们就只好对他敬而远之了。

6. **个性品质** 具有优良的个性品质的人，会使人产生敬重、亲切、赞赏等感情，对人有较强的吸引力（表 8-2）。

表 8-2 中国和美国最受欢迎和最不受欢迎的个性品质

国别	最受欢迎的个性品质	最不受欢迎的个性品质
中国	诚恳、诚实、理解、忠诚、可信、可靠、聪明、关怀、体谅、热情	欺诈、稀奇古怪、恶意、残忍、不诚实、不真诚、做作、不可信赖、不诚恳、贪得无厌
美国	真诚、诚实、理解、忠诚、真实、可信、聪慧、可信赖、有头脑、体贴	说谎、假装、邪恶、冷酷、不诚实、不真实、令人讨厌、恶毒、不可信、不善良

实践表明，个体的良好性格和较强能力是引人注意的重要条件。性格好比能力强具有更持久、稳定的人际吸引力。如果具有以自我为中心、恃强凌弱的性格，即使具有很强的能力，也难与他人建立融洽的关系。

7. **外表** 爱美之心，人皆有之。美丽端庄的容貌、高雅大方的姿态具有无可置疑的人际吸引力。但外表终究是比较外在的因素，随着交往的深入，个性品质等内在的因素将越来越占据重要的地位。品质恶劣而“一表人才”，将使人产生更大的不安全感和厌恶感。

三、人际冲突理论

（一）人际冲突的基本内涵

人际冲突泛指人与人之间因矛盾而引发的相互排斥、抵触、争执、对抗和争斗现象。个体与个体之间、群体与群体之间、民族与民族之间、国家与国家之间，因思想观念、经济、文化的不同，彼此的行为与各自利益相左而无法解决时，就会产生冲突。

根据冲突的影响作用，人际冲突可分为建设型冲突和破坏型冲突两大类型。

1. **建设型冲突表现**

（1）冲突双方是为了一个共同的目标；

（2）双方都很积极而热情；

（3）愿意了解对方的观点、意见，表现出积极、主动的态度；

（4）主动而频繁地交换意见。

2. **破坏型冲突表现**

（1）冲突双方只关心自己的观点，不愿意听从，甚至一味排斥对方的观点和意见；

（2）相互交换意见的情况越来越少，相互攻击的言行越来越多。

（二）人际冲突的管理

根据人际冲突的过程，对人际冲突的管理可以分为 3 个阶段。

1. **预防** 从人际冲突的起因与过程来看，对人际冲突的管理要充分考虑造成人际冲突的原因与潜在的条件。要注意到群体成员的个体差异，工作匹配要设计得尽可能完善，激励政策、绩效考评要公平。团队成员的不公平待遇是人际冲突的最根本的原因。

2. **及时提供解决冲突的条件** 在成员之间冲突的可能性增强，而没有明显的行为表现阶段，管理者可以为人际冲突的个人解决创造条件，如通过组织一些娱乐活动或一起工作的机会来加强员工之间的沟通。

3. **人际冲突的解决**　管理者应在自己的管辖范围内有重点地解决问题，应集中处理那些功能正常的建设型冲突。

（三）个体人际冲突的处理

每个人都希望生活充满阳光，友谊能天长地久，人情能温馨美好。但生活总是现实的，人与人之间的冲突是在所难免的，我们必须懂得，由于每个人都有其不同于其他人的经历，有自己独特的情感、理解和利益背景，因此，人与人之间出现不一致或冲突是不可避免的，我们在同其他人交往的过程中，都应对可能出现的冲突有所准备。

心理学家经过研究，提出了解决冲突的有效步骤：第一，相信一切冲突都可以理性而建设性地获得解决；第二，客观地了解冲突的原因；第三，具体地描述冲突；第四，向别人核对自己有关冲突的观念是否客观；第五，提出能解决冲突的办法；第六，对提出的办法逐一进行评价，筛选出最佳的解决途径、最佳方法，必须对双方都最有益；第七，尝试使用选择出的最佳方法；第八，评估实现最佳方案的实际效应，并按照给双方带来最大利益和有利于良好人际关系维持的原则给予修正。

四、马克思的社会交往理论

马克思从宏观视角把人际交往看作社会生产和生活中不可缺少的因素，认为人际交往在本质上是社会交往。马克思指出："迄今为止的一切交往都只是一定条件下的个人交往。"

马克思这里说的条件主要指社会条件，人际交往都是社会条件下的交往，即社会交往，马克思不仅强调社会因素对人际交往的制约性，而且指出随着人类交往范围的不断扩大，社会生产力将不断走向新的阶段。马克思的社会交往理论把人际交往看作社会系统的要素，并把它放在人类整个发展过程中去考察，从而揭示了人际交往的发展趋势是：共产主义社会将实现普遍交往。

五、马斯洛的需要层次理论

马斯洛的需要层次理论把人的各种需要归纳为 5 大类，并按其重要性和先后次序排列成一个需要的等级，其中包括"社交需要"，这就是马斯洛的"需要层次论"。马斯洛认为，人的需要是多方面的，但是它们不是混乱的，是有规律可循的。他把人的基本需要归纳为 5 大类，并且认为这 5 类需要有从低级到高级的层次之分，即生理需要、安全需要、社交需要、尊重需要、自我实现需要（图 8-1）。

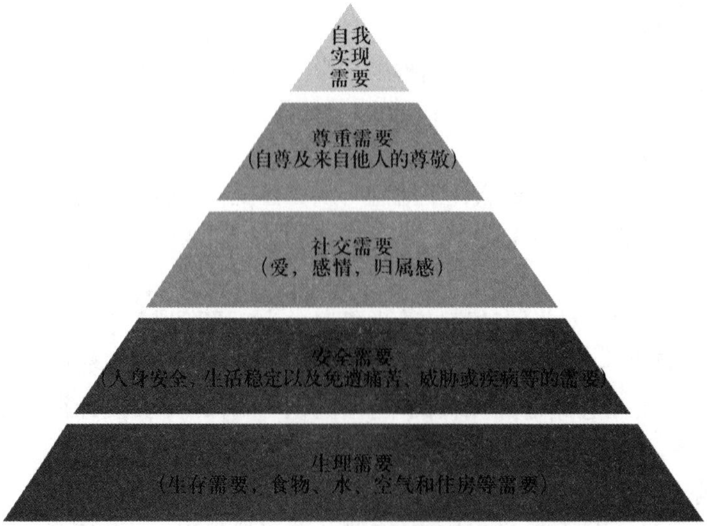

图 8-1　马斯洛需要层次理论

六、米德的象征性符号互动理论

米德是形象社会学理论之始祖，是形象互动论的主要代表人物。形象是形象互动论即象征性符号互动理论的中心概念。形象包括语言、手势、文字以及符号等。米德以及后来的形象互动论者认为形象无所不在，到处皆是。语言文字是形象，因为它们代表某些东西，代表某种意义，交往者用其来代表物体、观念、思想、价值和情感。语言文字所代表的意义是社会赋予的、是用来沟通的。例如，在十字路口，我们看到红灯时必然联想到要停下车来。为什么？因为红灯代表着停的意义。这一关联也是社会赋予的。同样，个人的动作实际上也是一种形象。因为当我们做某一个动作时，我们总是为了要把我们自己的意思表达出来与别人沟通。诸如拥抱、接吻、握手等动作不仅是体态，而且具有形象的意义。

“形象互动论”主要研究人与人互动（交往），以此来揭示人际关系。人际关系既需要从人际沟通的社会和心理根源上进行宏观研究，也需要从人际沟通的具体过程中进行微观揭示。米德的象征性符号互动理论就是从微观上研究人际沟通的具体过程。

七、主体－环境相互作用论

地位、职业、风俗、群体、性格、魅力，这些人际沟通的条件综合形成了人际沟通的环境。凡是人际沟通，总是在特定的环境中进行并受其制约。但是，人又是能动的主体，人能发挥自己的主观能动性去积极地改变环境。环境决定人，人又可以改变环境，这就是人际沟通中的主体环境相互作用理论。

人际沟通中主体和环境相互作用的链条是由主观环节和客观环节所组成的整体系统（图 8-2）。

条件 {
地位
职业
风俗
群体→利益→日的→行动→效果→新条件
性格
魅力
}

图 8-2　主体－环境相互作用链条

在这里，条件是客观环节，它由社会条件（地位、职业、风俗、群体等）和主体条件（性格、魅力等）组成。凡是人际沟通，总要先从这些条件出发，总是根据这些条件的不同状况进行沟通的思考和选择。同学之间的沟通大多围绕着学习进行，同事之间的沟通大多围绕着工作进行，而夫妻之间的沟通大多围绕着生活进行，这些都是由不同的条件决定的。一般来说，条件是人际沟通的前提，也是人际沟通中的主体－环境相互作用链条上的起点。

音频：
考点：人际认知概念、效应；人际吸引的概念和规律

➢ **考点：**人际认知概念、效应；人际吸引的概念和规律。

第三节　建立良好人际关系的策略

知识链接

比尔·盖茨的人际关系法则

很多人只知道比尔·盖茨成为世界首富的原因是掌握了世界的大趋势，还有他在电脑上的智慧和执著。其实，除这些原因之外，还有一个关键因素就是比尔·盖茨的人脉资源相当丰富。让我们来领略一下比尔·盖茨的人际关系法则：第一，利用自己亲人的人脉资源；第二，利用合作伙伴的人脉资源；第三，发展国外的人脉资源，让他们去调查国外的市场以及开拓国外市场；第四，雇用非常聪明、能独立工作、有潜力的人来一起工作。

建立良好人际关系的具体方法有很多，在日常生活和护理工作中较为重要、可以有效地为每一个人所运用的策略有如下几个方面。

一、主动交往

交往双方总有一方占据主动地位，如首先与人打招呼，主动与人说话等。这些看似简单的小事却常因个性原因不习惯或不好意思去做，或因没有注意，没有意识到应该去做，结果丢弃了许多可能是有重要意义的交往机会。可见护士建立并强化主动与人交往的意识，掌握主动与人交往的技巧，是建立良好护理人际关系的策略之一。

心理学家研究发现，在人际交往与沟通中，许多人不是主动首先启动交往活动、主动去接纳别人，而是被动地等待别人接纳，甚至处处试图去吸引别人的注意。他们只能做交往的响应者，而不能做启动者。然而，我们知道，在护士与患者的交往中，要想赢得别人信赖，同患者建立良好的人际关系，就必须处于主动地位，做交往的启动者。

人们不能主动交往的原因主要在于两个方面。一是人们自己在人际关系方面缺乏应有的自信，惧怕他人不会像自己期望的那样理解、应答自己，从而使自己处于窘迫的局面，伤害自己的自尊心。二是人们在人际关系上有许多误解，如“先同别人打招呼，在别人看来是低人一等”“我这样去麻烦别人，别人会讨厌的”。所有这些想法并没有任何可靠的依据，更不是事实。实际上，在现实生活中，由于社会规范的作用，也由于人们都需要交往，人们的主动交往得不到相应理睬的情况是极少的。要改善自己人际关系处境，我们应采取在解决其他方面问题时的同样方式，即少担心，多尝试。尝试是成功的先导。当因为某种担心而不敢主动与人交往时，最好先去实践一下，用事实证明担心是多余的。

二、帮助别人

这里的“帮助”应是广泛的，既包括情感上的支持，也包括物质上的支持。

以帮助为开端的人际关系，不仅容易确立良好的第一印象，而且人与人之间心理距离可以迅速缩短。当遇到困难或危机时，护士给患者以及时的帮助，可以很快赢得患者的信任。平常所说的“患难之交”就很好地证明了这一点。当人们在遇到困难时，哪怕仅仅给予一个很小的支援（一个微笑、一句问候），也会起到帮助他人远离绝望的作用，使他人更乐于接纳，从而展开更深广的交往。可见，试图帮助别人并学会帮助别人是护士建立良好人断关系不可缺少的条件。

三、关注对方

交往的双方拥有两个不同的情感和理解基点，有不同的兴趣和不同的关注中心。只有在交流过程中，双方的兴趣和关注焦点汇聚一起时，交流才成为双方平等投入的过程，才能真正起到有效沟通和加强相互关系的作用。

谈话兴趣与关注焦点的汇聚是一个渐进的过程，而且需要交流双方都高度将注意力投向对方，而不是只集中在自己身上。这很容易理解，如果护士只是在想自己的事情，以自己的理解和情感作为唯一的出发点，那么自然难以关注患者的兴趣和爱好，一定会降低自己的吸引力，继而淡化彼此交往的倾向性。

四、肯定对方自我价值

当人们的自我价值面临威胁时，机体会处于强烈的自我防卫状态，这是一种焦虑状态，与人们的不愉快情绪直接关联。因此，人们对否定自我价值的人有着强烈的排斥情绪。

称赞是对他人的肯定。每个人都有得到他人肯定和尊重的需要。因为它是对个人价值的发现与承认。选择恰当的时机和适当的方式表达对对方的赞许是增进彼此情感的催化剂。在称赞时，要注意以下策略。

1. **恰如其分的肯定** 在称赞别人时，态度要真诚，心要诚，话要真。以讨好的心态称赞他人非但不能增进友谊，反而会引起他人反感。事实证明，人们往往对真诚的称赞报以感激，对平庸的捧场表示冷漠，对高超的献媚心存戒备。

2. **在逆境时给予肯定** 与顺境中的赞扬相比，人们更希望在逆境中得到支持。在对方身处逆境而一蹶不振时，支持和肯定或许就是“雪中送炭”，可以点燃他人希望的火花。

3. **在事后给予肯定** 与当时的夸赞相比，人们更看重事后的回顾性赞许。

4. **表现真实自我** 每个人都有表现自己优点，掩饰自己缺点，给别人留下美好印象的愿望，但是过于掩饰自己往往会使自己表现得十分拘谨，结果适得其反，给别人一个保守、虚荣的印象。实际上，真实地表现自己，包括自己的缺点和不足，非但不会有损于自己的形象，反而使人们产生一种真实感和亲切感。

在日常生活中，往往有这样一个有趣的现象，即人们对于自己的一个很小的错误都感到很不愉快，不愿承认；而对于别人的一个很大的错误却可以表现得很宽容，尤其是在别人承认了错误之后，人们会显出超乎寻常的容忍性。人们隐瞒自己的错误和宽容他人过失是有心理学依据的。承认自己的错误，错误再小，也是一种自我否定，而宽容别人的错误，错误越大，越显示出自己的超越。从人际交往的角度看，如果有了错误不敢承认，甚至把过失归咎于客观，推诿于别人，其人格地位在人们的心目中会大大降低，不利于人际交往。

5. **保守秘密** 一般来说，患者吐露的秘密都是认为对自己的身心健康有一定威胁的。因所处社会地位的不同，所扮演的社会角色各异，患者的有些秘密对护士来说可能根本不成为秘密，但对患者而言，却直接威胁着其自我价值或生理、心理的安全感。因此，为对方保密不仅应当成为为人处世的一条原则，而且在护理工作中也应当是护士应尽的责任和义务。

音频：
考点：建立良好人际关系的策略

➢ **考点：** 建立良好人际关系的策略。

自测题

一、选择题

1. 人际关系的影响因素中相对稳定的因素是（ ）
   A. 交往频率　B. 仪表形象　C. 相似性
   D. 个性品质　E. 空间距离
2. 对素不相识的人来说，形成人际关系的初期起着重要作用的因素是（ ）
   A. 交往频率　B. 空间距离　C. 个性品质
   D. 仪表形象　E. 相似
3. 关于建设型冲突的表现，不正确的是（ ）
   A. 冲突双方是为了一个共同的目标
   B. 双方都很积极而有热情
   C. 冲突双方只关心自己的观点，不愿意听从对方的观点
   D. 主动而频繁地交换意见
   E. 愿意了解对方的观点、意见，表现出积极主动的态度
4. 舒茨提出的 3 种基本的人际需要包括（ ）
   A. 生存需要　B. 情感需要　C. 安全需要　D. 尊重需要　E. 生理需要

5. “中国人礼貌勤劳、美国人开拓务实”属于认知效应中的（　　）

A. 首因效应　　B. 近因效应　　C. 刻板印象

D. 晕轮效应　　E. 免疫效应

二、简答题

1. 简述影响人际关系的主要因素。

2. 简述首因效应的基本内容。你认为护士应怎样将这一理论运用于护理实践？

三、案例题

专科毕业的小王被本市一所综合性医院聘用。上班的第一天，她身着职业装，提前 15 分钟到岗，见到科室工作人员，不管是医生、护士还是护工，她都主动打招呼。护士长安排一位资深的护士带领她为患者输液。她对待患者热情礼貌，耐心回答患者提出的问题，且动作准确、操作熟练，很快完成了护理工作。完成护理工作后，她又认真巡视病房，主动询问患者的需要，还协助其他护士查对医嘱，为患者发放口服药。整整一天，她一刻也不闲下来，给医务人员留下了良好的印象，大家打心眼里喜欢她。

思考： 1. 小王是怎样建立良好的人际关系的？

2. 参加工作后，你准备如何建立良好的人际关系？

（王锐烽）

第九章 护患关系与护患心理

思政之光

思维导图

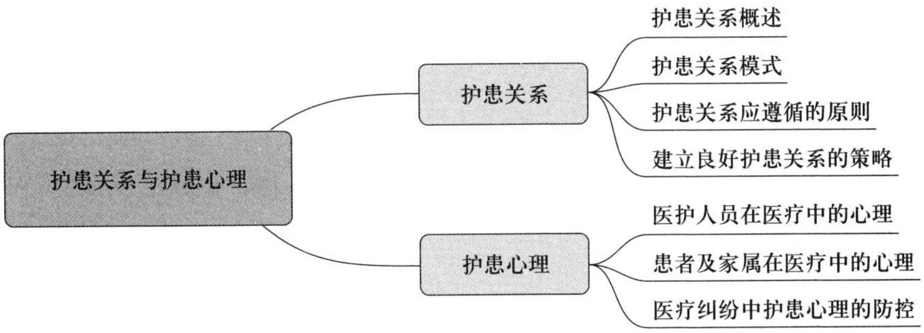

学习目标

1. 掌握护患关系的概念、护患关系模式。
2. 阐述护患关系应遵循的原则、建立良好护患关系的策略。
3. 了解医护人员在医疗中的心理、患者及家属在医疗中的心理。
4. 举例说明在医疗纠纷中护患心理的防控措施。
5. 具备处理护患冲突的素养，建立良好的护患关系。

第一节　护 患 关 系

案例 9-1

刘阿姨，58 岁，因多饮、多食、多尿伴体重减轻而来门诊求治，被以“糖尿病”收入院。护士小王面带微笑、轻步上前：“您好！请问您叫什么名字？”在得到刘阿姨的确认后，护士小王说：“我是您的责任护士王 ××，您就叫我小王吧，现在我扶您到病室。”小王挽住刘阿姨手臂，将其引入病室。“阿姨，您先躺下来休息，我去通知您的主治医生过来给您诊查。”小王热情的态度、亲切的语言给刘阿姨留下良好的印象。通过交流，小王了解到刘阿姨缺乏疾病的防治知识。小王根据病情与刘阿姨及家属商讨并制定了切实可行的护理方案，刘阿姨及家属对小王的工作非常满意，并能积极配合护理工作。

思考：护士小王和刘阿姨之间属于什么关系？两者之间应如何建立和谐的关系，并得以良性发展？

护患关系是一种工作中的人际关系，建立良好的护患关系是护士的职业要求之一。护患之间相互尊重、彼此信赖。患者在治疗疾病的过程中出于对医护人员的信任将自己的发病史甚至个人生活方式和隐私毫不保留地告诉医护人员。医护人员要尊重、信任患者，以崇高的人道主义精神为准则，全心全意地为患者服务。临床调查研究结果显示，良好的护患关系能有效地减轻或消除患者来自医疗环境、诊疗过程及疾病本身的压力，有助于治疗和加速疾病的康复过程。

一、护患关系概述

护患关系是指在医疗护理实践活动中，护理人员与患者之间确立的一种帮助性、工作性、专业性的人际关系。护理人员不单纯指的是临床护士，还包括护理员、护士长和护理部主任，而患者也不单纯指患者本人，还包括其家属、朋友、陪护人、监护人等。

护患关系的实质是帮助与被帮助的关系，即护士与患者通过特定的护理服务与接受护理服务过程中形成的专业性的人际关系，是医疗服务领域里的一项重要的人际关系。

二、护患关系模式

护患关系包括技术性关系和非技术性关系两个方面。技术性关系是指护患双方在进行一系列护理技术活动中所建立起来的行为关系。非技术性关系是指护患双方由于社会、心理、教育、经济等多种因素的影响，在实施护理技术过程中所形成的道德、利益、法律、价值等多种内容的关系。

（一）护患技术性关系模式

1956 年，美国学者萨斯（Szasz）和荷伦德（Hollender）曾发表题为《医患关系的基本模式》一文，将医患关系模式分为主动 – 被动型、指导 – 合作型、共同参与型 3 种。按照他们的观点，我们也可以将护患关系分为 3 种基本模式。

1. 主动 – 被动型　又称支配服从型。这是一种传统的护患关系模式，以生物医学模式及以疾病为中心的护理模式为指导思想。此模式的特点是“护士为患者做什么”，模式关系的原型为“父母 – 婴儿”的关系，事实上是患者丧失了表达意愿和主动行为的能力。在此模式中，护士常以“保护者”的形象出现。这种模式特征是“我为患者做什么”，只强调护士对患者单方面的作用和影响。在临床护理工作中，此模式主要适用于不能表达主观意愿、不能与护理人员进行沟通交流的患者，如神志不清、休克、痴呆以及某些精神病患者。此类患者一般无法参与表达意见，需要护士发挥积极、主动作用。

2. 指导 – 合作型　又称指引型。这是一种以生物 – 心理 – 社会医学模式及以患者为中心的护理模式为指导思想的护患关系模式。此模式的特点是“护士教会患者做什么”，模式关系的原型为“父母 – 儿童”的关系。在此模式中，护士常以“指导者”的形象出现。这种模式特征是“告诉患者做什么”“护士教会患者做什么”，患者以执行护士的意志为基础，主动配合护理活动，同时可向护士提供有关自己的疾病信息，针对护理方案和措施提出意见或建议。在临床护理工作中，此模式主要适用于急诊患者和外科手术后恢复期的患者。患者希望在护士的指导下充分发挥自己的主观能动性，以便更好地、积极配合治疗和护理，从而有利于提高护理成效。

3. 共同参与型　这是一种护患双方平等合作的模式。此模式以生物 – 心理 – 社会医学模式及以人的健康为中心的护理模式作为指导思想，强调护患双方具有平等权利，共同参与决策和护理过程。这是一种以健康为中心的护患关系模式。此模式的特点是“护士帮助患者自我康复”，模式关系的原型为“成人 – 成人”的关系。在此模式中，护士常以“同盟者”的形象出现，为患者提供合理的建议和方案，患者主动配合护理工作，积极参与护理活动，护患双方的关系建立在平等的地位上，护患双方的心理为心理等位关系。这种模式特征是“与患者商量做什么”，护士尊重患者的权利，与患者商定护理计划，体现双方之间平等合作的双向作用。在临床护理工作中，此模式主要适用于具有一定文化知识的慢性疾病患者。由于患者对自己的健康状况有充分的了解，把自己看成是战胜疾病、恢复健康活动的主体，有强烈的参与意识。

需要注意的是，以上 3 种护患关系模式在临床护理实践中不是一成不变的。护理人员应根据患者的具体情况、患者病情的不同阶段选择适宜的护患关系模式，满足患者需要，保证护理服务质量。

（二）护患非技术性关系模式

1. **道德关系**　这是护患非技术性关系中最重要的内容。在护理活动中，为避免矛盾发生，护患双方都应该按照一定的道德原则和规范约束自己的言行，履行各自的义务，自觉尊重和维护对方的权利和利益。由于患者在护理专业知识以及求医心理上处于弱势地位，作为护理人员，应承担更多的道德责任。

2 **法律关系**　指护患双方在法律范围内行使各自的权利，履行各自的义务，同时各自的行为和权益又都受到法律的约束和保护。一方面，护理人员的工作资格必须得到法律的认可，必须在法律规定的范围内工作，一旦违法，要追究护理人员的法律责任；另一方面，患者享有的医疗护理权利也受到国家法律的保护。因此护患双方都应知法、守法，学会用法律武器保护各自的正当权益。

下载资源：
知识拓展：护患关系的基本过程

3. **价值关系**　指在护理活动中为体现护患双方各自社会价值的关系，护理人员运用护理知识和技能为患者提供优质服务，履行了对患者的道德责任和社会义务，实现了个人的社会价值。患者恢复健康，重返工作岗位，为他人及社会做出贡献，同样实现了个人的社会价值，体现了“我为人人，人人为我”的价值理念。

4. **利益关系**　指护患双方在相互关心的基础上发生的物质和精神方面的利益关系。一方面，护理人员通过自己的劳动得到工资、奖金等经济报酬，以及由于护理人员的服务使患者康复而得到精神上的满足和欣慰；另一方面，患者在付出规定的医疗费后得到了相应的医疗护理服务，从而满足了减轻痛苦、恢复健康并重返工作岗位的需要。

5. **文化关系**　由于护患双方在文化修养、风俗习惯等方面存在着一定的背景差异，这种差异在行为上的表现也有所不同，护患双方彼此之间相互尊重尤其重要。特别是护理人员，从救死扶伤的职业性质出发，更应该尊重患者的文化修养、宗教信仰和习俗、习惯，这对建立和谐的护患关系十分重要。

在实际护理工作中，护患技术性关系和非技术性关系相互作用、相互融合，强调一方而否定另一方的做法是不正确的。特别是有的护理人员常重视技术方面的交往而忽视非技术方面的交往，这种以疾病为中心的旧模式将影响良好护患关系的建立。

三、护患关系应遵循的原则

护患关系的原则是消除护患交往障碍、使护患关系和谐融洽所必须遵循的基本原则。

（一）尊重并平等对待患者

平等待人是建立良好护患关系的前提和基础。护患关系中的平等主要是指人格的平等，护患双方必须互相尊重：护士应尊重患者，对所有患者都应做到一视同仁，真正实践尊重患者人格、维护患者权利的社会主义医德规范。患者也应平等对待所有护士，患者就医，如果只对医生比较尊重，而对护士的态度较差，同样会伤害护士的自尊。因此，护患双方都要注意平等相待，建立礼貌、愉快、和谐的人际关系。

（二）加强沟通互信

护士要切记“言必信，行必果。”不要轻易对患者许诺，答应的事情一定要办到，万一做不到，一定要说明原因。与患者沟通时绝对不能敷衍，不能为给患者带来暂时的安慰而说一些不切实际的话。要正确评价护理效果，不掩饰护理过程中存在的问题。同样，患者为护士提供的病情资料和反馈信息一定要真实，不能有丝毫的虚假。这样才能建立真诚的护患关系。

（三）强化业务学习，提升专业技能

在护患交往的过程中，患者关注护士的道德是否高尚，护理技术是否娴熟，护士关注患者的认知情况，包括患者对疾病的态度，能否积极接受治疗，与护士配合的程度等。可见护患双方只有通过默契、有效的配合，才能获得最佳护理效果，真正实现双方满意的高质量的护理效果。

知识链接

最美护士——潘美儿

2009 年，潘美儿荣获第 42 届南丁格尔奖章，在人民大会堂接受了颁奖。1996 年，20 岁的潘美儿从湖州卫校毕业后，被分配到浙江省皮肤病防治研究所麻风住院部，并主动申请去风险最高的现症病人区承担护理工作。13 年如一日，她把最美好的青春献给了麻风病护理事业。潘美儿在国、内外麻风病权威期刊上发表了麻风病病人的心理研究、麻风溃疡综合治疗等多篇高质量论文。

四、建立良好护患关系的策略

（一）护士主动沟通交流为患者提供疾病信息

在促进护患关系向和谐方向发展的过程中，护士处于主导地位，因此，护士应主动与患者沟通，为患者提供有关疾病相关知识，同时应用人文服务技巧增强患者对护士角色功能的认知，增进护患双方对角色的理解，有利于和谐护患关系的建立。

（二）尽快建立信任关系，避免和减少意见分歧

信任感是建立良好护患关系的基础。护士应以真挚、亲切的言行和高度负责的态度，具备爱心、耐心、责任心和同情心，以增强患者对护士的信任感。相互信任的双方能营造一种支持性的交流气氛，患者能主动提供相关疾病信息，积极配合护理工作；护士能充分理解患者的生理及心理健康问题，保障其合法权益。

（三）不断提高业务能力水平，维护双方权益

精湛的业务能力不仅可以增加患者的信任感，也是保障护患双方合法权益的重要条件。护士是维护患者权益的主导者，因此在其职业发展规划中，应注重不断提高自身业务素质和能力，为患者提供安全、优质的护理服务。

（四）注重职业道德修养，提高患者安全感和信任感

良好的护理职业道德是建立和发展良好护患关系的基础。护士应以社会对护士职业的期望值为标准，不断提高自身职业道德修养，具有精湛的业务技术和能力，良好、稳定的心理素质，注重护理安全、文化理念，避免责任冲突，解除护患交往中患者的阻抗心理，促进护患关系良性发展。

知识链接

“聊天护士”暖人心

上海宝山区社区卫生服务事务中心设立了一个“聊天室”，20 多位有爱心、同情心、有较强人际沟通能力的护士，她们在日常工作之余，专门陪伴有心理需求的患者聊天。

聊天护士小林说：“对于一些说不出话的老年患者来说，拍拍他的肩膀他会非常高兴；你请他吃点东西，他会用眼神表达他的感激”。

聊天护士对满足老年患者心理需求、消除患者不良心理反应起到了很好的效果，患者中出现抑郁症和自杀倾向的明显减少。

第二节 护 患 心 理

一、医护人员在医疗中的心理

（一）抑郁、焦虑

护理工作责任大、要求高、负荷重，脑力、体力并用，导致护士脑力和体力的支出远远超过了她们自身的承受能力，容易造成心理的高度紧张和身体的极度疲乏。临床护理频繁的夜班轮值打乱了原本的生物节律，同时也影响休息质量及家庭生活。有时一些无理取闹的患者以及情绪激动的家属甚至还会对护士随意辱骂及暴力殴打，同样给护士带来严重的心理阴影及恐惧感。在长期与患者的接触中，护士接受到过多的死亡、重病等负性事件刺激，各种压力给护理人员造成一系列生理、心理及行为的应激反应，在生理上常表现为头痛、乏力、心悸、食欲缺乏、睡眠障碍等，在心理上常表现为焦虑、抑郁、疲惫等，从而影响良好人际关系的建立。

（二）厌倦、冷漠

由于护理工作的性质特殊：护理工作内容大多平凡琐碎、重复单调，导致许多护士工作时会产生无价值感；社会上“重医轻护”现象普遍，许多人没有正确认识护士的价值，使护士不

知识链接

中华护理学会《护士守则》

第一条　护士应当奉行救死扶伤的人道主义精神，履行保护生命、减轻痛苦、增进健康的专业职责。

第二条　护士应当对患者一视同仁，尊重患者，维护患者的健康权益。

第三条　护士应当为患者提供医学照顾，协助完成诊疗计划，开展健康指导，提供心理支持。

第四条　护士应当履行岗位职责，工作严谨、慎独，对个人护理判断及职业行为负责。

第五条　护士应当关心、爱护患者，保护患者的隐私。

第六条　护士发现患者的生命安全受到威胁时，应当积极采取保护措施。

第七条　护士应当积极参与公共卫生和健康促进活动，参与突发事件的医疗救护。

第八条　护士应当加强学习，提高执业能力，适应医学科学和护理专业的发展。

第九条　护士应当积极加入护理专业团体，参与促进护理专业发展的活动。

第十条　护士应当与其他医务工作者建立良好关系。密切配合、团结协作。

能得到充分认可和肯定；护理工作的发展平台受局限等。一些护理人员认为从事护理工作是浪费生命价值，于是对工作产生厌倦，敷衍了事，随时做好转行的准备；一些护理人员对工作完全失去了信心和热情，对待患者态度冷漠，缺乏同情心，缺乏对事业、对专业的崇高追求，仅仅满足日常工作所需。

二、患者及家属在医疗中的心理

知识链接

了解什么样的人得了病比了解一个人得了什么病更为重要。

——希波克拉底

了解患者在医疗过程中的心理特征及其心理需求，对于提高临床护理质量具有非常重要的意义。患者及家属在医疗中的心理需求包括以下几个方面。

（一）尽快就医的需求

患者就诊时希望尽快了解所患何种疾病，尽快获得医疗救治，减轻病痛。所以，尽快就医是患者最迫切的需要，尤其是首诊患者。由于患者对医院环境陌生、不熟悉就诊流程，往往导致需要不能得到满足，从而产生不满情绪。医院门诊应设有咨询处以及导医服务，对医院布局也要设有明显的标志，避免患者往返奔走，浪费精力，延误就诊时间。护理人员应体谅患者希望尽快得到治疗的迫切心情，及时接诊，及时处置，加强沟通，为建立良好的护患关系打下基础。

（二）诊疗环境的需求

医院是一个特殊的社会公众场所。患者就诊时，可能要接受一些痛苦的检查，因此患者在就医的同时也会产生恐惧、害羞等不良情绪，良好的诊疗环境可减轻或消除患者的紧张情绪。为满足患者对环境的需要，医院布局应合理，环境整洁、美观、安全、宁静，医护工作者应态度和蔼，主动热情，使患者感受到亲切，从而产生信赖感。

（三）信息需求

患者入院后在适应新环境的过程中也需要大量信息，如需要了解住院生活制度、治疗程序等。当疾病得到控制，患者处于恢复期，其信息需要的内容会逐渐改变和扩大，如在患病初期不感兴趣的社会、生活、工作信息等，在恢复期的需要都很凸显。护士应理解患者不同时期的信息需求，及时提供有关疾病的信息与健康教育，帮助患者熟悉环境，在心理上尽快适应角色的转变。在治疗过程中，允许并鼓励患者参与护理决策，增进其自我价值感，同时可以降低患者对治疗、手术由于“未知”而产生的恐惧心理，使患者主动、积极配合治疗和护理，促进康复。在特殊检查前，应提前告知患者，并做详细沟通与解释，使其明白检查的意义及程序，消除其恐惧心理。

（四）明确诊断和妥善治疗的需要

突患疾病，患者及家属都很着急，急于了解疾病的相关信息，如患什么疾病？是否严重？怎样治疗？预后如何？并希望尽快得到妥善的处置和有效的治疗。诊断明确后，患者的需求转变为尽快收到有效的治疗效果，希望医生、护士对他高度关注。患者期望医生仔细倾听，耐心解释，全面检查，明确诊断，及时诊治，效果明显。但是因为医学科学的限制，医生常在初诊难以对疾病明确诊断，加之医疗风险所致，医生也难以给予患者明确的答复，从而导致患者的需求不能被满足。

（五）被接纳、被关心的需求

患者生病后，走进陌生的就诊环境，面对纷乱的就医人群，原本紧张的心情会更加不安，原有的生活环境和规律的改变，导致他们需要尽快熟悉环境、与医护人员和其他病员交流并被接纳；需要家庭、社会、医院及医护人员的支持；需要保持与社会的联系和交往，获得关怀、体贴和帮助。护理人员在日常护理过程中要表达对患者病情、生活起居的关心，鼓励患者的家人、朋友、同事慰问及探视患者，努力建立良好的护患关系。护理人员可根据患者的具体情况和医院的客观条件，安排适当的活动，调动患者的积极性，帮助患者协调好病友间的人际关系，使其能在温馨、和谐的人际氛围和医疗环境中得到治疗。

（六）安全和早日康复的需求

安全需要包括患者生理上的安全和心理上的安全体验。临床上常表现为患者特别关注自身安全，一方面寻求医护人员的保护、帮助，另一方面又表现出对医护人员的不信任。因此，医护人员要加强与患者的沟通，并注重沟通的技巧，在对患者采取任何重要的、新的诊疗措施时，都应事先进行细致的说明，以减少患者的不安；关注患者的行为及心理变化，出现异常及时纠偏。护士的言行举止影响护患关系的建立，如在工作中具有认真、细致、负责的态度，可使患者获得安全感；操作前耐心、详细的解释，可增加患者的安全感；严格遵守工作程序和规章制度，杜绝差错事故的发生，可使患者获得安全感；帮助医生树立在专业方面的权威性，可增加患者的安全感。

（七）被尊重、被重视的需求

尊重的需要是人的基本需要。疾病经常引起个体某些方面能力下降甚至丧失，可能降低其对自身价值的评价，自尊受损，尤其是慢性病、肢体残缺或功能受损的患者，被尊重的需要更加强烈。同时，患者作为“弱者”，他们对别人如何看待自己极为敏感，自尊心易受伤害，希望得到理解与尊重，希望得到医护人员的关心和重视。尊重的需要若不能满足，会使人产生自卑、无助感，甚至演变为不满或愤怒。因此，医护人员应当充分尊重患者。

（八）保护隐私的需求

隐私是个人的自然权利，尊重患者就应尊重患者的隐私。在医院这个特殊环境里，医护人员出于工作需要，会对患者身体进行检视，并了解一些患者自身的隐私。医护人员应重视患者的隐私需要，减少对患者身体的暴露，不随意谈论患者隐私，不在工作之外利用患者的隐私信息。

知识链接

患者角色适应不良的行为表现

1. 角色冲突　指人在适应患者角色过程中与其常态下的各种角色发生的心理冲突导致的行为矛盾。

2. 角色缺如　即没有进入患者角色，不承认自己有病，是一种常见的心理防御机制。

3. 角色强化　常发生于由患者角色向日常角色转化时，仍然表现为患者角色，对自我能力怀疑、失望，对原承担的角色恐惧。

4. 角色消退　指个体已适应了患者角色，但由于某些原因，使他突然转向常态下的健康角色，承担常态角色下的义务。

三、医疗纠纷中护患心理的防控

医疗纠纷的发生和发展与医务人员、患者及患者家属的心理健康状况密切相关，医务人员、患者及患者家属所处的应激状态对医疗纠纷的升级和矛盾的扩大起着推波助澜的作用。因此，建立医患心理干预机制是预防和化解医疗纠纷的有效措施。医疗纠纷的心理预防措施具体内容分述如下。

（一）建立专业的医患心理辅导团队

建立患者心理干预机制，由医院成立专业的患者辅导团队，在关心患者心理情绪的同时，还要注重对患者家属的人文关怀。医疗主管机构同时还应关注医务人员的心理健康，医护人员是心理问题的高发人群，其心理问题往往导致工作效率下降和不良行为的产生，为医疗事故和医疗纠纷的发生埋下隐患。建立专业的医生－患者－家属心理辅导团队，定期或不定期为医务人员、患者和家属提供专业的心理辅导，缓解医务人员、患者和家属的心理压力，使医务人员能够从容作业，患者能够安心养病，家属能够很好地配合医务人员帮助患者渡过难关。

（二）定期开展医务工作者的身体和心理健康普查

调查数据显示，医疗机构的工作人员往往忽视个人的身体健康，忽视自身疾病的早期症状。长期带病或在亚健康状态下坚持工作，使医务工作者的身体健康状况严重受损。社会各界对医疗服务的高要求使其感到力不从心，医务工作者的心理健康状况严重被忽视。因此，应定期开展医务工作者的身体和心理健康普查，了解医务工作者的身体及心理健康状况，尽早安排有身体及心理问题的医务人员休养或治疗。只有保证医务工作者的身体及心理健康，医疗服务质量才能得到根本保障。

（三）定期开展医务人员的团体心理减压辅导

医务人员长期处于高度紧张的工作状态，定期进行心理减压辅导可以缓解医务人员的工作、生活压力，组织医务人员集体学习肌肉放松、心理意识放松、冥想等专业的减压方法，帮助医务人员改善睡眠质量，缓解紧张、焦虑心理，提高医务人员应对压力的能力。同时，医务人员学会放松技巧还可以帮助患者消除紧张、恐惧心理，更好地为患者服务。

（四）为特殊患者实施心理测量和心理辅导

对于危重患者、严重慢性病患者、急诊患者、传染病患者及家属，在入院时对患者及家属实施心理测量，根据心理测量的结果有针对性地进行心理辅导，可有效缓解患者的焦虑、恐惧心理，减少医疗纠纷的发生，增加患者及家属的满意度。

（五）对遭遇创伤性事件的医务人员和患者及家属进行心理危机干预

遭遇创伤性事件的医务人员包括目睹濒死和死亡的医务人员，涉及医疗纠纷的医务人员，医务人员本人患病或家属患病、亡故等遭受家庭变故等。遭遇创伤性事件的患者和家属包括身患重大疾病、身体残疾、脏器功能缺损或丧失的患者和患者家属，及死亡患者的家属。以上人员因遭遇创伤性事件，容易引发创伤后应激障碍，应及时进行团体或个体心理危机干预，缓解和消除当事人的焦虑、抑郁、恐惧等不良情绪。

下载资源：
考点：护患关系模式、应遵循的原则、建立良好护患关系的策略、患者角色适应不良的行为表现

> **考点：** 护患关系模式、应遵循的原则、建立良好护患关系的策略、患者角色适应不良的行为表现。

自测题

一、选择题

1. 护患关系开始建立的时间是（　　）

A. 患者入院 24 小时内　　B. 护患双方自我介绍时
C. 护患第一次见面时　　D. 双方知道彼此姓名后
E. 评估患者收集资料时

2. 护患关系工作期的主要任务是（　　）

A. 建立信任感　B. 发现护理问题　C. 双方进一步熟悉

D. 为患者解决问题　E. 护患双方相互评价

3. 一位患有心肌梗死的患者住院治疗后已好转，但由于他年迈的母亲突然卒中，他毅然离开医院照顾母亲，此患者出现了患者角色适应的哪个问题（　　）

A. 角色行为冲突　B. 角色行为强化　C. 角色行为消退

D. 角色行为缺如　E. 角色行为异常

4. 对于一名长期患有慢性支气管炎的大学教授，应采用哪种护患关系模式（　　）

A. 主动－被动系统　B. 指导－合作型　C. 部分补偿系统

D. 支持－教育系统　E. 共同参与型

5. 护士第一次与刚入院的患者进行交谈所采取的合适距离为（　　）

A. 个人距离　B. 亲密距离　C. 社会距离

D. 公众距离　E. 距离越近越好

二、简答题

1. 简述护患关系模式。

2. 简述建立良好护患关系的策略。

三、案例题

患者王某，男，49 岁，高三数学教师。近日经常咳嗽、痰中带血，经 CT 组织活检诊断为右肺下叶鳞状细胞癌。患者在妻子的陪护下入院，住胸外科病房，择期手术，患者并不知道真实病情（家属告诉其所患疾病是肺脓肿），患者以前从未住过医院，对病房情况一无所知，感觉陌生且新奇。当天，李护士遵医嘱为患者采血做血常规检查时，发现王某非常不情愿住院治疗，称“还要带毕业班，再有 1 个月学生就要高考了”。

思考：

1. 此时属于护患关系发展过程的哪个时期？

2. 对该患者适合采取哪种护患关系模式？

3. 患者目前的表现属于哪种角色行为适应不良？

（李　慧）

思政之光

第十章 人际沟通

思维导图

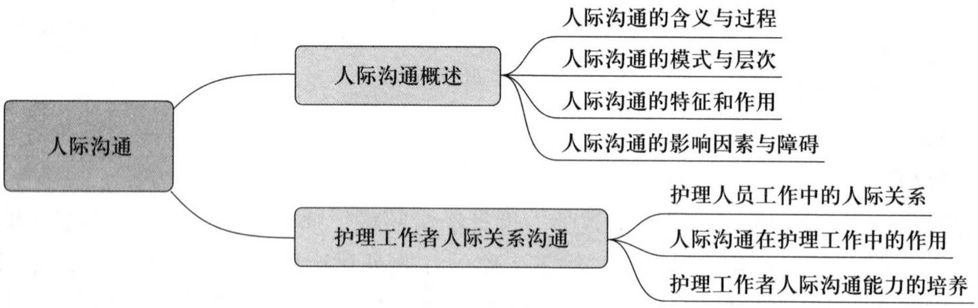

学习目标

1. 熟记沟通与人际沟通的概念。
2. 理解人际沟通的特征。
3. 描述沟通的过程与要素。
4. 说出人际沟通的模式和层次。
5. 分析影响人际沟通的各种因素，能排除各种因素的影响，进行良好的人际沟通。
6. 理解并正确应对护理人员工作中的人际关系。
7. 阐述护士在人际沟通中应具备的素质。
8. 灵活运用护患、医护之间的沟通方法。

第一节　人际沟通概述

案例10–1　王女士，48岁，胆囊息肉，将择期实施CIT多镜联合保胆取息肉。王女士听病友谈到单发性胆囊息肉癌变率比较高，这种手术还是一种新型的手术方法，心理压力非常大，因此愁眉不展，闷闷不乐。责任护士小张看到王女士情绪不好，关心地问道："王姐，您是哪里不舒服吗？"王女士说出了心中的忧虑。小张安慰她说："王姐，根据目前的检查结果，您是单发的胆囊息肉，并不是癌症，请不要有心理负担。CIT多镜联合保胆取息肉是目前最新的手术疗法，是一种微创手术，手术成功率非常高，术后恢复很快，请不要害怕。"王女士听后，紧锁的眉头舒展开了，表示要积极配合医护人员做好治疗和护理。

思考：请分析良好的人际沟通有哪些功能和作用？

一、人际沟通的含义与过程

沟通无处不在。纵观当今社会生活，无论是上街购物，还是到医院看病，无论从事何种行业，无处不与沟通有关。沟通是人类各种技能中最富有人性化的一种技能，具有较强的沟通能力，拥有良好的人际关系，是快乐生活的源泉，更是取得成功的关键。沟通已经成为人们社会生活中一个重要的组成部分。

（一）人际沟通的含义

1. **沟通**　关于沟通的定义有很多，至今仍无科学的定论。《现代汉语词典》中“沟通”的解释是指双方能通连。原指开沟使两水相通，如《左传·哀公九年》：“秋，吴城邗，沟通江淮。”后来泛指使双方相通连，疏通彼此的意见。

《大英百科全书》认为，沟通就是“用任何办法，彼此交换信息，即指一个人与另一个人之间用视觉、符号、电话、电报、收音机、电视或其他工具为媒介，所从事的交换消息的办法。”

美国著名的政治学家和传播学者哈罗德·拉斯韦尔提出 5W 沟通模式，即沟通就是“什么人（who）说什么（what），由什么路线（which channel）传至什么人（to whom），达到什么效果（what effect）。”

关于沟通的定义有很多种，但总体来说，沟通是信息发送者遵循一系列共同规则，凭借一定媒介将信息发给信息接受者，并通过反馈以达到理解的过程。沟通的结果不但使双方能相互影响，并且双方还能建立起一定的关系。

沟通包含 4 个方面的含义：①沟通的目的是传递信息；②信息就是沟通的内容；③信息传递需要一定的途径；④沟通的核心是信息接受者通过有效途径做出的反馈。

2. **人际沟通**　人际沟通是指人们运用语言与非语言符号系统进行信息（思想、观念、动作等）交流沟通的过程。有效的人际沟通是在恰当的时机、适宜的场合、用得体的方式表达思想和感情，被对方正确理解和执行，并积极反馈的过程。

在人际沟通中，沟通的对象是人（包括自我和他人）。人际沟通可以发生在个人内部，即所谓“自省”“内省”，可以发生在个人与个人之间，也可以发生在个人与群体或群体与群体之间，还可以发生在大众传播过程中。

音频：
知识拓展：南风和北风

人际沟通是一个人与其他人之间建立关系和维持交往的有效途径，也是与他人分享共同感受或看法的过程。有效的人际沟通是我们成就一生的首要能力。

（二）沟通的过程及构成要素

沟通是一种动态的、多维的复杂过程，主要由信息发出者、信息、信息传递途径（信道）、信息接受者、反馈、信息背景 6 大要素构成。图 10-1 显示了沟通过程及其构成要素的关系（图 10-1）。

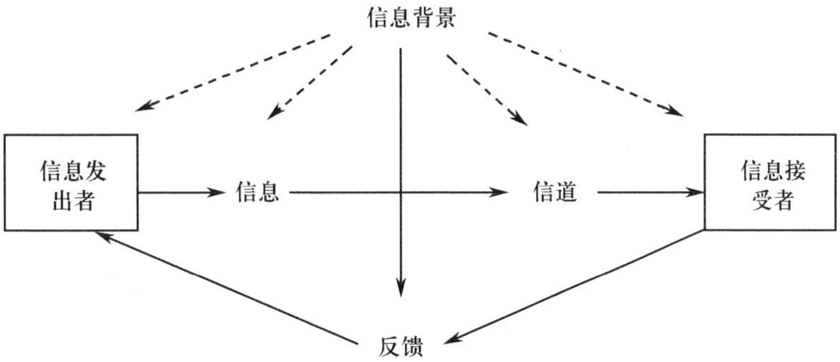

图 10-1　沟通的过程

1. **信息发出者**　指发出信息的人，也称信息的来源。信息发出者将自己的想法通过语言文字、符号、表情和动作等形式表达出来。一般来说，信息发出者的权威性和经验、可值得信赖的特征、本身的人格吸引力等都会影响沟通过程。

2. **信息**　指信息发出者希望传达的思想、感情、意见和观点等具体内容。它们必须转化为各种可以被他人察觉的符号，而且沟通的双方必须理解共同的符号认知规则，具有相近的符号解读能力。

3. **信息传递途径**　指信息由一个人传递给另一个人的通道，也称信道，是信息传递的手段或媒介。在人际沟通过程中，五官感觉均可作为信道发挥媒介作用，例如面部表情是通过视觉途径传递的，语言是通过听觉途径传递的。在信息的传递过程中，如果沟通渠道选择不当，沟通渠道超载或沟通手段本身出现问题，都有可能导致信息传递中断或失真。可见，有效的沟通离不开有效的信息传递途径。

一般来说，在人际沟通中，信息发出者在传递信息时使用的途径越多，对方越能更多、更快、更好地理解信息内容。美国护理专家罗杰斯（Rogers）1986年的研究表明，人们对单纯听过的内容能记住5%，见到的内容能记住30%，讨论过的内容能记住50%，亲自做的事情能记住75%，教给别人做的事情能记住90%。由此可见，护士在与患者沟通中，应尽最大的努力，使用多种沟通途径，以便使患者有效地接受信息。

4. **信息接受者**　指信息传递的对象，即接受信息的人。接受信息的人对信息的理解受个人文化背景、愿望、情绪、态度等影响。只有当信息接受者对信息的理解与信息发出者发出的信息含义相同或近似时，才能形成有效的沟通。

音频：
知识拓展：怎样让对方更懂你？——合理使用信道

5. **反馈**　指信息接受者对信息发出者做出的反应，是确定沟通是否有效的重要环节。只有通过反馈，信息发出者才能判断和确认信息传递是否有效；只有当信息发出者所传递的信息与信息接受者所接到的信息相同时，才能形成有效沟通。

一般情况下，面对面的沟通反馈较为直接、迅速，而通过辅助沟通手段进行的沟通，反馈环节易被削弱。因此，护士在工作中应加强病房巡视，不能单纯依靠传呼器、监护仪等现代化医学仪器去观察和了解患者的病情。

6. **信息背景**　指沟通发生的情境，包括环境背景（沟通场所）、沟通双方的心理背景（情绪、态度）、社会背景（社会角色）、文化背景（学历、民族），这些都是影响沟通的重要因素。信息的背景可以是清晰的，也可能是模糊的。海因（Hein）认为，一个信息的产生，常受发出信息者过去的经验、对目前环境的领会感受以及对未来预期等影响，这些都称为信息的背景因素。因此，要了解一个信息所代表的意思，不能只接受信息表面的意义，还必须考虑信息的背景因素，注意其中的真实含义。

音频：
考点：沟通的过程及构成要素

➢ **考点：**沟通的过程及构成要素。

二、人际沟通的模式与层次

（一）人际沟通的模式

对于人际沟通的过程，学者们进行了大量的研究和探讨。下面按研究发展的时间顺序介绍学者们提出的3种人际沟通模式：行为模式、人际模式和交互模式。

1. **行为模式**　行为模式认为，信息的发出者（信息源）通过信息传递途径，把编码好的信息传递给信息接受者，信息接受者对这些信息进行解码。行为模式中，人际沟通被描述为一种单线的过程。

下面通过一个案例来理解这种模式。你借的一本参考书到期了，为了完成下个月的论文，你向学院图书馆管理员提出延期还书。在这个情境中，你成为一个提出沟通意愿的人——沟通的信息源。而这正是行为模式的开始。为了表达你想延期还书的意愿，你必须把这种想法转换成为语言或动作，这个过程我们称之为编码。在此过程中，你向外界传递出一种信息，它包含了语言和非语言等要素，从而表达了一种意思。在这个例子中，你传递出来的信息所表达的意思就是“我可以延期归还这本书吗？”确定内容后，你会通过信息传递途径来传达你的意思。你可能会面对面地向图书管理员提出请求，或者你可能通过图书馆借还书系统或者是打电话来完成这个过程，而上述的这些途径都是一些人际沟通的信息传递途径。图书管理员就是一个信息接受者，把你所传达的信息进行解码，进而理解你传达的意思。

在沟通的过程中，四周可能存在干扰，这些干扰可能影响信息接受者对信息的接收能力。日常生活中，最主要的干扰类型有物理干扰（如图书馆里借书、还书的人很多，声音嘈杂；电话中的静电噪声等）、心理干扰（如图书管理员情绪不佳）以及生理干扰（如饥饿、劳累、听力障碍等）。

以上就是行为模式所描述的人际沟通的过程。我们看到，这个过程是单向的、直线的、简单的。它能帮助我们看到信息传递的基本模式。但是，随着时间的推移，人们认识到，沟通交流往往不是那么简单的一件事情，它更多的时候存在一种相互交换信息的过程，更像网球运动那样有来有回，而非像保龄球一样单线操作。研究者对沟通过程进一步研究，提出了人际沟通的人际模式。

2. 人际模式 人际模式解释了信息在具体情境和及时反馈中的形成过程。在平时的交谈中，谈话者会关注对方的反馈，并且会根据具体的情境选择得体的交流方式。在人际模式中，同样包含着行为模式中的信息源、信息、信息传递途径、信息接受者、干扰、解码以及编码等要素。但是它与行为模式有着以下两个方面的不同：一是沟通交流是一种双向过程；二是沟通过程增加了反馈和情境两个要素。

在考虑反馈和情景等要素后，人际模式显然比行为模式更加贴近真实。就像你和图书管理员的例子一样，你们的谈话可能会受到时间、地点、参与人员的数目及他们和你的关系等因素的影响。尽管人际模式已经在行为模式的基础上更胜一筹，但是它还是没能完全反映人际沟通的复杂性。在现实的人际沟通中，谈话者更想同时接受和发出信息，而不是简单地一来一回地进行信息的交流。交互模式更好地诠释了人际沟通的复杂过程。

3. 交互模式 交互模式并没有严格地区分信息源与信息接受者。并且，在此模式中，沟通也并非一系列来回往返的信息。该理论认为，谈话中的人既是信息源，也是信息接受者，而且沟通的信息同时向这两个方向流动。

交互模式不仅反映了沟通交流的复杂性，还引导我们对情境展开更为深入的思考。我们的沟通行为不仅受到物理和心理环境的影响，更会受文化、经验、性别、社会阶层，甚至我们与交谈者关系的影响。

下载资源：
考点：人际沟通的模式

➢ **考点：** 人际沟通的模式。

（二）人际沟通的层次

人际沟通的目的是建立、维持和发展人际关系，沟通的过程也是人际关系动态发展的过程。按照沟通的深度，可以把人际沟通分成 5 个层次：一般性沟通、事务性沟通、分享性沟通、情感性沟通、共鸣性沟通。

1. 一般性沟通 一般性沟通也称为陈词滥调性沟通。这一层次的沟通是双方信任程度及参与程度最低的。沟通双方只涉及一些表面的、肤浅的、社会应酬性话题，如“下班了？”“你吃饭了吗？”，不涉及个人问题。护士与患者初次见面时使用这一层次的沟通，可以迅速打开拘束、尴尬的局面。但长期停留在这种沟通层次不利于患者说出有意义的内容，因此一个具有良好沟通能力的护士应该学会在短暂寒暄后引导交谈向更深层次转移。

2. **事务性沟通** 事务性沟通也称为陈述事实的沟通。这一层次的沟通只简单地陈述一个人的实际情况，而没有任何感受或需要的传递。在沟通双方未建立信任感时多采用此种沟通。事务性沟通对于护士了解患者是非常重要的，护士应该充分利用这一层次的沟通，鼓励患者叙述病情。只有当患者感觉到护士可以信赖时，他才可能将沟通移向更深的层次。

3. **分享性沟通** 分享性沟通即分享个人的观点和判断，这是一种除了沟通信息外，还交流个人的观点和判断的沟通层次。这种层次的沟通建立在一定信任感的基础之上，希望将自己的观点和看法加以表达，以达到相互理解的目的。护患之间进行此层次沟通时，护士应注意使用关心、真诚和信任的语言和非语言行为，鼓励患者说出自己的观点和看法。

4. **情感性沟通** 情感性沟通也称为分享情感的沟通。沟通的双方除了分享对某一问题的看法及判断外，还会表达和分享彼此的感受、情感、愿望。只有沟通双方彼此无戒心、有安全感，才能进行此层次的沟通。所以，护患之间进行此层次沟通时，护士应注意做到坦诚、热情和正确理解患者，帮助患者建立安全感和信任感。

5. **共鸣性沟通** 共鸣性沟通也称为沟通的高峰，是一种短暂的、高度一致的感觉，是人际沟通中的最高层次，也是沟通双方希望达到的理想境界。这一层次的沟通是双方信任程度及参与程度最高的，是在观点和看法高度共识的基础上达到的情感共鸣，正所谓的“心有灵犀一点通”。只有情感交流到一定程度，才会产生此层次的沟通。

音频：
考点：人际沟通的层次

➢ **考点：**人际沟通的层次。

三、人际沟通的特征和作用

（一）人际沟通的特征

1. **目的性** 人际沟通的目的是客观存在的，通过沟通可传递信息，也可表达感情。人们都希望自己发出的信息能正确地被对方理解，并得到回应。

2. **象征性** 人际沟通总是借助一定的工具，如语言、动作、表情等来完成，这些信号系统在不同的社会环境中有不同的象征意义。理解并正确运用所处社会、环境通用的信号系统，对有效的人际沟通至关重要。

3. **关系性** 人际沟通是建立和改善人际关系的基础。一方面，人际沟通的内容和方式取决于不同人际关系的类型；另一方面，良好的人际沟通促进人际关系的发展和改善。当然，不良的人际沟通也会造成人际关系的恶化。

4. **习得性** 沟通是一种技能，可以通过后天学习和不断实践而不断发展、进步。

5. **互动性** 信息发出者期待信息接受者的回应，并在信息交流过程中不断进行角色互换，并相应调整沟通的内容和形式。一旦人际沟通的一方停止互动，沟通就失效了。

6. **不可逆性** 沟通信息一旦发出就无法收回，事后的弥补往往事倍功半。

（二）人际沟通的作用

美国著名的人际关系学专家戴尔·卡耐基说过：“与人相处的学问，在人类所有的学问中应该是排在前面的，沟通能够带来其他知识不能带来的力量，它是成就一个人的顺风船。”人际沟通是一切人际关系赖以建立和发展的前提，是形成人际关系的根本。作为一名合格的护士，除了需具有渊博、扎实的专业知识外，还必须具备一定的沟通能力。

1. **有利于建立良好的人际关系** 人际沟通能满足人们相互理解、相互尊重、相互信任和相互支持的需要，是建立和谐人际关系的基本途径。在临床工作中，良好的沟通能促进医护之间、护患之间及护士与患者家属之间的和谐与信任，减少工作中的冲突和摩擦，有利于提高医疗和护理工作质量，提高患者及家属的满意度，从而建立良好的人际关系。

2. **有利于事业的成功** 沟通能力是一个人成功的必备条件。越来越多的人已经意识到人际沟通在个人生存与发展中的重要作用。哈佛大学就业指导小组 1995 年调查结果显示，在 500 名被解雇的职员中，因人际沟通不良而导致工作不称职者占 82%。由此可见，人际沟通是决定个人生存与发展的主要因素。

3 **有利于身心健康** 与他人相处就像需要空气、食物、水一样重要。良好的人际沟通可以满足人的最基本的社会交往需要，有利于维护和促进身心健康。

4. **有利于获取知识** 英国文学家萧伯纳说过："假如你有一个苹果，我也有一个苹果，而我们彼此交换这些苹果，那么我们仍然各有一个苹果；如果你有一种思想，我也有一种思想，而我们彼此交换这些思想，那么我们将各有两种思想。"人们在日常生活和工作中，通过良好的人际沟通，可以互相传递知识、获取信息、交流思想、表明态度、表达愿望、开阔视野和增长知识。

四、人际沟通的影响因素与障碍

（一）人际沟通的影响因素

1. 个人因素

（1）生理因素：存在听力、视力、智力障碍等永久性生理缺陷者，沟通能力长期受到影响，在与之进行沟通时应选择特殊的沟通方式。暂时性生理不适，如疼痛、疲劳等会暂时影响沟通效果，应在生理不适控制之后再进行有效沟通。在沟通时，要注意评估生理方面的影响因素，并主动寻找对策。

（2）心理因素

1）情绪状态：情绪是指对沟通可产生直接影响的具有感染力的一种心理因素。轻松、愉悦的情绪可以增强沟通者的兴趣和沟通能力，焦虑、烦躁的情绪可以干扰沟通信息的传递。在人际沟通中，必须注意双方的情绪变化，以更好地掌控沟通的内容与方向。

2）个性心理：性格、气质、能力、兴趣等的不同，会造成人们对同一信息的不同理解，并对沟通方式产生直接影响。一般来说，热情、直爽、健谈、开朗、大方、善解人意的人易于与人沟通；相反，淡漠、拘谨、苛刻、性格孤僻、以自我为中心的人则容易产生沟通障碍。护士作为主动的沟通者，应对患者的性格类型有一定的认识，并尽可能做到知己知彼、扬长避短，不断纠正不利于沟通的个性心理，逐步成长为沟通高手。

（3）价值观念：价值观念是人们对事物重要性的判断，并用以评价现实生活中的各种事物、指导自己行动的根本观点。价值观念是人们在一定的意识形态社会中通过生活经验和知识积累而形成的。价值观念的不同可能使人们对问题的判断产生重大差异，从而成为人际沟通的阻碍因素。节俭或铺张、开放或封闭、崇尚权威或客观务实、个人主义与集体主义这些不同的价值取向，必将带来不同的价值判断和行为模式。相互尊重、充分理解对方价值观是消除人际沟通障碍的重要方法。

（4）认知水平：个人的经历、受教育的背景和生活环境等因素的差异，使每个人的认知深度、广度和类型都不尽相同，因而信息在传递过程中的编码和译码可能不对称，都会对沟通效果产生负面影响。一般而言，生活经历相当、知识水平相近的人，沟通时容易互相理解。认知面广、知识水平高的人，容易与不同认知范围和水平的人进行沟通。在护患沟通中，护士要充分考虑服务对象对医学知识的认知水平，避免使用生涩难懂的医学专业术语，同时避免表现出居高临下的态度。

（5）沟通技巧：沟通作为一种技术，是可以通过后天学习获得和提高的，如交谈时如何发问、倾听的技巧、如何排除干扰因素等。后续章节将重点介绍（参见第十一章）。

2. 环境因素

（1）物理环境：物理环境是指沟通的场所，包括环境的安静程度、光线、温度、湿度、布局、装饰、氛围等。沟通场所的选择对沟通效果的影响很大，一个通风不良、光线不足的教室会让听讲者昏昏欲睡。同样，一个彩灯闪烁、乐韵悠扬的场所也不适合进行课堂教学。

1）噪声：是影响沟通的重要因素。沟通环境中的噪声，如汽车喇叭声、孩子的哭闹声、电话铃声都会分散沟通双方的注意力，干扰沟通的效果，造成信息传输过程的失真或使沟通者心情烦躁。护士与患者沟通时，应注意选择适宜的场所和时机，避免噪声干扰。

2）距离：沟通双方的距离可以影响沟通者的参与程度，影响沟通的气氛。较近的距离代表合作、亲密、融洽，较远的距离代表防御甚至敌对。

3）隐秘性：涉及个人隐私的沟通内容应选择在隐秘的环境沟通，否则会影响沟通的深度和效果。医护人员在与患者交谈涉及患者隐私的话题时，尤其应注意选择隐秘性较好的沟通场所。

（2）社会文化环境

1）文化习俗：人们在沟通时总是受到所处群体形成的文化习俗的影响和制约，如因东西方文化的差异，使人们在沟通的方式选择上大相径庭：东方文化喜欢婉转的表达方式，含含糊糊，并以此表示对对方的尊重；但在美国人看来，“婉转”与“装假”有相似之处，这与他们最珍视的品格——“真诚”产生严重抵触。文化差异中另一个很重要的方面是语言。沟通中语言使用不当，会对沟通造成干扰，甚至导致严重后果。我国是一个多民族融合的国家，在护患沟通中，护士一定要注意语言的选择和使用。不同民族、地域的文化习俗使世界生动多彩，但如处理不当，容易造成人际沟通障碍。如我国大多数地区都有独特的产妇“坐月子”的民风、民俗，这些习俗以现代医学观点来看不尽科学。作为护士，一方面需要提供正确的健康教育，另一方面也要注意尊重习俗，不要轻易全盘否定。

2）社会背景：一方面指沟通双方的社会角色关系。不同的社会角色关系决定了不同的沟通模式，只有符合社会所认可的沟通模式，才能得到人们的接纳，如上级可以拍拍你的肩膀说“好好干！”但你绝不能拍拍他的肩膀说“别偷懒！”护士在与儿童、老年患者沟通时，可以适当运用抚摸的方法，但与异性患者沟通时则需慎重，以免产生不必要的误会。社会背景另一方面是指沟通时在场但不参与沟通的人与沟通者的社会角色关系。研究发现，自己的配偶在场与否，人们与异性的沟通方式是不一样的。同样的道理，严厉的老师、强劲的竞争对手在场都可能会使人们的措辞、言谈举止与平常大不相同。

音频：
考点：人际沟通的影响因素

➢ **考点：**人际沟通的影响因素。

（二）人际沟通的障碍

任何沟通都至少有两方参加，各方可能有着不同的愿望、需求和态度。如果一方的愿望和需求与另一方相冲突，就会形成障碍，导致沟通不畅。所以，我们要识别障碍，克服障碍。

1. 主观障碍

（1）个人因素：在信息沟通中，很大程度要受到个人因素的制约。每个人不同的个性、气质、态度、经验、见解等都会形成信息沟通的障碍。

1）语言障碍：在口头沟通中，如果语言出现错误或语言理解的差异，都会直接导致信息的失真。

2）文化障碍：知识水平上的差异和经验水平不一致，导致对方无法理解，使沟通出现障碍。

知识链接

有一个秀才去买柴，他对卖柴的人说："荷薪者过来！"卖柴的人听不懂"荷薪者"，愣住不敢移步，秀才只好自己走上前去问："其价如何？"卖柴的人听不懂这句话，只听见有个"价"字，就告诉秀才这担柴的价格。秀才接着说："外实而内虚，烟多而焰少，请损之。"卖柴人因听不懂秀才的话，担着柴转身要走。秀才想：就只有这一个卖柴的，天气又这般冷，没柴如何取暖？情急之下说："你这柴表面看起来是干的，里面却是湿的，烧起来肯定会烟多，便宜点吧！"

3）地位障碍：如果沟通双方地位、身份相差悬殊，会影响发送和接受效果。地位高者考虑自己的尊严，在发送信息时简单扼要，不做过多的说明，致使地位低者接受信息时心情紧张，对不明之处也不敢多问或陈述自己的信息，会导致信息接受不准确，造成沟通障碍。

4）记忆障碍：记忆障碍即个体记忆不佳所造成的障碍。信息沟通往往是依据组织、系统分层次逐次传递的。然而，在按层次传递同一条信息时，往往会受到个体素质影响，从而影响沟通效果。

5）兴趣障碍：对谈论主题过分关心或漠不关心都是沟通的障碍。过分关心者往往急于发表个人意见而忽视发送者接下来的信息；漠不关心者对发送的信息不感兴趣，就会分散倾听或观看的注意力，以致视而不见，充耳不闻，沟通就收不到好的效果。

6）信任障碍：有效的沟通要以相互信任为前提。发送者要有一定的公信力，接受者不带偏见地接受信息，才能使沟通有效。互不信任会妨碍沟通。

7）情绪障碍：人的情绪状态对信息的理解具有影响作用。情绪不好时，就会对信息的接受产生阻碍心理，不喜欢听，不喜欢看，甚至因此而拒绝接受任何信息；情绪好时，即使是自己不感兴趣的信息也会宽宏大度地接受。另外，情绪还影响认知思考、行为表现等。

（2）心理因素：人际关系是一种建立在心理接触基础上的社会关系。在影响人际关系的因素中，心理障碍产生的影响更大，也更加直接。一个心理正常的人在与人沟通时所产生的影响人际交往的心理因素，我们称其为人际沟通的心理障碍。

1）嫉妒心理障碍：嫉妒者当看到别人强过自己、受到称赞，就会难过、气愤或暗中拆别人的台，诋毁他人。

嫉妒常产生于条件相似的人们之间，因自己无能、懒散，比别人差，内心却又不甘。嫉妒者不仅打击别人，也会影响自己的人际关系，影响正常的人际沟通。

2）羞怯心理障碍：怕羞是人们在交往中一种常见的心理障碍。羞怯心理障碍是指人们在沟通时常感到紧张、脸红、语无伦次或过多地约束自己的言行，不能清楚地表达自己的思想感情的一种状况，羞怯心理使个体无法充分地表达自己的思想感情，从而阻碍了人际关系的正常发展。

羞怯产生的原因一般有 4 种：①性格内向；②自尊心强，自信心不足，总想把话说好，但又不知道说哪句话；③多次遇到失败或挫折，因而害怕与人沟通；④受传统文化中消极成分的影响。

3）自卑心理障碍：自卑是人们对自己的能力做出过低评价的一种心理感受，是一种消极的自我评价。自卑心理障碍会使人丧失上进心，失去自我发展机会。假如一个人长期处于自卑的心理状态，不但会影响自己的人际关系，还将束缚自己的创造才能和聪明才智。

4）恐惧心理障碍：恐惧是人类的一种原始情绪，指个人在面临困境并企图摆脱但无能为力时所产生的情感体验。恐惧心理障碍是指沟通时出现的带有恐惧色彩的情感反应，如手足无措、手心出冷汗、身体发抖等。这些都会影响正常的交往，使人竭力避免参加公共活动，回避与他人的交往，甚至还会出现自我封闭，与外界隔绝的状态。

5）猜疑心理障碍：猜疑是指一种由主观推测而产生的不信任他人的复杂的情感体验。在人际交往过程中，由于欺骗、蒙蔽、虚情假意的现象仍然存在，人与人之间的提防、戒备之心的存在也有其合理性，但如果防备心理过重或疑虑之心过重，甚至怀疑一切，认为人人不可信，人人不可交，这就形成了心理障碍，就会造成沟通的失败。

2. **客观环境障碍** 人际沟通不可能在真空中进行，因而会受到客观环境中许多因素的干扰，直接的、面对面的沟通环境对沟通效果的影响可能更大。

（1）背景因素：沟通总是在一定的背景中发生的。任何形式的沟通都会受到各种环境背景的影响，如沟通参与者的角色、情绪、态度，关系等。有人专门研究过异性之间的沟通方式，发现自己配偶在场或不在场，人们与异性的沟通有明显的不同，丈夫在自己妻子在场时，与异性保持的距离较大，表情也较冷淡；而妻子在自己丈夫在场时，不只与异性保持更大的距离，笑容也明显缺乏魅力，整个沟通过程变得短暂而匆促。对于沟通者自己，他们也许并没有意识到这种明显的改变。由此可见，在某种意义上，与其说沟通是由沟通者自己把握的，不如说是由沟通背景控制的。

（2）氛围因素：房间光线昏暗，沟通者看不见对方的表情，室温过高或过低，存在难闻的气味等，都会使沟通者精神涣散，注意力不集中。简单庄重的环境布置和氛围，有利于集中精神进行正式而严肃的会谈，但也容易使沟通者感到紧张和压抑；色彩亮丽活泼的环境布置可使沟通者放松愉快，有利于随意交谈。

（3）隐秘因素：凡沟通内容涉及个人隐私时，若有其他无关人员在场（如同室病友、清洁工，甚至包括患者家属），缺乏保护隐私的条件，便会干扰沟通。因此，护士在与患者交谈时，要考虑环境的隐秘性是否良好。条件允许时，最好选择无人打扰的房间，如果在大病房，就要注意说话声音不可过大，避免让其他人听到。

（4）噪声因素：电话铃声、门窗开关的碰击声、邻街的汽车声、邻室的音响声、各种机械噪声以及与沟通无关的谈笑声等都会影响沟通的有效进行。当沟通一方发出信息后，可能会受到外界的干扰而失真，造成另一方无法接收信息或误解信息的含义，出现沟通困难。因此，护士在与患者进行沟通交流前，一定要排除噪声源，创造一个安静的环境，以增强沟通的效果。

（5）距离因素：心理学家的研究发现，随着沟通过程中所保持的距离不同，沟通也会有不同的气氛背景。在较近距离内进行沟通，容易造成融洽合作的气氛；而当沟通的距离较大时，则容易造成敌对或相互攻击的气氛。不久前，某单位曾主办过一个讨论会，与会者都是风度高雅的知名知识分子。但很快讨论会不再是讨论，而变成了高声争辩。原来，讨论会场的布置使与会者不能近距离地探讨某一观点的合理性，与会者之间相隔几米的距离，遥遥相望，发言者必须把每一句话远远地抛给对方，并提高嗓门强调自己的观点。高嗓门的陈述听起来是争辩、是挑战。讨论的气氛很快变成了自我捍卫和竭力反驳。可以设想，如果讨论会场用另一种方式布置，使人们可以近距离恳切地、充分地沟通，那么讨论的气氛可能是另一种样子。

沟通的距离不同还会影响沟通的参与程度。在日常生活中，我们常发现一个有趣的现象，坐在前排的学生与教师的关系更密切、融洽，对学习的态度也较为积极，学习成绩也更好，而坐在后排的学生则经常注意力分散，不太愿意与教师交往，有问题不愿意问教师，学习成绩也较差。有人将此归因于个子高矮，戏称“愚人长个，矮人长心”。但是心理学的研究证明，所谓“愚人长个，矮人长心”是没有科学根据的，个子高矮主要决定于遗传，而之所以矮个子学生成绩好一些，是因为矮个子学生总坐在前排，他们居于教师注意范围的中心，听讲更清楚，注意力相对集中。

➢ **考点：**人际沟通的障碍。

音频：
考点：人际沟通的障碍

第二节 护理工作者人际关系沟通

一、护理人员工作中的人际关系

（一）护患关系

1. 护患关系的概念 护患关系是在特定条件下通过医疗、护理等活动与患者建立起来的一种特殊的人际关系。护患关系是护理人际关系的主体，是医疗服务系统中一种重要的人际关系。

2. 护患关系的性质与特点 护士与患者的关系除具有一般人际关系的特点外，还有其独特的性质和特点。

（1）护患关系是帮助系统与接受帮助系统的关系：护士与患者的关系不仅仅是某一位护士与患者的关系，而且是帮助系统与接受帮助系统间的关系。帮助系统包括医生、护士、其他医务人员和医院行政人员，接受帮助系统包括患者、患者家属及其亲朋好友、同事等。护士为患者提供帮助，实际上是执行帮助系统的职责，而患者接受帮助，也体现了患者及其家属和朋友的要求。

（2）护患关系有特定的相互作用：护患关系不是两个人或两个方面的简单相遇，而是双方之间的相互影响、相互作用，这构成了护士与患者的关系。建立这种相互作用的良好关系，在一定程度上与护患双方的个人阅历、知识积累和对事物的看法等息息相关。

（3）护患关系的实质是护士满足患者的需要：这一特点是护患关系与其他人际关系的不同之处。患者因患病入院接受护理，护士掌握着帮助患者恢复健康的知识和技能，应当履行职责，对患者提供帮助。正是患者的这种需要和护士准备满足这种需要，使双方发生了治疗性的人际关系，这种需要构成了双方关系的基础。

（4）护患关系的相互影响作用具有不对等性：由于护患关系是在患者患病的情况下形成的，因而在这种关系中，患者是依赖护士的，而护士也常常扮演着患者的保护者和照顾者的角色。这就导致在这一关系中，主要是护士影响患者，患者一方接受护士一方的意志和要求，从而形成不对等性。

（5）护士是护患关系结果的主要责任承担者：患者由于遭受疾病的折磨来到医院接受治疗，处于被动的、接受帮助的地位。护士处于帮助者的主动地位，其行为在很大程度上决定了护患关系的结果。护士是这一关系的主动方面，因而在这一关系中，护士要承担更多的责任。在多数情况下，护患关系出现扭曲，护士应负主要责任。因此，护士应努力争取积极圆满的结果，避免出现消极的后果。

知识链接

医生有三大法宝：语言、药物、手术刀。

——希波克拉底

3. **护士在促进护患关系中的作用**

（1）与患者建立充分的信任关系：信任感的建立是良好护患关系的前提。针对信任危机产生的主要原因，护士必须全面提升自身素质。护士不仅应具备高尚的职业道德，还必须有适应工作需要的专业知识和娴熟的操作技能。只有掌握现代医疗护理科学的知识和技能，才能更好地为患者服务，真正做到患者至上、德术并举，才能有效地避免护理工作中的冲突和纠纷。

（2）明确护士的角色功能：在提供护理服务时，护士是照顾者和安慰者；在对患者的健康问题进行诊断和处理时，护士是计划者和决策者；在帮助患者争取权益时，护士是代言者和维护者；在进行健康教育和卫生宣传时，护士是教育者和咨询者。护士只有全面认识和准确定位自己的角色功能，才能更好地履行自己的角色责任和工作职责，使自己的言行符合患者对护士角色的期待。

（3）帮助患者认识角色特征：患者是因为身体健康方面出现了自己无法解决的问题才来寻求医护人员帮助的，因此接受护理服务是所有患者最主要的角色特征。

（4）主动维护患者的合法权益：患者享有对自身疾病诊断、治疗和护理措施的知情权和同意权，但由于疾病的原因，在许多情况下，患者只能依靠医护人员来维护自己的权益。如果医护人员忽视了患者的权益，不能及时将疾病进展、治疗方案、护理措施、用药类型等信息传递给患者，甚至拒绝回答其提出的问题，患者的知情权就得不到保障，对护士的信任度也就会随之下降，护患关系就不能正常发展。

（5）减轻或消除护患之间的理解分歧：在进行护患沟通时，要注意沟通内容的准确性、针对性和通俗性，尽量使用患者易于接受的方式和语言，避免使用专业术语或方言、土语。

病例 10–2

为患者祝福生日

康复科护士小芳在给患者王伯静脉输液时，听到照顾王伯的小保姆对他说："大叔，您儿子早上往家里打电话说，后天是您的生日，他最近在忙一个项目，没时间回来陪您了。您嘱咐过我，不要让他知道您生病住院的事，所以我就告诉他，您出去遛弯了。"王伯语气沉重地说："你这么做就对了，我这么老了，还过什么生日，又不是小孩子。再说孩子很忙，我不能给他添麻烦。"但小芳分明看到了王伯说话时眼中充满的期盼。王伯生日那天中午 11 点半，康复科的全体护士来到王伯的床前，小芳手捧着鲜花，小丽提着蛋糕，她们齐声说道："祝王伯生日快乐！"王伯看到这情景，一时不知说什么好，但护士们看到了王伯眼中晶莹的泪花。

（二）护士与患者家属的关系

在许多情况下，护理患者的工作都是通过患者亲属来完成的。特别是遇到一些特殊患者，如婴幼儿、重症昏迷患者、高龄患者、精神病患者时，护士与患者亲属保持积极、有效的沟通显得尤为重要。通过与家属的沟通，护士还可以得到更多有关患者的信息，更有利于护理计划的制定和实施。

1. **患者家属的角色特征**

（1）患者原有家庭角色功能的替代者：患者在患病后，其之前的角色功能必须由其他家庭成员分担或代替。因此，患者家属如能妥善分担患者原有的家庭角色功能，对于消除患者的心理压力，使其安心治疗是十分重要的。

（2）患者病痛的共同承担者：疾病不仅给患者带来痛苦，同时也会引起患者家属痛苦心理的连锁反应，尤其是对于突发事件导致的危重患者或绝症患者的家属。

（3）患者的心理支持者：患者患病后容易出现情绪低落、焦虑、恐惧等心理问题，患者家属如及时为患者提供精神上的安慰，能有效缓解患者的异常情绪，减轻其心理负担，鼓励患者树立战胜疾病的信心，促进患者康复。

（4）护理过程的参与者：在护理过程中，有些患者参与能力受限，如婴幼儿、精神病患者、危重病患者等，需要患者家属的积极参与，特别是那些缺乏自我表达能力的患者，需要家属提供病情资料，护士才能做出相应的护理诊断和护理计划。

（5）患者生活的照顾者：由于疾病的严重程度不同，患者生活自理能力受到不同程度的影响，如心力衰竭需要卧床的患者、肢体功能丧失的患者等。住院期间和出院后一段时间内，患者家属都有承担照顾患者生活的责任，为患者提供健康教育、康复指导，使患者得到更为周到的照顾。

（6）护理行为的监督者：家属在陪护的同时，直接参与到护理行为的监督中来，对护理的过程、效果、目的格外关注。在部分护理差错的最初期，家属作为最熟悉护理程序的非医护人员，往往可以是第一个发现并制止差错的人。

2. 护士与患者家属关系的影响因素

（1）角色期望冲突：护士被人们誉为白衣天使，这是人们对护理职业美好形象的期望。许多患者及其家属也据此来勾画理想中护士的形象，并用理想化的标准来衡量现实中的每位护士。当发现某位护士的行为与他们的期望不符时，就会对护士产生不满情绪，甚至少数家属还采取过激言行，导致护士与患者家属之间发生矛盾冲突。

（2）角色理解欠缺：亲人患病，对患者家属来说是一种压力，尤其患者患重病时，更是难以接受。他们往往将亲人生存的希望完全寄托在医护人员身上，希望医生药到病除、妙手回春，要求护士有求必应、随叫随到。可个别护士不能理解患者家属的心情和难处，未能做到换位思考，甚至对患者家属或其朋友流露出厌烦的情绪。另外，由于护理工作的繁重、护士的紧缺及医学的局限性等，护士不可能为患者解决所有问题。很多患者家属不了解护理工作的特点，不理解护理工作的难处，护理工作稍不如意，就会埋怨、指责，甚至殴打护士。由于护士与患者家属之间缺乏相互理解，故容易产生矛盾或冲突，导致双方关系紧张。

（3）角色责任模糊：在护理患者的过程中，家属和护士应密切配合，共同为患者提供心理支持、生活照顾。然而部分患者家属将全部责任，包括一切生活照顾责任推给护士，自己只扮演旁观者和监督者的角色；个别护士也将本应自己完成的工作交给家属，从而严重影响护理质量，甚至出现护理差错、事故，最终引发护士与患者家属之间的冲突。

（4）经济压力过重：随着高端诊疗技术、新药的不断开发和应用，医疗费用也不断增加，患者家属的经济压力逐步加大。当患者家属花费了高额的医疗费用却未见明显的治疗效果时，往往产生不满情绪，从而引起矛盾冲突，导致护士与患者家属双方关系紧张。

3. 护士在促进与患者家属良好关系中的作用 护士与患者家属的关系实际上是护患关系的一种延伸，是团结协作、共同为患者服务的关系。护士在与患者家属交流与沟通时应发挥主导性作用。

（1）热情接待，主动介绍：护士要主动、热情地接待患者家属，向其介绍医院环境和有关规章制度，并嘱咐探视中的注意事项。护士应主动向患者家属介绍患者的病情、护理措施、预后等内容。

（2）听取询问，耐心解答：患者家属最关心患者的病情，时刻关注病情变化，会不断向护士询问，护士应理解患者家属的心情，耐心倾听患者家属提出的问题和反映的情况，并给予相应的解释，对他们的困难提供有效的帮助。

下载资源：
知识拓展：护士应具备的“九心”

（3）评估家庭，解决困难：护士通过与患者家属的沟通，了解患者生病后的家庭情况，评估其存在的问题。针对该家庭面临的困难，与家属共同商讨解决问题的办法，并提供必要的帮助，这对于护士与患者家属建立良好的关系是十分必要的。

（4）了解情况，提供心理支持：少数患者家属由于长期照顾、陪伴患者，身心疲惫不堪，正常的生活秩序被打乱，加之出现经济、财产等难以应付的问题，会产生厌烦、冷漠的心理，并可能在患者面前流露出来。护士应耐心、细致地做好家属的思想工作，减轻患者家属的心理负担，共同稳定患者情绪，使其能配合医护工作。

（三）医护关系

医护关系是医生和护士这两种不同职业的人们在医疗活动中形成的相互关系，是护理人际关系中一个重要的组成部分。医生和护士无论在职业特点、工作内容还是医疗过程中都是两个独立的职业，相互不能替代，缺一不可。医护关系是就医环境的一部分，直接影响患者的心理变化和疾病康复；医护关系也是工作环境的一部分，直接影响医护人员的精神面貌和工作效率。

1. 医护关系的模式　随着医学模式的转变，按照生物－心理－社会医学模式的要求，医护关系模式已由传统的“主导－从属型”向现代的“独立－协作型”转变。

（1）主导－从属型：随着医学科学的发展和护理学科的进步，医生与护士的关系也在不断变化。但是长期以来，由于受传统医学模式的影响，医疗护理活动都是以疾病为中心，在护理尚未形成独立的学科之前，护理工作只是医疗工作的附属，护士从属于医生，护士的工作是机械地执行医嘱，而不是对患者负责，这就制约了护士主观能动性的发挥，使医护关系成为支配与被支配的关系，形成主导－从属型医护关系模式。

（2）独立－协作型：随着生物医学模式向生物－心理－社会医学模式的转变，护理学也在不断发展，逐渐形成自己独立的理论和实践体系，成为一门独立的学科。护理工作模式从以疾病为中心的功能制护理向以患者为中心的整体护理转变，护士角色从单一的照顾者角色向多功能角色转变。医生与护士的关系不再是支配与被支配的关系，而是既独立、不可替代，又紧密联系、缺一不可的并列合作关系。两者相互依存、相互促进、互为补充、共同协作，由此形成了独立－协作型医护关系模式。

2. 医护关系的影响因素

（1）角色权利争议：按照分工，医生和护士各自在自己的职责范围内承担责任，同时也享有相应的自主权。但是在某些情况下，他们常常会觉得自主权受到侵犯，引发医护之间的矛盾冲突。当医护双方发生自主权争议而引起矛盾冲突时，特别需要双方心平气和地通过平等交流来取得一致，否则将影响医护关系的正常发展。

（2）角色理解欠缺：医疗和护理是两个不同的专业，有各自不同的学科体系，其教育和教学一般是在相对独立的情况下进行的，双方对对方的专业缺乏必要的了解，从而影响医护之间的合作关系。

（3）角色压力过重：医院医护比例失调甚至倒置，护士缺额严重、岗位设置不合理、忙闲不均等都会造成某些人员角色压力过重，影响相互关系。由于医护人员常常因为过重的或不适当的角色压力而变得脆弱、易怒和紧张不安，所以由角色压力过重而形成的不满情绪常是医护关系紧张的来源。

（4）角色心理差位：由于长期以来医护关系一直是主导－从属型关系，因此容易形成护士对医生的依赖、服从心理，表现为机械、被动地执行医嘱。这些情况都不能形成医护之间的正常互动关系。

3. 促进医护关系的策略

（1）把握自己的位置和角色：医生和护士虽然工作的对象、目的相同，但工作的侧重面和使用的技术手段不尽相同。医生主要的责任是做出正确的诊断和采取恰当的治疗手段。护士的责任是能动地执行医嘱，做好躯体和精神护理，向患者解释医嘱的内容，取得患者的理解和合作。当医生的医嘱出现错误时，护士有责任在执行医嘱前的查对过程中发现错误，并请医生及时纠正。

（2）真诚合作，互相配合：医生和护士在医院为患者服务时，只有分工不同，没有高低之分。医生的正确诊断与护士的优质护理相配合是取得最佳医疗效果的保证。医护双方要相互尊重、相互支持、相互理解、真诚合作，共同为医疗安全负责。

（3）关心体贴，互相理解：医护双方要充分认识对方的作用，承认对方的独立性和重要性，支持对方工作。护士要尊重医生，主动协助医生，对医疗工作提出合理的意见，认真执行医嘱；医生也要理解护士的辛勤劳动，尊重护士，重视护士提供的患者情况，及时修正治疗方案。

（4）互相监督，建立友谊：任何的医疗差错都可能给患者带来痛苦和灾难，因此，医护之间应该监督对方的医疗及护理行为，以便及时发现问题和进行预防，减少医疗差错的发生。

（四）护际关系

护际关系是指护士之间的关系。护际关系通常分为3类：上下级护际关系、同级护际关系、教学护际关系。护际关系不仅直接影响对患者实施身心全面护理的质量，而且与护士自身的身心健康也有很大的联系。护士内部的协调与配合是十分重要的，用什么方法和标准来处理好同行之间的关系，反映了职业道德中最普遍的要求。要处理好此关系，首先要树立为患者服务至上的思想，并应用换位思考的交往方式，遵守自律、敬人、真诚、宽容、平等的沟通原则，同时掌握护际之间的沟通技巧。

1. 护际关系存在的问题

（1）护士长与护士之间的矛盾：护士与护士长交往时，护士希望护士长业务技术过硬，能指导和帮助下属，能以身作则，一视同仁，具有较强的管理能力。护士长则希望护士能很好地贯彻自己的工作意图，妥善安排自己的家庭、生活和学习，顺利完成各项护理工作。但有些护士不体谅护士长工作的难处，以自我为中心，服从意识差；少数护士长缺乏对护士的关心，工作时间分配不合理，班次分配不公平等，这些均影响护士长与护士之间的人际关系，从而出现交往矛盾。

（2）年轻护士与年长护士的矛盾：由于工作经历、阅历等不尽相同，年轻护士和年长护士容易在沟通过程中发生矛盾，如年长的护士经验丰富、思想稳定、责任心强，可能会看不起年轻的护士；年轻的护士精力充沛、知识面广、反应敏捷、动作迅速，可能会看不起年长的护士。

（3）不同学历护士之间的矛盾：少数高学历的护士不愿意向低学历但临床经验丰富的护士学习，而学历不高的护士对高学历的护士又心存戒备，双方交往出现矛盾。

（4）护士与实习护生之间的矛盾：带教老师过多地指责实习护生，甚至对实习护生态度冷淡、不耐心、不指导，就会使实习护生产生厌烦心理；而实习护生在实习过程中，尤其是高学历实习护生认为自己有能力，而不虚心学习，不懂装懂，甚至不尊重带教老师。这些都会导致双方出现交往矛盾。

2. 促进护际关系的策略

（1）互学互尊，团结协作：在护理工作中，同行之间的互相尊重是十分重要的，应尊重他人意见，尊重他人的人格。护士都是劳动者，相互间的关系是平等的、相互合作的，共同为患者的治疗、预防、保健、康复提供服务。

（2）互助互勉，奋发进取：护士之间存在职称、学历、技术经验、思想认识的差别，存在阅历、家庭、身体等方面的不一致。在护理工作中，要提倡助人为乐的精神，互相勉励，共同进步。当别人取得成绩时，应作为自己的一种鞭策力；当同事出现差错时，应当寻找根源，防微杜渐，提倡“与人为善，治病救人”，应杜绝“事不关己，高高挂起”的做法。

（3）互相支持，乐于奉献：护理工作的特点是任何工作上的疏忽和失误都会给社会、患者和自己带来难以弥补的危害，所以护士之间关系的融洽至关重要。护士间要以诚相待、分工合作、互相谅解、互相支持、互相配合，共同完成护理工作，本班的工作绝不留给下一班，发现别人工作中的失误要积极给予补救，形成团结互助、乐于奉献的良好氛围。

（4）充分发挥护士长的核心作用：护士长是病区护理管理工作的组织者和指挥者，也是护士间相互关系的协调者，是护士群体人际关系的核心。护士长在整个医疗护理工作过程中应带领护士共同完成护理任务，处理各种危急或突发事件。因此，护士长必须拥有良好的道德修养、礼仪风范和沟通技巧，具有了解护士、关心护士、指导护士的意识，公平、有序地组织各项工作，充分发挥每位护士的积极性。

（5）正确协调护士之间的关系：护士内部的沟通是以相互理解、尊重、友爱、帮助、协作为基本前提的。护士之间要理解和掌握职能与职责的尺度，上级指挥、分配下级工作是职能，下级执行上级布置的工作是职责。年轻护士应尊重级别高、年长的护士，并虚心求教。年长护士要为人师表，善于学习，爱护和培养年轻护士。

音频：
考点：护理人员工作中的人际关系

➢ **考点：**护理人员工作中的人际关系。

二、人际沟通在护理工作中的作用

人际沟通在护理工作中具有至关重要的作用。护理工作的方方面面都离不开人际沟通。随着医学模式转变和整体护理的实施，要求护理人员具备良好的人际沟通能力。无论是护患关系的建立，还是医护关系、护际关系的发展，均需要以有效的人际沟通为基础。有资料表明，在现代系统化整体护理活动中，护士需要用 70%的时间与他人沟通，剩下 30%左右的时间用于分析问题和处理相关事务。人际沟通的作用主要有以下 3 个方面。

1. **连接作用**　沟通是人与人之间情感连接的主要桥梁。护士在运用护理程序进行整体护理时，需要与患者进行沟通、交流。在护理工作中，沟通同样是护士与医务工作者、其他人员之间情感连接的主要纽带。对良好的医护关系及改善护患关系有推进作用。

2. **精神作用**　沟通可以加深积极的情感体验，减弱消极的情感交流。通过沟通，患者之间可以相互诉说各自的喜怒哀乐，从而增进彼此之间的情感交流，增进亲密感；通过沟通，患者可以向医护人员倾诉自己的顾虑和担心，以获得信息和情感支持，保持心理平衡，促进身心健康。

3. **调节作用**　通过提供信息，沟通可增进人们之间的理解，调控人们的行为。护理人员通过与服务对象有效沟通，可帮助护理对象掌握相关的健康知识，正确对待健康问题和疾病，建立健康的生活方式和遵医行为。

三、护理工作者人际沟通能力的培养

从职业教育的角度可将能力分为一般能力、职业能力和岗位专项能力。护理人际沟通能力属岗位专项能力，需要以护理职业情感、专业知识及技术为基础。护理人员必须具备良好的人际沟通能力，这也是职业素质的基本要求。

（一）护士人际沟通能力培养的标准

美国高等护理教育学会（American Association of Colleges of Nursing）于 1998 年 1 月修订完成了“护理专业高等教育标准”，目的是定义护理本科生毕业时应具备的基本知识、价值观和专业行为，其中将沟通能力定义为护理专业教育中的核心能力之一。护士人际沟通能力的培养必须达到以下标准：

1. 在各种场合用各种媒介有效表达自己。
2. 在评估、实施、评价、健康教育中表现出沟通的技能。

3. 帮助患者获得和解释健康知识的意义和效果。
4. 与其他专业人员建立和保持有效的工作关系。
5. 对有特殊需求的患者运用不同的沟通方法，如感觉或心理障碍者。
6. 具有清晰、准确、符合逻辑的书写能力。
7. 在护患关系中运用治疗性沟通。
8. 能运用多种沟通技巧与不同人群恰当、准确、有效地沟通。
9. 能从广泛的资源中获取和运用数据及信息。
10. 为患者提供咨询和相关的、敏感的健康教育信息。
11. 彻底、准确地将护理措施和结果存档。
12. 引导患者澄清喜好和价值观。

由此不难看出，沟通能力培养的核心和焦点是护患沟通能力，也包括工作关系中与其他专业人员的沟通能力和现代信息资源的运用能力等。

（二）培养和提高护士人际沟通能力的途径

1. **培养高尚的职业道德** 护士职业道德是护理社会价值和护士理想价值的具体体现，是护士进行人际交往的行为准则。护士遵循这些准则，就能协调彼此间的关系，解决护患交往中出现的各种问题。高尚的职业道德包括护士对患者具有高度的责任心。护理工作是与生命息息相关的工作，护理人员必须具有高度的责任心，否则，无论操作技术多么熟练，说话态度多么热情，都不可能赢得患者的信任。高尚的职业道德还包括护士应具备爱心和同情心，只有将这些高尚的职业道德融入到我们的职业行为中，才能赢得患者的信赖，从而进行有效的沟通。

2. **摄取广博的相关知识** 一个人的沟通能力是在正确的理念指导下，在长期的社会实践中发展和形成的。要培养和提高护士人际沟通能力，必须先具有良好的人文素质，加强人文知识的学习和沟通能力的训练，如学习有关美学、礼仪、哲学等相关知识，为培养和提高护士人际沟通能力奠定人文底蕴。

3. **在实践中锻炼和提高** 护理教育的目的是培养高素质、能力强的护理人才，而人的能力只有在实践中才能逐步产生、发展和完善。通过在护理实训中增设沟通能力训练，在见习、实习中真实感受沟通等教学方式，护士在实践中不断提高人际沟通能力，同时也锻炼了解决实际问题和运用专业知识的能力。

4. **掌握娴熟的沟通技巧** 得体的语言就像汽车的润滑剂，能够减少人与人之间的摩擦。作为一名合格的护士，在人际交往中要熟练掌握常用的沟通技巧并能正确运用，善于倾听，注意语言的科学性和艺术性，善于应用非语言行为等，与患者建立良好的护患关系。

案例 10–3

发 药

张工程师因胃炎、高血压住院治疗，护士早上为他发药。“张工，早上好！昨天晚上睡得好吗？今天感觉怎么样？您现在应该服药了，我给您倒水。这是促进胃动力药，它能增加胃的蠕动功能，减轻胃胀，所以要在用餐前30分钟服用。”张工程师服完药，问护士：“你落了一种药吧？医生说要服两种。”护士微笑着说：“噢，您记得很清楚啊，是还有一种药，专门治疗高血压的，不过是每8小时服用一次，到时间我会给您送来的。一定记着半小时后进餐，饭菜要清淡一些，这样容易消化。您好好休息。”

思考： 1. 以上案例反映了人际沟通在护理工作中有哪些作用？
2. 假如你是护士，你应该从哪些方面努力提升自己的素质？

➤ **知识拓展：**护士沟通能力测试。

下载资源：
知识拓展：护士沟通能力测试

自测题

一、选择题

1. 影响人际沟通效果的环境因素是（　　）
A. 沟通者情绪烦躁
B. 沟通者听力障碍
C. 沟通双方距离较远
D. 沟通双方信仰不同
E. 沟通双方价值观不同

2. 下列哪项不是提高自身人际沟通能力的途径（　　）
A. 具有高尚的职业道德
B. 提高护理技术操作水平
C. 摄取广博的相关知识
D. 在实践中锻炼和提高
E. 掌握娴熟的沟通技巧

3. 按照沟通的深度进行分类，哪一个层次的沟通双方信任程度与参与程度最低（　　）
A. 一般性沟通
B. 事务性沟通
C. 分享性沟通
D. 情感性沟通
E. 共鸣性沟通

4. 患者对护士说："我在 1989 年得过肺结核。"这种沟通属于（　　）
A. 一般性沟通
B. 事务性沟通
C. 分享性沟通
D. 情感性沟通
E. 共鸣性沟通

5. 产妇刘某，30 岁，小学教师，目前宫口开至 2 cm，因剧烈疼痛，患者不断呻吟，满头大汗，护士打算为其进行产前指导，患者烦躁，拒绝与护士对话。目前影响护患沟通的主要因素是（　　）
A. 患者性格内向
B. 有其他人员在场
C. 对指导内容患者不感兴趣
D. 患者疼痛
E. 患者产前知识缺乏

二、简答题

1. 简述人际沟通在护理工作中的作用。
2. 简述护士如何提高自己的人际沟通能力。

三、案例题

患者，男性，58 岁，有冠心病史，因心前区剧痛由家属护送急诊入院。心电图检查提示急性心肌梗死。入院后患者表情痛苦，面色苍白，四肢寒冷，脉搏细弱，血压偏低。患者家属在门外焦急等待，新来的护士小王负责接诊患者，她想仔细了解患者情况，以便找出护理问题，制定符合患者情况的护理计划。于是，小王问了一个又一个的问题，患者却皱着眉头不想回答。

思考：

1. 患者为什么不愿意回答护士的提问？
2. 护士小王与患者沟通失败的原因是什么？

（罗　珊）

第十一章 沟通技巧

思政之光

思维导图

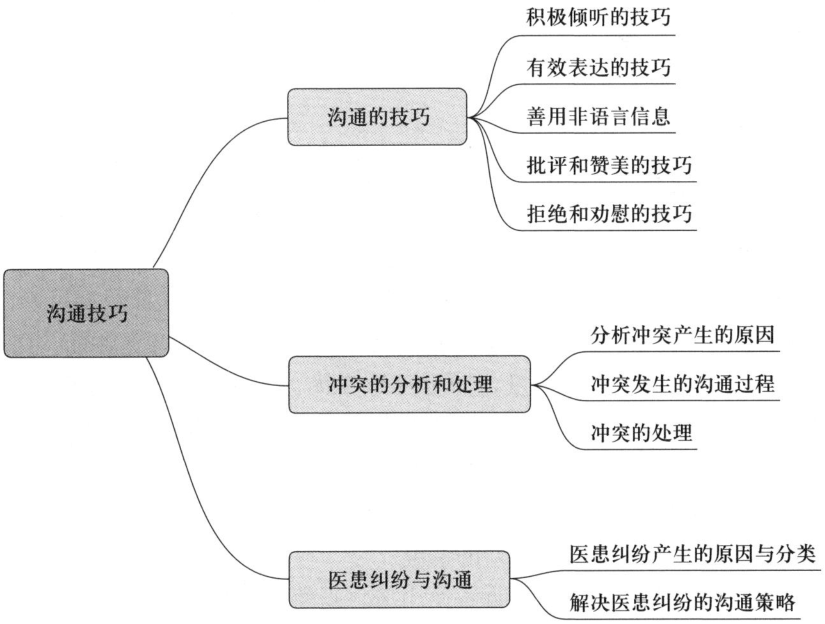

学习目标

1. 知道沟通技巧、非语言沟通、冲突、医患纠纷的定义。
2. 说出非语言沟通的特点、作用，产生冲突的原因，产生纠纷的原因。
3. 阐述倾听的技巧，语言沟通和非语言沟通的技巧，护患冲突发生过程，医患纠纷产生的原因。
4. 阐述发生冲突后的处理方法，解决医患纠纷的沟通策略。
5. 具备处理护患冲突的素养，建立良好的护患关系。

第一节 沟通的技巧

沟通技巧是指人们利用文字、语言与肢体语言等手段与他人进行交流使用的技巧。沟通技巧涉及许多方面，如简化运用语言、积极倾听、重视反馈、控制情绪等。拥有沟通技巧并不意味着我们能成为一名有效的管理者，但缺乏沟通技巧会使我们遇到许多麻烦和障碍。

案例 11-1 一位52岁的女性患者，患淋巴癌晚期，医生一直在努力使用各种化疗方案，但均不奏效。一天，患者有预感地、绝望地问：“护士小王，我要参加我儿子的婚礼，还有3个月的时间，我能等到那一天吗？”

思考：1. 如果你是护士小王，你会如何回答？

2. 请说说你如此处理的理由。

一、积极倾听的技巧

（一）树立正确的倾听理念

护理人员应认识到倾听的重要性，树立“倾听是人格魅力，倾听是内在品质，倾听是解决问题的重要方式”的理念，还要从肯定对方的立场去倾听，克服先验意识，要以“有容乃大”的气度去倾听他人的建议，学会给对方以及时的、合适的反应，采取灵活的反应方式，使之与环境相适应。

（二）倾听技巧

倾听是有效沟通的必要部分，以求思想达成一致和感情的通畅。倾听的主体者是听者，而倾诉的主体者是诉说者。两者一唱一和有排解矛盾或者宣泄感情等优点。倾听者作为真挚的朋友或者辅导者，要虚心、耐心、诚心和善意为诉说者排忧解难。

1. **注意的技巧** 在倾听别人说话时，身体应适当前倾，与诉说者交流目光，适当点头或做一些手势。良好的倾听者还应尽量排除周围环境的干扰，如噪声和嘈杂的环境，诉说者使用方言、夹杂外语表达及不良音调和态度，倾听者身体状态不佳、对说话内容缺乏基本了解等。主观障碍来自于倾听者先入为主或固执己见和没有参与感。最重要的是倾听者要用心思考，感受对方传达的讯息，这更能显示倾听者的专注程度。

2. **追随的技巧** 追随最主要的目的是让诉说者以自己的方式表达内心的想法和感受，使倾听者更加了解诉说者如何看待自己所处的情境。

（1）基本鼓励：在倾听过程中，倾听者使用深感兴趣的、真诚的、高昂的声调会使诉说者自信；使用恰当的肢体语言，如倾听者用手托着下颌，表示倾听者的态度诚恳，让诉说者感受到倾听者的支持和信任；一些简单的反应，如倾听者恰当的微笑、赞许的表情、积极的目光或伴以“嗯”“对”等词语，向诉说者表明在认真倾听，也可以用皱眉、不惑等表情给诉说者提供准确的反馈信息，便于诉说者及时调整。

（2）偶尔插嘴：倾听者以开放的方式询问所听到的事，成为谈话的主动参与者，这会增进彼此间的交流。提问既可以表明倾听者在认真倾听，又可以控制和引导谈论话题。提问须适时、适度，一次最好问一个问题，否则会造成对方思考的中断。提问的问题必须是开放性的，如“有什么”“怎么样”，而不是“是什么”“是不是”。

（3）适当沉默：沉默是倾听者必须学习的技巧。在倾听的过程中，忘掉自己的立场、见解，保持沉默，让对方把话说完。

3. **反应的技巧** 复述对方说过的话既表示对说话者的尊重，又能够用对方的观点说出自己的想法。这样，倾听者不仅能够赢得诉说者的信任，而且能够找到沟通语言，从而拉近彼此之间的距离。

（1）简述语义：倾听者将自己听到的问题、对方说话的内容，以自己的方式，简洁地重复主要的意思，以确定自己接收和理解的信息正确。复述他人的意思时，语言尽量精简，避免使用冗长的陈述，注意简述语义时应保持客观的描述，避免引导对方谈话的主题与方向。

（2）情感反应：除了简要重复对方的内容外，倾听者还必须表达对诉说者感情的理解。需要给诉说者提供深入观察他们自己内在的喜怒哀乐的各种情绪的机会。

（3）意义反应：当倾听者同时反应内容与情感时，就是在意义反应。意义反应一般是最有效的反应方式。初学时用“你觉得（感觉的字眼）”“因为（与此感觉有关的事件或内容）”的句子；等到运用纯熟，就可以自由变化，只要意思一致即可。

（三）倾听时“提问”的技巧

1. 解释性提问，就是解释性问题。

2. 向对方表达你对他感受的认同。当有人表达某种情感或感觉很情绪化时，向对方传递你的理解。

3. 适当的重复，把诉说者的内容、事实简要地概括与重述。

4. 综合处理对方信息。

5. 大胆设想。

要点：①了解对方；②把握提问时机；③把握提问内容；④注意提问速度。

（四）倾听时“沉默”的技巧

耐心地、默默地倾听能让对方放松情绪并且促进思考，有助于控制自我情绪。但是倾听者有时也会产生消极沉默的情绪，原因：①对方对话题不感兴趣；②过于谦让；③双方关系微妙；④自己言多。

（五）倾听时“记笔记”的技巧

一是记笔记不但是沟通的重要形式，也是对他人的尊重。二是学会记要点和重要信息等，记笔记最关键的是要集中在诉说者的最主要的观点和证据上。三是要把要点记录与自己感兴趣的信息结合起来，自己感兴趣值得记录的，当然可以记录下来，但更重要的是把诉说者的论点、论据和论证记下来。

二、有效表达的技巧

（一）提高表达能力

好声音是清晰、令人愉快和使人信服的。声音可以通过后天被塑造，变得有吸引力。适当的发声训练可以帮助说话者有正确的音量、声调、音调。要想提高表达能力，有以下几种方法。

1. **腹式呼吸法** 站立姿势，双手掌心向内放在胃部。吸气，手受到胃的挤压，头部、背部和胸部不动。吐气，手明显感到压力减轻。重复练习，吐气后至少保持 10 秒。

2. **录音演练法** 加强对自己声音的认识和改进，使之富于变化，可以通过录音的方式，将自己大声朗读一本书或报纸、期刊的内容记录下来。重播，评估自己的表现。反复练习，做必要的调整，朗读应该有明显改进。

3. **忌口中有物** 口中有物的沟通是对对方的不尊重，可增加沟通障碍和难度。避免一边说话一边吃东西、咀嚼或者吸烟。这些行为让说话者张口困难，迫使音调变高。同时也干扰嘴唇的运动，不能清晰、正确地吐词，说话含糊不清。

4. **吐字** 切忌过分地表现出装腔作势和预谋已久，过犹不及。可通过练习一些绕口令改进清晰度。唱歌也是一种极为优秀的方法。重要的是保证吐词正确，即使用比较慢的语速。

5. **呼吸演练法** 当说话者感到紧张或不安时，喉部的肌肉会绷紧，音调变高，使声音难以放松。用鼻深深吸气，保持 3 ~ 5 秒，然后缓缓从口呼出，直到肺部的气体完全排尽。重复练习，直到背部和颈部的紧张感平息。

6. **停顿** 适当使用语言停顿能改进信息传递的效果。沉默能够用来表达这些感情，如生气、混乱、不赞成或不同意，这样可以制造悬念、强调特定内容、暗示话题转变，可用于获得指引和保持倾听者的注意。

任何工具都有可能是一把双刃剑，短暂的停顿与较长时间的沉默其表现是特别明显的：

J：你觉得我的点子怎么样？

H：…………（沉默5秒钟）

J：你不喜欢，是吗？那就直说了吧，你觉得它起不了作用。

H：没有及时做出反馈，J马上感到最坏的结果。

这是因为人们在表示赞同的时候通常会做出很快的回应，而给出一个冷冰冰的否定回答通常会花更长的时间思考该怎样开口。回答YES只需要心跳一下的时间，而想出一个适当的办法说NO通常花的时间会长很多。

人们的正常语速为每分钟100 ~ 175个字，但接收速度却快得多，每分钟可以听600 ~ 800个字，所以听的时候完全有时间走神。当人们没有全情投入时，听别人说话就好像是一种有节奏的嗡嗡声，像背景音乐一样不被注意。长停顿打破了这种节奏，有助于重新拉回注意力。

（二）不良说话习惯

1. **说话声过大或过小**　说话的音量取决于对话发生地点的环境和人的情绪。

2. **音调变化可为语言增加意义**　不同的音调给声音增加变化，单调直述很难吸引人。

3. **说话语速过快或过慢**　语速快与个人自信相关联，但说话过快会让人听不明白。

4. **说话不清晰**　不正确的发音或者拖沓的阐述会给个人的专业形象造成负面影响。

三、善用非语言信息

（一）非语言沟通的概念

非语言沟通是指除语言沟通以外的各种人际沟通方式。它包括形体语言、副语言、空间距离及沟通环境等。非语言沟通是人们借助非词语符号，如人的仪表、服饰、表情、姿态、动作等，不以自然语言为载体进行的信息传递。非语言沟通是语言沟通的重要补充，用来加强或替代所说的话，能使沟通信息更加明确。

（二）非语言沟通的特点

1. **真实性**　非语言沟通往往比语言沟通更能够表露、传递信息的真实含义。人的非语言行为更多的是一种对外界刺激的直接反应，常常是无意识的；而在语言沟通中，人们可以控制对词语的选择。

2. **广泛性**　非语言沟通的运用是极为广泛的，即使在语言差异很大的环境中，人们也可以通过非语言信息了解对方的想法和感觉，从而实现有效的沟通。

3. **持续性**　非语言沟通是一个持续的过程。在一个互动的环境中，自始至终都有非语言载体在自觉或不自觉地传递信息。一般而言，从沟通开始，双方的仪表、举止就传递出相关的信息，双方的距离、表情、身体动作就显示着各种特定的关系。

4. **情景性**　在不同的情景中，相同的非语言符号表示不同的含义。例如，在不同的情景下，流泪既可以表达悲痛、生气、委屈、仇恨的情感，也可以表达幸福、兴奋、感激、满足等情感。

（三）非语言沟通的作用

1. **表达情感**　非语言沟通的首要功能是表达感情和情绪，如快乐与忧伤、坚强与软弱，自信与自卑等。在护理工作中，由于疾病的影响或在特定的环境下护士与患者及亲属之间不方便或不能用语言进行沟通时，往往一个动作、一个眼神就能表达他们的内心情感或需要。例如，相互握手表示良好人际关系的建立；父母摸摸小孩子的脑袋表示爱抚；夫妻、恋人、朋友间的拥抱表示着相互的爱恋和亲密；护士紧握即将分娩产妇的手表示安慰。所以，非语言沟通既能表达情感与情绪，又是观察情感与情绪的重要窗口。

2. **验证语言信息**　由于医院是一个特殊的环境，常使患者及亲属产生相当大的不安和恐惧。为减少这种不安，患者及家属常会特别留心周围的信息，对护士的非语言行为特别敏感。他们常利用非语言暗示提供的信息来充分证实语言沟通中有疑问的信息。如焦急等待肿瘤切除结果的患者家属，可通过观察护士进、出手术室面部的表情获得一些线索，以弄清即将得到消息的性质。同时，医护人员在观察患者时，应注意其语言和非语言信号表达的情感是否一致，从而掌握患者的真实心理反应。如果一个患者说："我没事，感觉还好。"但脸上却流露出不舒服和疼痛的表情，这时患者的语言信息与非语言信息显然有出入，医护人员应特别注意仔细观察，捕捉患者的非语言信息，及时提供帮助，预防意外发生。

3. **调节互动**　沟通是人与人之间的互动行为，非语言沟通具有调节互动行为的作用。在护理人员与患者的交往中，存在着许多的非语言符号，如点头、皱眉、降低声音、靠近或远离对方等，双方相互"发出"和"接受"信息，这些信息调节着双方的互动行为。例如，护理人员与患者交谈时，如果患者对视自己并微笑点头，则表示患者在接受着护理人员的交谈信息；如果患者的视线不断转移或者姿态反复变化，可能暗示护理人员可以结束此次谈话。所有这些非语言暗示都传递着一些不必开口或不便明说的信息，调节双方的互动行为。

4. **辅助或替代语言表达**　人们在用语言进行沟通时，有时会出现词不达意或者言语难尽其意的感觉，因此有时需要同时使用非语言行为来辅助语言表达，帮助、强调或者弥补语言的局限。如在与初次就诊或刚入院的患者进行沟通时，护理人员的真诚微笑、亲切温和的目光，比任何语言都更有助于消除患者的恐惧不安或紧张情绪。另外，人类经过长期的实践，非语言行为在一定的沟通环境和气氛中可发挥部分替代语言的独特功能。例如在外科手术台上，外科医生的一个手势或一个眼神，手术室护理人员就该明白自己应当做什么。再如在某些抢救危重患者的工作中，医护人员短促的目光接触或使用面部表情就能完成非语言沟通，使抢救工作紧张而有序地进行。

（四）非语言沟通对患者及医务工作者的意义

1. **非语言沟通对患者的作用**　患者在对医院工作环境和医务人员陌生的情况下，会有恐惧不安的情绪，故对医务人员的非语言行为特别敏感。如医师查房时，患者会专注地观察医师，看他的表情，从中判断自己疾病的状况。

2. **非语言沟通对医护人员的作用**

（1）医务人员对患者的非语言行为举止要进行准确地理解和判断。如患者表情痛苦、皱着眉时，可能有身体部位的疼痛，如果再蜷缩着身体，并用手抵住腹痛部位，则多半是急腹症。患者面无表情，目光呆滞，反应迟钝，说话缓慢，则可能是患精神抑郁症。

（2）临床诊疗时，碰上聋哑患者，医护人员还需要学习手语进行交谈。

（3）儿科遇到婴幼儿患者，除了对其表情、动作进行分析外，还要对其啼哭时声音的高低、节奏的快慢、音量的大小等进行辨别，判断患儿是否出现病情变化或是否有生理的需要。

（4）在急诊科、手术室工作的医护人员，工作繁忙或抢救患者时，医护人员的一个眼神、一个动作都可以传递重要的信息。

3. **非语言沟通在建立医患、护患关系中的作用**　医师、护士和患者从第一次见面起，双方都会通过某些非语言行为来了解和认识对方。如医护人员用关切的目光和微笑的面容迎接患者，就会传递给患者关心和热情，使患者感到受尊重和被接纳，有利于建立良好的医患、护患关系。护士用触摸等非语言沟通行为能够有效促进护患关系。

（五）非语言沟通技巧及其应用

1. **客体语言**　指一个人的客观体貌语言，即从一个人的仪容、服饰等表象来观察及收集沟通的信息。

（1）仪容：指从一个人的头发、皮肤、化妆等方面的非语言信息来解读一个人的综合修养、素质。

（2）服饰：指一个人的穿戴打扮。护士服饰是护士尊严、责任的标志，是护士职业形象的象征，护士服应该与护士角色相一致，符合护士工作场景，能体现护士的精神风貌，给患者一种亲切可信的感觉，所以必须按要求穿戴。

2. **体态语言（体语）** 指由人身体发送的非语言信息符号，包括手势、首语、触摸、身体姿势等。

（1）手势：指用手和手指的动作来传递信息的一种非语言沟通形式，是体态语言之一。手势可用来强调或澄清语言信息，其特点是应用广泛，内容丰富，表达力强。手势的分类有情意手势、指示手势、象形手势（高、低）、象征手势（OK、V）。

（2）首语：又称头语，指靠头部的活动表达信息的非语言沟通方式。常见的首语有点头、摇头、扭头、晃头等。首语表达的信息量很大，尤其对幼儿、老年患者或无法用语言和其他肢体语言沟通的患者有很重要的作用。如点头表示同意，摇头表示不同意。

（3）触摸：触摸是指人与人之间通过皮肤接触来表达情感和传递信息的一种非语言行为。友善的触摸不仅能使个体心情愉悦，还能传递各种信息，常见的触摸方式有抚摸、依偎、握手、搀扶和拥抱。下面介绍医学触摸的作用及注意事项。

医学触摸的作用：①可以传递关爱和支持，有利于人际关系的建立；②给患者予以心理上的支持，传递关心、体贴、理解、支持和安慰；③是对患者进行疾病诊断、健康评估时常用的手段，如牙痛、腰痛；④触摸作为辅助疗法在治疗中可以激发人的免疫系统，振奋人的精神，如因病长期卧床的患者要进行肢体肌肉按摩，促进康复治疗。

医学触摸的注意事项：①触摸要根据不同的情境合理使用，如患者在伤心难过、需要安慰时，护士握住患者的手可以传递支持、安慰的信息；如果患者很激动，护士的触摸会使患者反感，起到相反的作用；②要根据双方关系的亲疏选择合适的触摸方式，如双方初次见面，关系很浅，可以礼节性握一下手，关系亲密后，可以通过拍肩、拍背等方式；③触摸还要考虑对方的性别、年龄、社会及文化背景等，选择其易接受的触摸方式沟通。

（4）身体姿势：主要指人的行走姿势和静态姿势。人的举手投足、坐立行走在某种程度上反映一个人的精神面貌和身体状态。

3. **表情语言** 表情是指人们表现在面部的思想感情，是人们情绪、情感的生理性流露。面部表情变化可以客观反映一个人的情绪的变化。

下载资源：
知识拓展：对目光的理解

1）目光：沟通双方可以根据对方的目光判断其对谈话主题和内容是否感兴趣；与人交谈时，注视对方的时间不少于谈话时间的 30% ~ 60%，但不能超过谈话时间的 60%。对异性患者，注视时间不得超过 10 秒。

2）微笑：微笑是润滑剂，是化解矛盾的有效手段，是沟通中最易为交谈对方所接受的面部表情。①微笑在医学中的作用：医护人员带着微笑步入病房可给予患者鼓励，增强其战胜疾病的信心；②微笑应发自内心，要真诚、自然，要把握好分寸、场合，做到适宜和适度。

4. **环境语言** 人际距离是指人与人之间的空间距离，是人际关系密切程度的一个标志。每个人都有一个自己的空间，体现对自己的保护和对他人的尊重。当此空间被侵犯，人的心里会感到不安、厌烦甚至愤怒。因此，尊重和恰当地把握与对方的人际距离对建立良好的人际关系有着重要的作用。

人际距离的种类及应用：①亲密区，0 ~ 0.5 m，适用于关系亲密者，医护人员抢救患者、护理患者；②私人区（熟人区），0.5 ~ 1.2 m，适用于亲朋好友、同事、医务人员与患者交谈时的距离；③社交区，1.2 ~ 3.5 m，适用于正式社交、公务活动、医务人员讨论病案、交班、查房等；④公众区，> 3.5 m，适用于做报告、演讲、授课时。

5. **副语言** 是指人体发声器官发出的类似语言的非语言符号，如笑声、哭声、叹息声、呻吟声（类语言）以及伴随语言而出现的语速、语调、音量、音高、语气、发音的清晰度（辅助语言)。副语言可以表达许多情感。兴奋激动时，语速会增快；心情低落时，说话有气无力，语速变慢。

(六)非语言沟通的应用策略

1. 真诚。
2. 尊重患者。
3. 适度得体。
4. 因人而异(个性特点、文化背景)。

四、批评和赞美的技巧

(一)批评

从字面意思上看，批评有两种含义：一是广义的批评，即指出优点和缺点；二是狭义的批评，专指对缺点和错误提出意见。口语交际中的批评侧重于后者。

1. 批评的有效方式

(1)启发式批评：要使对方从根本上认识到自己的错误，需要批评者从深处挖掘错误的原因，晓之以理，动之以情，循循善诱，帮助对方认识、改正错误。

(2)幽默式批评：幽默的语言和形象的比喻可以缓解批评时紧张的情绪，启发批评者思考，使批评不但达到教育对方的目的，同时可以创造出轻松、愉快的气氛。

(3)先赞扬后批评：批评前先赞美，能化解批评者的对立情绪，使其乐于接受批评，达到预想效果。

(4)委婉式批评：采用间接的方法，声东击西，让被批评者有一个思考的余地，其优点是不伤害被批评者的自尊心。

(5)榜样式批评：在批评对方的错误和缺点时，用自己的言行带动他人，会起到苍白的批评语言所起不到的作用。

2. 批评的注意事项

(1)明白到位，客观公正：批评要明白，不要闪烁其词。批评人怕得罪人，话说得不明不白、不痛不痒，就失去了批评的意义。批评要到位，批评的话要点到要害，否则就是隔靴搔痒。批评最忌主观化，只有客观、公正的批评才有可能被人接受。

(2)把握分寸，讲究艺术：要让对方接受批评意见，必须把握批评的尺度，不可乱扣帽子。要讲究批评艺术，努力做到“良药不苦口”“忠言不逆耳”，从而更好地发挥批评的作用。

(3)有一说一，点到为止：批评最忌婆婆妈妈，絮絮叨叨，没完没了；忌翻老账，陈芝麻烂谷子一股脑儿端出来，让人越听越心烦。批评应该点到为止，见好就收。

(4)尊重对方，控制情绪：在实施批评时，彼此尊重是实现心理相容的关键。批评终究是一件令人不愉快的事情，批评者应避免自己的情绪失控，大吼大叫、歇斯底里都是不理智的表现。

(5)注意场合，给人面子：批评的场合十分重要，要尽量避免在公众场所、人群聚集区域进行批评。要充分考虑到对方的心理，保护对方的自尊，否则只能适得其反。

批评时要心平气和，做到诚恳、认真、冷静、耐心，不能急躁，不能怨恨，更不能存心找麻烦。批评的态度应该是：实事求是，不捕风捉影；和风细雨，不恶语伤人；宽容大度，不吹毛求疵；讲求场合，不随处发威；沟通在先，不突然袭击；针对一事，不揭人老底；人格平等，不以势压人。

(二)赞美

赞美是用言语表达对人或事物的优点的喜爱。从社会心理学角度来说，赞美是一种有效的交往技巧，能有效地缩短人与人之间的距离。赞美有如下技巧：

1. 因人而异 人的素质有高低之分，年龄有长幼之分，因此，赞美之前要了解对方，赞美要依据事实，切不可脱离实际。因人而异、突出个性的赞美比一般化的赞美能收到更好的效果。

2. **情真意切**　赞美之辞应发自内心，符合实际。能引起对方好感的只能是那些基于事实、发自内心的赞美。相反，如若无根无据、虚情假意地赞美别人，不仅会让人感到莫名其妙，更会让人觉得赞美者油嘴滑舌、诡诈虚伪。

3. **翔实具体**　交往中要善于发现别人的长处，并不失时机地予以赞美。让对方感到赞美的真挚、亲切和可信，双方人际距离就会越来越近。如果只是含糊其辞地赞美对方，不仅会引起对方的猜疑，甚至会产生不必要的误解和信任危机。

4. **把握时机**　在人际交往过程中，真诚地表扬别人非常重要，并且时机越恰当，效果越好。若能抓住对方做得好的那一刹那去表扬，效果会很明显。及时进行表扬，在沟通中运用简短的鼓励或赞美，更能体现赞美者的真诚。

5. **间接赞美**　间接赞美是借第三者的话来赞美对方，在当事人不在场时进行赞美，这种方式有时比当面赞美所起的作用更大。一般来说，背后的赞美都能传达到本人，除了能起到赞美的激励作用，更能让被赞美者感到对他的赞美是诚挚的，因而更能增强赞美的效果。

6. **雪中送炭**　俗话说："患难见真情。"最需要赞美的人大多是被埋没而产生自卑感或身处逆境的人，他们一旦被人当众真诚地赞美，便有可能振作精神，大展宏图，这样的赞美让人备受鼓舞。

此外，赞美并不一定总用一些固定的词语，见人便说好。有时投以赞许的目光，做一个夸奖的手势，送一个友好的微笑也能收到意想不到的效果。

五、拒绝和劝慰的技巧

拒绝指不同意，明确地表示不愿意做或不愿意。很多时候我们对于同事、同学或朋友的要求，都有一个说不出"不"的心理，这也是中国人特有的面子心理，认为拒绝表示漠不关心，甚至自私，害怕令别人灰心。其实学会委婉的拒绝同样可以赢得周围人的尊敬。

（一）拒绝的技巧

1. **直接拒绝法**　直接拒绝可以清晰表明自己的态度，直截了当，别人也就不会对你的想法模棱两可，也不会再继续纠缠这个问题。直接拒绝别人时要注意语气，不能用高高在上的态度，应该用温和且带有歉意的语气把拒绝别人的理由讲明白。

2. **巧妙转移法**　当对方的问题或请求很难拒绝时，可以适时转移话题或者答非所问，转移话题时不能转化得太突兀，否则对方还会回到那个问题上，可以从对方的问题上找到与之有关联的事情进行回答，这样会让人忘记自己的问题，或者让人无法再回到原来的问题上。

3. **诱导的方法**　诱导让对方放弃自己原来的问题。比如你知道了一个很重要的秘密，但是你要为这件事情保密，这时候你的一位八卦好友死缠烂打要知道这个重大秘密，你可以微笑问他："你可以保守秘密吗？"他肯定会说："当然可以。"这时候你就笑着说："我也能保守秘密。"

对于对方的请求，可以先说明一些不利的因素，让对方清楚这件事情实施起来的难度，即使到最后这件事没办成，对方也不会过多地责怪你。比如有人想叫你帮他处理一下工作的事情，你可以说："我现在还有很多工作没完成，而且对这个工作流程也不是很熟悉，但是如果有时间的话，我会尽量帮你的。"如果你这样说，别人就会尽量自己去完成这件事情。

4. **幽默拒绝**　幽默的语言可以缓解气氛，也能起到很好的拒绝效果。如果有一个男生对你说："我喜欢你。"而你跟那个男生是平时比较好的朋友，你不想因为拒绝他而失去这个朋友，你可以说："哈哈，都说你平时爱乱说话，小心口腔生疮。"然后故作镇定笑着离开。

（二）劝慰的技巧

1. **弄清事实**　劝慰别人时，必须弄清楚对方的苦恼所在。如果对方遇到了烦恼，就多倾听对方的诉说，如果能帮助其解决，那么行动起来。问题没了，烦恼自然就没了。

2. **多听少说** 劝慰别人时，要多听少说。听的时候不要一直保持沉默，也不要迫不及待地想要提出自己的见解而打断对方的倾诉。需要提出自己的见解时，尽量简短。劝慰是给对方一个发泄内心情绪的渠道。

3. **陪伴身边** 劝慰别人时，陪伴显得比劝慰更加重要。安慰别人不是讲大道理，用实际行动来支持和安慰他，会有好的效果。

4. **劝慰时机** 劝慰别人时，尽量创造和把握最合适的时机，注意分寸和场合。比如可以选择私密的场合，会让对方彻底放松下来，有利于缓解压力和情绪。

5. **言语沟通** 劝慰是一种分享。自己的想法也许正是对方所想或者没想到的，多说说自己，会让劝慰的效果明显不同。

6. **有的放矢** 劝慰别人时，一定要注意有的放矢、对症下药。有时候，我们并不是没有好办法，而是办法针对性不强，导致了最终的失败。所以，劝慰别人不能一概而论，而是应因地制宜。

➢ **考点：**非语言沟通的特点有哪些。

下载资源：
考点：非语言沟通的特点有哪些

第二节 冲突的分析和处理

案例 11-2 某医院一名患儿家属与一名儿科护士发生纠纷。患儿家属突然将病历夹、花盆等物品砸向护士，之后便冲进护士站，与该护士发生肢体冲突，扯住护士头发。随后赶来的几名护士将双方拉开。结果造成护士头皮撕伤，并伴有轻微脑震荡症状。据警方介绍，造成这一情况的原因是患儿家属认为护士态度不好。

思考：冲突发生后你会如何处理？

冲突是指矛盾的表面化或发生激烈的争斗。人们一般把矛盾视为冲突。冲突是矛盾，但矛盾并不都是冲突，只有矛盾激化到一定程度，才会以冲突的形式出现。有差异就会有冲突。

护患冲突是在护患关系的基础上形成的冲突。随着社会的进步，人们的自我保护意识不断提高，患者在单纯追求疾病诊治的过程中，维权意识越来越强，从而对医护人员的职业道德、技术水平及服务质量提出了更高的要求。护士在与患者交往过程中如果法制观念淡薄、服务意识不足或护理职业行为不当，容易造成护患关系紧张，导致护患冲突发生。

一、分析冲突产生的原因

（一）护理对象的原因

1. **对疗效的期望值过高** 当发现疗效与预期不相符甚至病情恶化时，患者及家属不能理解，认为应该药到病除，否则就是误诊或医护人员没有尽心服务，因而向医护人员发泄怒气。

2. **对医院性质认识偏差** 有些人认为医院属于福利事业单位，认为医院应不计成本地向患者提供医疗服务，把医院与患者看成商店与一般顾客的关系，要求不出差错，否则就要索赔。

3. **护患关系不和谐** 少数患者或家属做不到文明就医，不管护理人员的工作是否繁忙，都要招之即来，稍有怠慢便横加指责，甚至谩骂，很大程度上伤害了护理人员的自尊心和积极性。同时，护理人员在医疗服务中与患者接触较多，引起摩擦的机会较多。

（二）护理人员的原因

1. **服务制度不完善** 医院对患者进行规章制度的解释时，只强调患者应承担的义务，而对患者应享有的权利介绍少、强调少，易使护患心理距离增加。一旦引起冲突，双方很难沟通。

2. **未认真履行规章制度** 护理人员没有认真实行查对制度、交接班制度，极易出现打错针、发错药、输错液体，造成抢救仪器未及时检修、药品未及时补充等，一旦遇到抢救不及时，患者失去最佳的抢救时机。

3. **缺乏良好的职业道德** 部分护理人员工作缺乏主动性，责任心不强，机械地执行医嘱，观察病情不详细，病情记录简单、千篇一律，在患者病情变化时不能及时报告医生，导致抢救不及时，引发护患冲突。

4. **专业技术水平低** 部分护士学历较低，不善于总结经验，造成抢救危重患者和处理应急事件时手忙脚乱，给患者及家属造成恐慌。一旦抢救不成功或患者病情恶化，很容易导致护患冲突，甚至医疗纠纷。

5. **服务意识欠缺** 因为患者缺乏医学知识，所以希望得到医护人员更多的关心，但少数护理人员因工作繁忙或知识水平有限等客观因素，不愿与患者多沟通，易使患者对护理过程不满意，造成护士与患者之间的不信任，从而引发冲突。

6. **缺乏保护患者隐私的意识** 每个护理人员的操作水平及能力不同，在护理工作中存在着一定的差异。少数护理人员在患者或家属的面前对该患者随便发表议论，从而引发冲突，导致护患关系不和谐。

7. **人员配备不足** 护理人员的配置严重不足，许多不属于护理人员工作范围内的工作也被分配给护理人员，导致护理人员没有足够的时间与患者进行有效的沟通，不能及时了解患者所需，不利于建立融洽的护患关系。

（三）其他因素

1. **第一印象** 在人际交往中，双方会注意到对方的衣着、谈吐、风度、表情、身材、年龄以及对自身反应，根据这些资料互相给对方一个初步的判断。因此护士注重仪表、语言、体态行为，给患者一种赏心悦目的感觉，是良好沟通的开始。

2. **相似性吸引** 患者总是希望医护人员技术熟练，工作认真，热情服务；医护人员则期望患者遵章守纪，配合治疗，早日康复。当护士与患者对双方的角色期待引起共鸣时，则有利于促进护患关系。

3. **个性特征** 护患双方有各自的个性特征。护士要做好心理和物质准备，用坚定语言、关切的目光，加强与患者沟通，敏捷地处理好各种事情，为建立良好的护患关系奠定基础。

4. **交往频率与内容** 护患交往频繁易相互了解，彼此间会出现共同语言和感受，形成亲密关系可能性较大。因此护士要有较强的参与能力，参与患者诊疗全过程，才能高质量完成护理工作。

5. **情绪状态** 交往双方中一方情绪不良，都可会导致对方不良的反应。因此护士要有稳定的情绪、和蔼的态度，了解患者问题所在，使患者身心得到放松，有利于疾病的治疗。

二、冲突发生的沟通过程

（一）护患冲突发生前的沟通

1. **与领导沟通，防患于未然** 护士要在工作中善于发现和总结“冲突点”。针对冲突的存在问题，及时与领导沟通，争取加强和改善硬件设施与软件建设，比如优化流程，简化环节，布局合理，增加服务窗口，提供优质的便民服务措施，最大限度方便患者就诊，消除引发冲突的隐患。

2. **团结一致，配合默契** 对制度的执行，同事间必须协调一致，严格遵守护理操作规程。内部意见不统一、执行护理操作时各施各法，是引发患者误解和冲突的因素之一。

3. **候诊室的疏导** 护士要经常关注候诊室的情况，比如发现患者人数增加、有人插队、患者间出现矛盾或候诊秩序混乱等异常情况，及时进行疏导、劝慰、解释，努力把冲突消灭在萌芽状态。

4. **与经验沟通** 定期收集患者对医院服务的意见并及时改进，对每一次预防、劝慰、化解成功或失败的冲突，护士都要认真总结，找出为什么会成功或失败的原因，为今后更好地做好防范冲突工作积累经验。

5. **与法律知识和业务技能沟通** 护理人员要加强法律法规、规章制度和业务知识的学习，不断提高护理工作水平。确保护理行为的规范和准确，尽可能避免冲突由护士自身原因引发。

6. **注重与患者沟通** 护患沟通能了解患者对自己服务的意见和要求，有利于工作的改进。将治疗过程中可能出现的意外情况告知患者，在出现意外时及时道歉。沟通可以减少误会，如沟通到位，即使发生冲突也比较容易化解。

（二）护患冲突发生后的沟通

有些冲突是可以预防的。在冲突发生前通过解释、疏导、劝慰等工作，冲突得以化解。但是也有一些冲突最终不可避免地发生。不让冲突进一步恶化是我们应该重视的问题。

1. **承认错误，平息怨气** 冲突发生后，首要任务是平息患者的怨气。护士首先要勇于承认错误，承担责任。承认错误是沟通的软化剂，可以使冲突有回旋的余地。只要护士能主动认错，冲突一般都能得到化解。

2. **争取时间，解决问题** 如果条件允许，在不违反规定、不影响其他患者的情况下，想办法解决患者的合理要求。问题解决了，冲突也就化解了。

3. **解释原因，请求理解** 对于患者的投诉和意见，护士都要首先承认工作上的不足之处，表明改正或改进的决心，然后婉转解释原因，请求患者理解。只要患者肯接受护士的解释，误解消除，冲突就自然化解了。

4. **主动回避，请同事调解** 在难于化解或激烈冲突的时刻，当事护士应主动回避，由同事出面调解，代为致歉，可以有效避免冲突进一步激化。而调解者则要尽力在冲突中找出意见一致的地方，对可能产生分歧的地方不进行讨论，解决问题是最终目的。

三、冲突的处理

（一）严格执行各项规章制度

1. **建立健全的规章制度，做到有章可循、有章必循** 对患者进行操作时，严格执行各项技术操作规范，做到准确、及时、有效，严格进行“三查七对”，防止差错事故的发生。如做青霉素皮试时，需两人核对皮试结果，若为阳性，应在床头挂上醒目的红牌，将皮试结果写入病历；输血时，需两人核对，防止输错；接班时，必须认真检查抢救设备、仪器是否处于完好状态，严格执行检修制度；有特殊治疗等交班时，要认真交接，保证治疗正常进行。

2. **加强职业道德教育** 护理人员应有高尚的道德情操，对患者一视同仁，时刻把患者的身心健康放在第一位。要理解患者、尊重患者、关心和体贴患者，自觉维护患者的基本权益，并尽一切可能满足患者的合理要求，建立融洽的护患关系，使每位患者都能得到安全、满意的服务。

3. **加强业务学习和技能训练** 护理人员不仅应具备高尚的职业道德，还必须有丰富的专业知识和娴熟的操作技能，这是建立护患关系的基础。护理技术是护士的基本技能，可为服务对象提供最直接的帮助，在培养良好护患关系中发挥着不可替代的作用。

4. **增加护理人员的配置** 通过加大护理人员的配置、减少护理人员的工作量，使护理人员有充足的时间与患者进行有效的沟通，及时发现患者语言中隐藏的信息，进行疏导和解决，便于促进患者早日康复。

（二）加强法律知识的学习

法律是人们行为规范的准则，护理人员应积极、主动地运用法律手段维护护患双方的合法权益。

（三）正确对待和处理护患冲突

当出现护患冲突时，患者向医院提出意见和建议，这是他们应有的权利，也是对医院工作的一种客观评价和有效的监督。对患者正确的意见和有利于改进工作的建议，应虚心接受；对因不懂医学知识，但患者是善意者，应向患者做耐心的解释和疏导工作，化解矛盾；对提出无理要求者，要进行严肃的批评和教育。

（四）转变社会公众对医院的认识

医院应充分认识到改善社会公众对医疗事业再认识的重要性，一方面净化内环境，加强内部管理，使医院的工作让患者和社会公众满意；另一方面优化外环境，经常性地向媒体宣传和解释医院的工作性质，获得社会公众的理解和支持。

（五）规范服务行为

以患者为中心，注意沟通技巧，使用文明用语，尽量解决患者的困难，处处为患者着想，避免冲突，建立良好的护患关系。

音频：
考点：发生冲突时如何处理

➢ **考点：**发生冲突时如何处理。

第三节　医患纠纷与沟通

案例 11-3　某建筑工人不慎从 2 m 高的脚手架跌落，当时只是稍感头晕，身上仅有几处表皮擦伤，未引起重视，干完活就回宿舍休息了。次日该工人出现呕吐、昏迷，被送往当地医院医治，经诊断为颅内出血，院方建议住院手术。但该工人自认为伤势不重，不愿住院手术治疗。在医院向其表明如不予手术治疗可能会有生命危险时，该患者仍然出院。患者出院后不久死亡。患者子女听说如果患者及时手术不致死亡，要求当地医院给予赔偿。

思考：1. 如果你是该医院护士，如何向患者家属解释？

2. 冲突出现的原因是什么？

3. 如何预防和处理此次冲突？

一、医患纠纷产生的原因与分类

医患纠纷是指基于医疗行为在患者及其亲属与医疗机构之间对医疗行为和结果在其发生原因、过错责任等问题上由于分歧而导致的争议。这些纠纷大多由于医务人员在诊疗护理等医疗活动中的过错导致患者不满或是对患者身体造成损害而引起，也有的是患者对医学知识缺乏了解，对医疗过程中出现的医疗意外或伴随发生的并发症，患者及家属认为没有达到治疗预期目的而导致。

（一）医患纠纷产生的原因

1. 医护人员的原因

（1）医德医风存在问题：一些医务人员医德水准不高，服务意识差，行业作风存在严重缺陷。主要表现一是服务态度冷漠、生硬，对患者缺乏应有的尊重；二是工作作风散漫，岗位意识不强，甚至随意脱岗，延误患者诊疗；三是工作责任心差，引发医疗差错和事故，如发错药、打错针、开错刀、诊断错等；四是同行相轻，诋毁他人，在患者面前不负责任地议论同行的医疗行为，引发矛盾；五是因追求医药回扣和开单提成而出现损害患者利益的行为，也有一部分是因为医护人员工作太忙，无暇过细地做工作。

（2）医疗质量存在问题

1）医务人员因为技术原因或是业务水平所限，或是病程演变尚不足以认清，以致误诊、误治。

2）因医疗器械的质量问题以及医疗设备的故障所造成的医疗过失。

3）院内交叉感染以及不可预见的医疗意外。

4）在实施新技术、新项目的医疗创新过程中也会有失误和挫折。

5）医患双方认知上存在差异。对医护人员来说，最重要的是按医疗原则实施正确的诊疗护理，而对患者及家属来说，更重要的是患者的感受及疗效。双方由于对疾病、治疗方案认知上的差异可引起纠纷。

6）医患双方的不良情绪引起纠纷，如医护人员的厌烦、不满、紧张及不安全感等不良情绪；患者对医护人员缺乏信任，全程监督医疗护理操作，违反了医院制度及操作原则，给医疗护理操作带来不便，同时使医护人员产生反感及对立情绪。

（3）医护人员的服务态度和工作方法欠缺：患者到医院就诊，不仅对健康服务质量有要求，还需要医院提供综合性的人性化服务。若医护人员言行不谨慎，说话不注意技巧，工作不讲究方法，都可以导致医患纠纷的发生。有的医护人员缺乏责任感和同情心，未严格执行规章制度，忽视了对患者病情的观察，对患者及家属提出的疑问表现出不屑一顾的神情，致使患者及家属对医护人员反感，在情绪上与医护人员对立，从而发生纠纷。

（4）医护人员缺乏法律知识：医护人员的法律意识淡薄。患者到医院就诊，标志着医院与患者建立了合同关系。患者作为特殊的消费者，所购买的产品就是患者所需的医疗护理服务，但是有些医务工作者意识不到，存在被动、推诿、疏忽大意等情况，导致患者不满，引发医疗纠纷。

（5）护士身心耗竭综合征

1）护士社会心理支持不足，社会地位低，护理人员的辛勤劳动得不到应有的承认与尊敬，护士在主观上形成了不良的身心疲劳状态。

2）护士缺编，工作时超负荷运转。

3）角色冲突，人际关系不良及轮班制度。当人的精心、体力、情绪处于低潮时期，就会厌恶工作，失去同情心，情绪不稳定，注意力不集中，反应不及时，在工作中表现为责任心不强，服务态度差，引发护患纠纷。

下载资源：
知识拓展：对“医护人员的侵权行为”

（6）护理记录缺陷：医疗护理记录缺陷是造成纠纷的隐患，在法庭上将给医院带来严重的后果。所以医护人员在做文书的记录时，一定要客观、真实、准确、及时、完整。

2. 患者的原因

（1）患者的特殊心理状态：患者的心态有3个特点。一是由于对疾病的恐惧、焦虑而引发的急躁心理，希望“医到病除”，立竿见影；二是烦恼、愤怒和多疑；三是对医疗服务的特殊性缺乏认识，仅从诊疗效果或预后状况判定医疗的服务质量，认为诊断不出来就是误诊，出现并发症就是误治。

（2）医药费负担沉重：医疗费用快速增长，超出群众承受能力，导致患者不满。多数老百姓不太清楚现行医疗改革的服务体制，或受大众媒体的误导，总把看病难、看病贵的矛盾对准医疗机构。

3. 其他原因

（1）误解性医疗纠纷：因患者及其家属对医学认知及专业知识局限，或医务人员的解释态度等导致他们认为该医疗后果并非正常后果而发生的纠纷，此种情况下医务人员的医疗服务行为并无过失。

（2）诊疗护理过程所致的医疗纠纷：这类纠纷是医患纠纷中最常见的一类，是由于患者在医疗机构接受诊疗和护理时出现不良后果而与医方为其产生的原因、性质、因果关系等问题的认识产生的分歧或争议。

（3）因输血导致异常反应与感染纠纷：患者在输血治疗过程中，因对输血血液的血型、品质的检查存在的缺陷，或对患者输血后出现的反应和症状未给予及时的观察与处理，导致患者出现输血反应并发症而产生医疗纠纷。

（4）医用产品质量缺陷损害纠纷：是因使用的医疗器械和医用卫生材料的质量不符合国家规定的标准，致使求医人员健康受损产生的纠纷。

（5）预防、保健、计划生育损害纠纷：因预防免疫、妇幼保健、计划生育技术服务机构在诊疗护理过程中出现过失，造成患者死亡、残疾、组织器官功能障碍或其他非必要的损害而引起纠纷。

（6）医院内感染纠纷：患者在住院期间，因医院环境和医疗行为所引起的细菌、病毒等生物性感染，包括内源性感染和外源性感染两类。前者指来自患者机体内部，因长期受肿瘤等疾病影响，使患者自身抵抗力下降引起；后者因非患者原因引起。

（7）医疗美容损害引起的纠纷：医疗纠纷还包括因医疗服务合同中的先合同义务、附随义务、后合同义务，如先知、保密义务引起的其他纠纷。如患者选择医疗美容服务，而个别医护人员未履行保密义务，也会引发纠纷。

（二）医患纠纷的分类

1. 医疗技术纠纷。
2. 服务态度纠纷。
3. 医疗费用纠纷。
4. 医疗产品纠纷。
5. 知情同意权纠纷。
6. 隐私权纠纷。
7. 选择权和处分权纠纷。
8. 安全保障纠纷。

二、解决医患纠纷的沟通策略

（一）落实各项规章制度

医护人员认真执行各项工作制度和落实岗位责任制是防止医疗纠纷的保证。一是要诊疗过程规范、负责，工作时间不能擅离岗位，要注重交接班工作；二是要注重危重患者的诊治和抢救，操作技术要精练，抢救记录要及时、完整；三是要做好各类医护查房工作；四是要做好新进人员的岗前培训；五是要落实医护人员的质量考核制度。

（二）全面提高工作人员素质

加强医护人员道德素质教育，转变服务观念，提高主动服务意识。做到言行规范、有耐心，能经得起患者及家属焦虑、惊慌、激动、易怒的询问及质疑或发泄，能善待患者及家属的言行；有敬业精神，有高度责任心；用语言和工作方法的艺术，主动与患者沟通，取得患者及家属的信任。

（三）积极学习法律法规，提高防范意识

应自觉学习《医疗事故处理条例》《消费者权益保护法》《护士管理办法》等有关法律法规知识，增强法制观念和职业责任感。只有积极、认真地学习法律知识，才能做到知法、懂法、守法、用法，才能避免医疗纠纷。

（四）履行告知义务的重要性

在法律上，医务人员无法承担这种高风险的责任，应加强早告知，让患者明白要接受医疗服务，就要接受可能受到损害的风险。患者同意是医疗工作侵权行为的必要免责条件。在医疗工作行为合法性的前提下，医护人员应将每项操作的目的、风险因素告知患者和家属，进行特殊治疗、护理、检查应征得患者的同意，必要时履行签字手续，这既是尊重患者的权利，也是医疗人员自我保护的需要。

（五）增加收费透明度，提高患者满意度

严格按照物价局制定的收费标准收费，做好各项收费的解释工作，让患者明白每项治疗的收费情况。对于费用较高的项目，使用前应向患者及家属说明，发放一日清单时要询问患者是否有不清楚的地方，预先做好解释。

（六）充分理解患者及家属，缓和医患矛盾

医务人员要充分理解患者及家属心情，对患者及家属的怨恨情绪，医务人员要持宽容、谅解及忍让的态度，无论遇到什么情况，都不与家属发生正面冲突，以免矛盾激化。对个别素质差的患者，应态度和蔼、不卑不亢地冷静处理问题，用实际行动感化患者、引导患者，一切服务体现人性化。

音频：
知识拓展：“医疗事故的等级”

医患纠纷作为医患之间的一种矛盾，有其存在的客观性。因此，医务人员应采取积极的态度防范医患纠纷，运用法律武器处理医患纠纷，通过抓医疗质量，加大培训力度，强化医德医风教育，规范各项操作规程，杜绝各环节医疗缺陷发生，使医患纠纷得到有效控制，进而维护医患双方合法权益，促进医患关系和谐统一，最终形成融洽、和谐、健康的医患关系。

➢ **考点：**解决医患纠纷的沟通策略。

音频：
考点：解决医患纠纷的沟通策略

自测题

一、选择题

1. 下列哪项不是非语言信息沟通方式（　　）

　A. 面部表情　　B. 语气　　C. 说话声调

　D. 身体姿势　　E. 下意识动作

2. 语言沟通更擅长传递的是（　　）

　A. 思想　　B. 情感　　C. 思路　　D. 信息　　E. 技巧

3. 临床常见的护患冲突不包括（　　）

　A. 伤残与健康　　B. 期望与现实　　C. 休闲与忙碌

　D. 自卑与自信　　E. 技术与服务

4. 某孕妇已怀胎十月，入院待产：“我正尝试着不去担心我的孩子”。

　护理人员：“我感到焦虑时总是去散步，你也试一试。散步对减轻我的焦虑很有效。”（　　）

　A. 改变话题

B. 陈述个人的观点和意见
C. 提供错误的或不恰当的保证
D. 快速下结论或者提供解决问题的方法
E. 主观判断

5. 患者：“我每天抽少量烟，已经好多年了。”
护士：“请您告诉我，您每天抽几支烟，抽了多少年了？”
在上述对话中，护士应用了哪一种沟通技巧（ ）
A. 重述 B. 总结 C. 澄清 D. 反映 E. 阐释

二、简答题

1. 简述非语言沟通的策略。
2. 简述如何解决医患纠纷。

三、案例题

患者女性，78 岁，退休干部。因冠心病住院治疗，住院前 3 天与护士们关系融洽。第 4 天，年轻护士张某在为其进行静脉输液时，静脉穿刺 3 次均失败，更换李护士后方成功。患者非常不满，其女儿向护士长抱怨。从此，患者拒绝张护士为其护理。

思考： 1. 你认为冲突的主要责任人是谁?
2. 发生冲突的主要原因是什么?

（崔亚敏）

附录

附 录

自测题参考答案

第一章 护理礼仪概述

一、选择题

1. D 解析：礼仪是人们在社会交往中共同遵守的行为准则和规范。

2. B 解析：在人际交往中，每位参与者都要自觉、自愿地遵守礼仪，以社会认同的礼仪规则去规范自己的言行举止。

3. A 解析：在人际交往中，把握分寸，合乎规范，适度得体。

4. C 解析：通过考试，着装得体，说明小李是一位很有修养的年轻护士，有较高的综合素质。

5. A 解析：在护理外籍患者时，要了解患者的文化背景、习俗等，恋爱属于隐私。

二、简答题

1. 护理礼仪是护理工作者在为患者进行医疗、护理和健康服务过程中应自觉遵守的行为规范和准则。

2. ①礼仪修养是护士必备的基本素质。②礼仪的培养是护理工作的前提。敬业精神，道德修养是根基，增强责任感。注重个人的文化知识培养，树立良好的个人形象。③把握灵活、机动的原则。

三、案例题

1. 护士小李没有遵循适度的原则（语言适度）。

2. 您好！根据您亲属的病情，医生会立即为他进行急诊手术。但根据医院规定，手术前需要缴纳手术费用。为了更快进行手术，请您去门诊缴纳手术费。

第二章 护士的仪容及仪表礼仪

一、选择题

1. A 在服装的元素中，色彩对人的冲击是最强烈的。

2. A 眼神是最能传情达意的，可以表达人内心的心理活动。

3. A　在着装礼仪中，穿着双排扣西装可以体现庄重之感。
4. B　护士在工作中的面容表情应是以职业道德情感为基础的。
5. D　完全不看对方是自高自大、傲慢无礼的表现。

二、简答题

1. 护士仪表礼仪的作用　①有利于塑造个人良好形象；②有利于获得尊重，建立自信；③有利于建立和发展良好的人际关系；④有利于塑造护士良好的职业形象。

2. 护士仪表礼仪的原则　①整洁的原则；②美观的原则；③自然的原则；④协调的原则。

三、案例题

1. 微笑礼仪。

2. 护士在面对患者时，微笑可以起到如下作用：①调节心境；②提高护士的自信；③体现真诚、友善；④乐于敬业；⑤建立和谐的护患关系。

第三章　护士举止礼仪

一、选择题

1. A　女性护士入座时，应该坐椅面面积的 1/2 ~ 2/3 的位置。
2. B　站姿的禁忌之一，双手不可插在口袋中。
3. B　推治疗车时，重心应集于前臂。
4. B　护士的蹲姿禁忌，不能直接弯腰下去拾物。
5. C　站立时，正八字位也就是“V”字步站姿，双脚尖张开 45°。

二、简答题

1. 站姿的要领　挺、直、高。挺：站立时身体各部位要尽量舒展挺拔，做到头正、颈直、肩平、背挺。直：站立时，脊柱要尽量与地面保持垂直，注意收颌、挺胸、收腹、夹腿、提臀。高：站立时，身体的重心要尽量提高，即昂首、提气、直腰、绷腿。

2. 护士在入座时应遵循左进左出的原则　即站在椅子的左边入座，起身时也应从椅子的左侧离开。

三、案例题

1. 护士小晶没有遵守护士的坐姿礼仪原则。女护士的坐姿要求抬头、上半身挺直，坐在椅面的 1/2 ~ 2/3 的位置，不能后靠，也不能前倾或趴在桌面上。当患者询问时，应当起身与别人交谈，小晶没有遵守站姿的礼仪原则。

2. 如果我是当班护士，在护士站就座时，上半身挺直，双目平视，面带微笑，一手或两手轻拉工作衣裙下摆，轻稳地坐在椅面前 1/2 ~ 2/3。上半身与大腿之间形成直角，双膝并拢，双脚靠紧，略微内收于椅面以下，双手相叠握，自然地摆放在大腿上。起身回答家属问题时应该抬头、颈直，下颌微收，嘴唇自然闭合；双眼平视前方，面带微笑；两肩外展，双臂自然下垂；挺胸，收腹；双腿直立，两膝和足跟并拢，足尖分开。

第四章　护士工作礼仪

一、选择题

1. E　门诊应该按照轻重缓急安排就诊，对年老体弱者应提前安排就诊。

2. E　与患者交流时，目光应该看着患者，表示重视，不可随意漂移。

3. A　急诊物品不可随意放置，应该按照“五定”原则放置好。

4. D　在为患者进行护理过程中，操作要规范、娴熟，并给予适时指导。

5. C　急救物品应该定期检查维修。

二、简答题

1. 门诊接诊礼仪的基本要求　①仪表端庄稳重；②态度热情主动；③语言规范礼貌；④表情自然真诚。

2. 急诊救护礼仪　①急而不慌，忙而不乱；②团结协作，密切配合；③缩短抢救时间，稳定患者情绪；④及时通报，消除顾虑；⑤给予理解，获得支持。

三、案例题

1. 迎接新入院患者的礼仪　得知患者将进入病区，护士应在病区门口迎候，这样易使患者及家属倍感亲切和温暖。护士要和蔼地与患者打招呼：“您好，我们接到住院处通知了，让我来帮您拿东西。”当患者来到护士站时，办公室护士要起身迎接，面带微笑，一边安排患者坐下，一边给予亲切的问候并做自我介绍：“您好，我是办公室护士，请您先把病历交给我。”同时双手接过病历以示尊重。如同时还有其他护士在场，也应抬起头来，面向患者和家属，亲切微笑，点头示意，以示欢迎。在引导患者进入病房的过程中，要主动帮助患者分担重物，如患者年老体弱，应尽快地使患者处于最佳舒适体位。

2. 答题要点　在护理工作中，护士的行为举止直接影响患者的情绪和心理活动，进而影响治疗效果，这就要求护士进行护理活动时必须做到亲切、轻柔、稳重、准确、快捷。同时应做到以下几个方面。

（1）自然大方：护士在站、坐、行、蹲等各种姿态及各种操作中应姿势规范，动作优美、舒展。

（2）亲切温柔：新入院患者进入病房，存在一个适应新环境的过程，护士微笑的面容、亲切的语调、关怀的问候能使患者感到温暖，是患者摆脱孤独感的最重要因素。

（3）敏捷准确：护士快速、及时、安全、贴心的服务不仅能迅速解决患者的问题，还会获得患者的信赖和尊重。

（4）技术娴熟：患者有一种强烈的安全需要，希望医护人员的医疗护理水平、医疗护理措施能保障其健康、安全。

（5）满足患者的合理需要：对患者的不同需要，护士要尽量给予满足。对患者不合理或无法满足的需要，护士应委婉地予以解释和说明。例如，给患者提供营养丰富、适于治疗的饮食，保证患者充足的睡眠，提供良好的、有利于治疗和休养的环境，对缺氧患者给予吸氧等，满足患者的生理需要。提供保障患者生命、健康及心理安全的环境和措施，提供有关疾病的各类信息，满足患者对安全及信息的需要。关心、爱护患者，为慢性病患者提供娱乐的环境，促进病友间沟通与交流，满足患者对归属和爱的需要。理解、尊重患者，鼓励患者自强、自护。适时遮挡患者，保护患者隐私等，满足患者对尊重和自尊的需要。

第五章 社交与其他礼仪

一、选择题

1. A 解析：A 是常用称谓中的行政职务称谓，根据担任的职务作为称呼。

2. C 解析：受尊敬的一方有优先了解对方的权利。

3. B 解析：对方递上名片时，最好将名片上的内容读一遍，然后将名片放入西服左胸的内衣袋。若回赠名片，应收好对方名片后再递自己的名片。

4. B 解析：出入无人控制的电梯，应请客人后进，先出。

5. A 解析：同事间的相互协助是为人处世的直接表现，是办公室礼仪的基本内容。

二、简答题

1.（1）自我评估及定位：要对自身的条件进行客观、公正地评价，要清楚自己的优点和不足，确定最合适自己的职业和职位，在面试时尽量展示自己的优点，做到扬长避短。

（2）调整心态：首先，应尽快调整心态来解除忐忑不安、紧张、焦虑的心理状态，要充满自信地展示自己的真正实力。其次，要有直面失败的勇气，不可否定自身的能力。

（3）言语表达准备：要使用标准的普通话，表达清晰、准确，语气得体等。求职者在面试前应对自己的资质、能力等非常熟悉，并反复大声诵读或模拟面试场景在亲友面前反复表述，达到倒背如流。

2.（1）选择礼品的观念：选择赠外礼物时最重要的应是该份礼物是否有意义，能否表达送礼者的心意。

（2）送礼目的：赠外礼物应注意礼物的文化象征和寓意，不必过于贵重。

（3）送礼的时机：赠外的礼物应在此次交往即将结束时才进行，同时表达的方式要恰如其分。

（4）收礼反应：收到礼物时，应同对方分享收礼时的欣喜。

（5）送礼时的言辞：赠外礼物时，应大方赞赏所赠的礼品，不必过于谦虚。

三、案例题

1. 护士小李该这样称呼她们，1 床张老师，2 床小王，3 床陈阿姨。

2. 护士小李应该这样对王琳琳进行自我介绍："小王，您好！我是你的责任护士李丽，在住院期间你有什么需要随时可以找我。""来，我给你介绍一下你同病室的病友，这是 1 床的张老师，这是 3 床的陈阿姨。"

第六章 礼仪、形体模拟训练

一、选择题

1. E 解析：行走时两臂前后自然摆动，前摆时，肘关节微屈约 30°，后摆时约 15°。

2. D 解析：详见图 3-4 女性站姿。

3. E 解析：不能染指甲不属于注目礼范畴。

4. A 解析：女士坐椅面的 1/2 ～ 2/3；男士坐椅面的 2/3 ～ 3/4。

5. B 解析：双手自然垂放或放于腹部。

二、简答题

1. 形体塑造的目的和意义

（1）通过形体塑造提高护士体能素质。

（2）塑造护士完美的外在素质，提高审美能力。

（3）塑造良好个人形象，提高护士的职业素质。

2. “O”型腿矫正方法 ①蹲起屈伸。②杠铃夹腿深蹲。③提踵转脚。④夹球蹲跳。

“X”型腿矫正方法：①盘坐压腿练习。②直腿夹物。

三、案例分析

提示：让患者不要紧张和害怕。在口腔护理前先和患者及家属做好沟通，口腔护理的过程中不要和患者说话。如护理过程中患者感到不适，可多眨几下眼睛或做手势示意。

第七章 人际沟通课程

一、选择题

1. E 解析：人际沟通的意义：①信息沟通；②心理保健功能；③自我认识功能；④建立及协调功能；⑤改变知识结构、态度及能力功能。

2. C 解析：在人际沟通过程中信息流向是统一性的。

3. E 解析：获得经济利益不属于人际沟通的范畴。

4. A 解析：沟通是护士与医务人员、患者之间情感连接的纽带，良好的沟通技巧是顺利开展工作的基础。

5. B 解析：B 提高的是护理专业操作技能水平。

二、简答题

1. ①有利于改进医患关系。
   ②有利于促进医患双方的身心健康。
   ③有利于营造和谐的工作环境。
   ④有利于提高工作效率。
2. ①树立献身护理事业的崇高理想。
   ②增强自身素质，包括思想素质；文化、业务素质；心理素质；技能素质。
   ③学习有关理论知识。
   ④加强实践锻炼。

三、案例题

1. 坐在她身边，轻轻递给她纸巾。
2. 轻轻地握住她的手，默默陪伴她。
3. 在她停止哭泣时，鼓励她说出悲伤的原因。

第八章 人 际 关 系

一、选择题

1. D 解析：优良的个性品质如正直、真诚、善良、宽容等，更具有持久的人际吸引力。
2. A 解析：交往的频率越多，越容易产生共同的经验、话题、感受。
3. C 解析：C 是破坏型冲突的表现。
4. B 解析：3 种基本人际需要包括：包容的需要、控制的需要、情感的需要。
5. C 解析：这是长久以来人们形成的一种印象，属于刻板印象。

二、简答题

1. 影响人际关系的主要因素包括仪表因素、空间距离因素、交往频率因素、相似性因素、互补性因素、能力因素、个性品质因素。

2. 首因效应即最初印象，是指人们在对他人总体印象形成过程中，最初获得的信息比后来获得的信息影响更大的现象。在护理实践中，运用首因效应，可以从以下两个方面考虑：一方面，首次护理患者时一定要注意自己的仪表、仪容及行为举止，充分展示自己优良的护理综合素质，给患者留下良好的第一印象，为后续的护理工作打下基础。另一方面，由于最初印象赖以产生的信息是有限的，第一印象不一定可靠。因此，我们不能仅仅根据对患者的第一印象，对患者的性格特征及病情等方面得出结论，还必须细心、深入地观察和了解，以获得较全面的信息，从而提高护理工作质量。

三、案例分析

1. 小王建立良好人际关系的策略主要包括以下几点。

（1）重视印象修饰：上班的第一天，她注意衣着打扮，主动、热情、有礼貌地与人打招呼，适度展示了自己的形象，给大家留下了良好的第一印象。

（2）主动提供帮助：小王完成护理工作后，巡视病房，满足患者需要的同时，小王还主动帮助其他护士发药及查对医嘱。由于她主动提供帮助，很快赢得了他人的信任。

2. 参加工作后，为建立良好的人际关系，可考虑从以下几个方面着手。

（1）重视印象修饰，扩展爱好：根据护士的行为规范要求及仪表要求规范自己的言行，给人留下良好的印象。广泛的兴趣爱好有助于交往双方扩大共同的心理领域和话题，提高交往中的吸引力。

（2）克服羞怯心理，主动交往：在交际活动中，克服羞怯心理，主动发起交际活动，主动接纳别人，做交往的始动者。

（3）关注对方兴趣，肯定对方价值：只有当交往双方的兴趣和关注点会聚一起时，才能真正起到有效沟通和加强相互关系的作用，因此，要多关注对方的兴趣和爱好，寻找双方的共同点。同时，注意选择适当时机和适当方式表达对他人的赞许，以满足其被尊重和被肯定的需要。

（4）经常互致问候，热情帮助他人：注意在节假日及生日时通过电话、短信、邮件或拜访等方式互致问候，联络感情。同时，当别人在健康上、情感上、生活上、工作上遇到困难时，给予及时的帮助，以赢得对方的信任，建立良好的人际关系。

第九章　护患关系与护患心理

一、选择题

1. C　解析：护患关系中，初期开始的时间应从护患第一次见面时计算。

2. D　解析：护士在完成常规护理的同时，还承担了健康教育、解决问题的责任，目的是为了服务好患者。

3. C　解析：由于家庭原因从患者角色转换为原本消除的社会角色责任。

4. E　解析：此模式适用于具有一定文化知识的慢性疾病患者。

5. A　解析：个人距离的范围在 1 m 左右，适合与患者友好的交谈。

二、简答题

1. 护患关系模式

（1）护患技术性关系模式：①主动 – 被动型；②指导 – 合作型；③共同参与型。

（2）护患非技术性关系模式：①道德关系；②法律关系；③价值关系；④利益关系；⑤文化关系。

2. 护患建立良好关系的策略

（1）护士主动沟通交流，为患者提供疾病信息。

（2）尽快建立信任关系，避免和减少意见分歧。

（3）不断提高业务能力水平，维护双方权益。

（4）注重职业道德修养，提高患者安全感和信任感。

三、案例题

1. 此时属于护患关系的初始期。此期的工作重点是建立信任感和确认患者的需要。护士最重要的工作就是设法取得患者的信任。除此之外，护士还将收集有关患者的健康资料，准确找出患者的健康问题（未满足的需要），并鼓励患者积极参与互动，为以后开展工作做好准备。

2. 应该采取指导 – 合作型模式进行护患关系沟通。当患者进入角色后，主动接受治疗时，改成共同参与型模式。

3. 角色行为冲突。

第十章　人 际 沟 通

一、选择题

1. C　解析：影响人际沟通的因素包括个人因素和环境因素，距离较远会影响沟通的气氛。

2. B　解析：B 属于护理专业的操作技能。

3. A　解析：因为一般性沟通涉及的话题是一些表面的、肤浅的、应酬性话题，所以说这一层次的沟通是双方信任程度及参与程度最低的。

4. B　解析：患者在陈述事实，属于人际沟通中的事务性沟通。

5. D　解析：疼痛会给产妇带来焦虑情绪，加之身疼痛不适产生烦躁情绪，所以影响护患沟通的主要因素是疼痛。

二、简答题

1. 人际沟通在护理工作中的作用主要有以下 3 个方面：

（1）连接作用。

（2）精神作用。

（3）调节作用。

2. 可采取以下方法提高自己的人际沟通能力：

（1）培养高尚的职业道德。

（2）摄取广博的相关知识。

（3）在实践中锻炼和提高。

（4）掌握娴熟的沟通技巧。

三、案例分析题

1. 患者正处于疾病的痛苦与焦急之中，不适合沟通。

2. 护士小王与患者沟通失败的原因是没有选择合适的时机与患者沟通。因为是急诊患者，小王应抓紧时间通知医生为患者检查，同时做好急救准备。在沟通方面，小王应简单地询问病情，对患者和家属给予安慰。

第十一章　沟 通 技 巧

一、选择题

1. E　解析：说话声调属于语言沟通。

2. A　解析：在交往过程中，只有通过语言交流，对方才会明白你要表达的内容和想法，所以此题选 A。

3. D　解析：自卑与自信是心理表现，是对自己缺乏一种正确认识，不属于护患冲突内容。

4. D　解析：护士在与患者沟通时采用了有效表达的技能，为孕妇提供了解决问题的方法。

5. B　解析：护患沟通过程中用到了倾听时的“提问”技巧。护士倾听患者表述后，做出了总结提问。

二、简答题

1. 非语言沟通的策略：

（1）真诚。

（2）尊重患者。

（3）适度得体。

（4）因人而异（个性特点、文化背景）。

2. 解决医患纠纷，应采取以下措施：

（1）落实各项规章制度。

（2）全面提高工作人员素质。

（3）积极学习法律法规，提高防范意识。

（4）履行告知义务。

（5）增加收费透明度，提高患者满意度。
（6）充分理解患者及家属，缓和医患矛盾。

三、案例题

1. 护患冲突的主要责任人是张护士。
2. 发生冲突的主要原因：
（1）张护士的护理操作技术不够娴熟。
（2）通过张护士之前的操作表现，患者及家属对张护士产生信任危机。

主要参考文献

[1] 刘淑霞．护理礼仪与人际沟通．北京：中国医药科技出版社，2018.
[2] 王凤荣．护理礼仪与人际沟通．2 版．北京：北京大学医学出版社，2018.
[3] 高占玲．护理学导论．2 版．北京：中国中医药出版社，2018.
[4] 郑荣日，韩景新．人际沟通．北京：人民卫生出版社，2017.
[5] 罗珊，杨天琼．护理美学与礼仪．上海：上海交通大学出版社，2017.
[6] 夏霖，雷雨．人文护理学．西安：西安交通大学出版社，2017.
[7] 张自珍，刘琼．护理礼仪与人际沟通．天津：天津科学技术出版社，2017.
[8] 彭小燕，张晓霞，王涛．护理礼仪与人际沟通．北京：科学技术文献出版社，2016.
[9] 王斌．人际沟通．北京：人民卫生出版社，2016.
[10] 李丽娟，张涌静．护理礼仪与人际沟通．北京：北京大学医学出版社，2016.
[11] 李晓乾，苟敏，陈红．护理礼仪与人际沟通．上海：第二军医大学出版社，2016.
[12] 王亚宁，洪玉兰．护理礼仪与人际沟通．北京：中国医药科技出版社，2015.
[13] 李辉，秦东华．护理礼仪．北京：高等教育出版社，2015.
[14] 钟海，孙敬华．人际沟通．北京：科学出版社，2015.
[15] 张宏，钟平，张松青．人际沟通．武汉：华中科技大学出版社，2015.
[16] 张志刚，刘冬梅．人际沟通．北京：人民卫生出版社，2015.
[17] 柯世怀，吴玲．人际沟通．南京：江苏凤凰科学技术出版社，2015.
[18] 罗芳，王琳．护理人际沟通．西安：第四军医大学出版社，2014.
[19] 范文静，余晓云．护理人际沟通．北京：化学工业出版社，2014.
[20] 史瑞芬．护士人文修养．北京：高等教育出版社，2014.
[21] 杨梅，王芳．人际沟通．北京：北京出版社，2014.
[22] 张雪霞，闫冬良．护理礼仪．上海：第二军医大学出版社，2014.
[23] 秦东华．护理礼仪与人际沟通．北京：人民卫生出版社，2014.
[24] 冯开梅．护理礼仪与人际沟通．北京：中国医药科技出版社，2013
[25] 孙元儒，韩悦．护理礼仪与人际沟通．北京：中国医药科技出版社，2013.
[26] 史瑞芬．护理人际学．北京：人民军医出版社，2013.
[27] 马如娅，黄回．人际沟通．北京：人民卫生出版社，2013.
[28] 王凤荣．护理礼仪与人际沟通．北京：北京大学医学出版社，2013.
[29] 史瑞芬，史宝欣．护士人文修养．北京：人民卫生出版社，2012.
[30] 罗云明．礼仪规范教程．北京：电子工业出版社，2012.
[31] 宋丽萍．沟通与礼仪教程．上海：上海财经大学出版社，2012.

[32] 黄建萍 . 临床护理礼仪 . 2 版 . 北京：人民军医出版社，2012.
[33] 杨云山 . 护理礼仪与人际沟通 . 北京：人民军医出版社，2012.
[34] 位汶军 . 护士人文修养 . 北京：中国医药科技出版社，2012.
[35] 刘桂瑛 . 护理礼仪 . 北京：人民卫生出版社，2011.
[36] 赵邦 . 医护礼仪 . 北京：中国医药科技出版社，2011.
[37] 张建宏 . 社交礼仪与沟通技巧 . 北京：国防大学出版社，2011.
[38] 贾启艾 . 人际沟通 . 南京：东南大学出版社，2010.
[39] 李晓玲 . 护理人际沟通与礼仪 . 北京：高等教育出版社，2010.
[40] 位汶军 . 护理礼仪与形体训练 . 北京：中国医药科技出版社，2009.
[41] 付红梅 . 现代礼仪大全 . 北京：中国华侨出版社，2008 年 .
[42] 林静 . 护理礼仪与人际沟通 . 南京：南京大学出版社，2014.
[43] 唐庆蓉，徐建鸣，叶萌 . 护理礼仪与人际沟通 . 上海：复旦大学出版社，2014.
[44] 胡爱明 . 护士人文修养 . 北京：人民卫生出版社，2014.